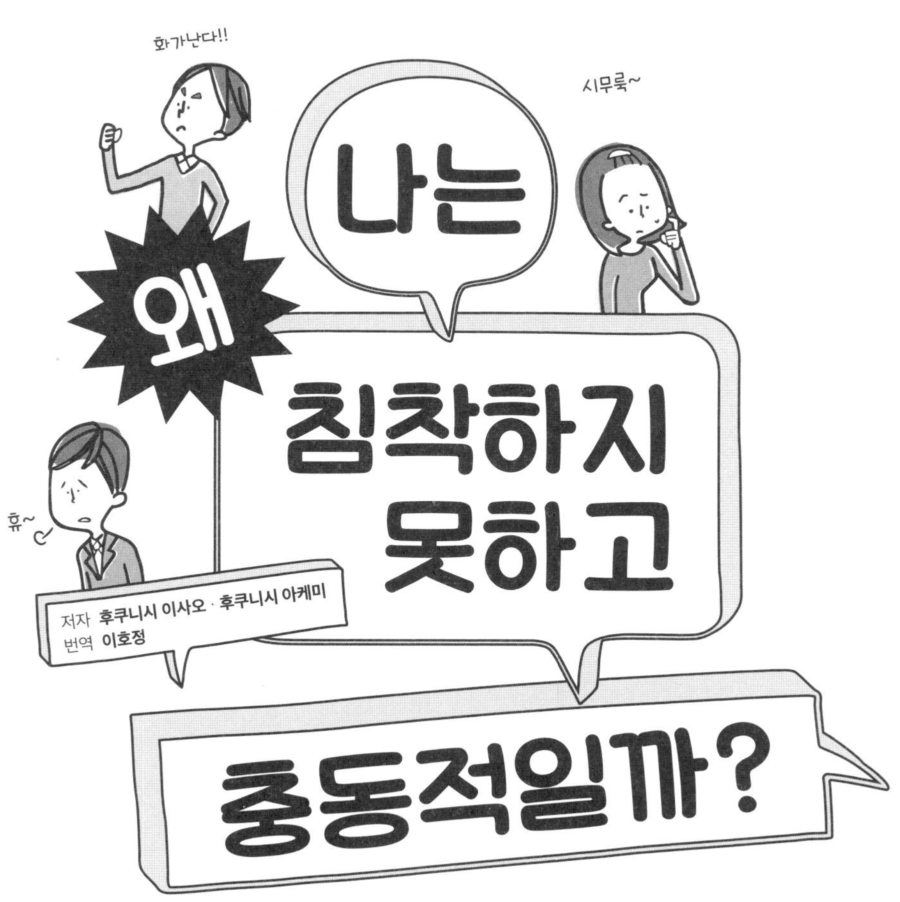

ADHD란 ADHD는 Attention-Deficit Hyperactivity Disorder의 약자로, 한국에서는 주의력 결핍 과잉 행동 장애라고 합니다.

YoungJin.com Y.
영진닷컴

성인 ADHD 안내서

나는 왜 침착하지 못하고 충동적일까?

독자님의 의견을 받습니다.

이 책을 구입한 독자님은 영진닷컴의 가장 중요한 비평가이자 조언가입니다. 저희 책의 장점과 문제점이 무엇인지, 어떤 책이 출판되기를 바라는지, 책을 더욱 알차게 꾸밀 수 있는 아이디어가 있으면 이메일, 또는 우편으로 연락주시기 바랍니다. 의견을 주실 때에는 책 제목 및 독자님의 성함과 연락처(전화번호나 이메일)를 꼭 남겨 주시기 바랍니다. 독자님의 의견에 대해 바로 답변을 드리고, 또 독자님의 의견을 다음 책에 충분히 반영하도록 늘 노력하겠습니다.

ISBN 978-89-314-5962-3

파본이나 잘못된 도서는 구입처에서 교환 및 환불해 드립니다.

이메일 support@youngjin.com
주 소 (우)08507 서울특별시 금천구 가산디지털1로 128 STX-V타워 4층 401호

저자 후쿠니시 이사오, 후쿠니시 아케미 | **역자** 이호정 | **책임** 김태경 | **진행** 성민 | **디자인 · 편집** 김소연
영업 박준용, 임용수, 김도현, 이윤철 | **마케팅** 이승희, 김근주, 조민영, 김민지, 김도연, 김진희, 이현아
제작 황장협 | **인쇄** 제이엠

원서 편집협력 | **DTP** 홉박스 | **만화** 세토나츠코

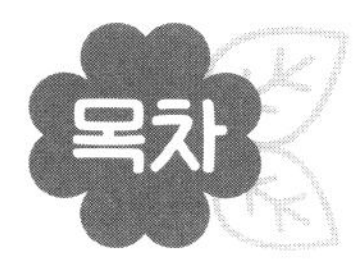

목차

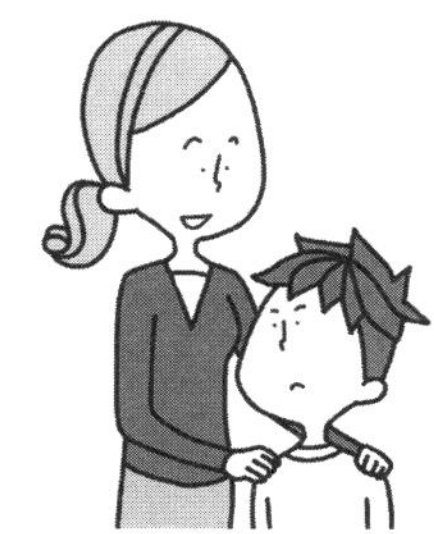

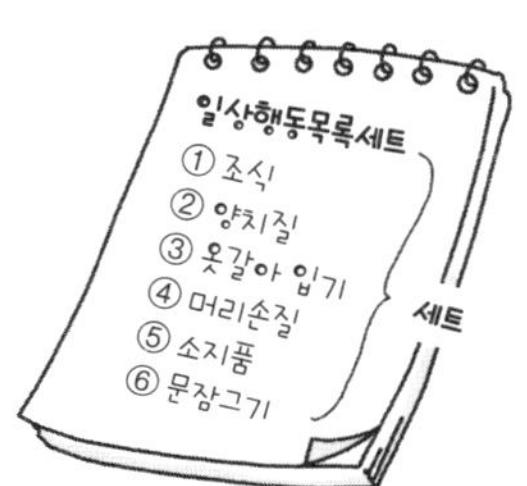
일상행동목록세트
① 조식
② 양치질
③ 옷갈아 입기
④ 머리손질
⑤ 소지품
⑥ 문잠그기
세트

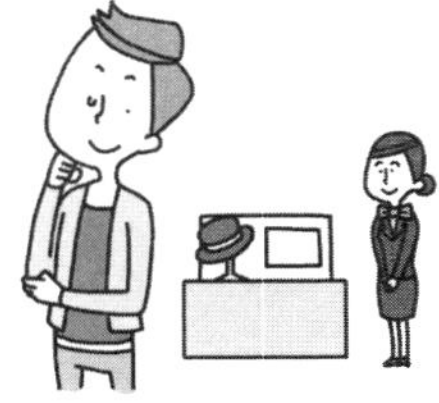

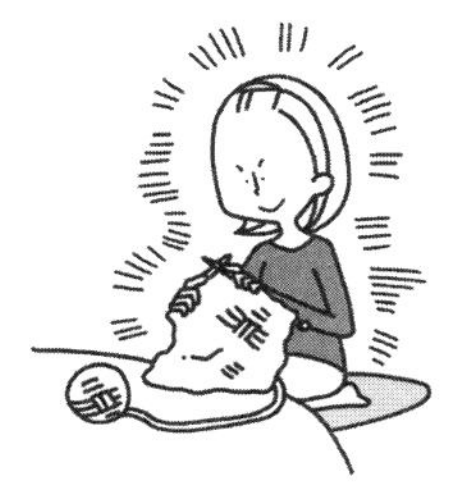

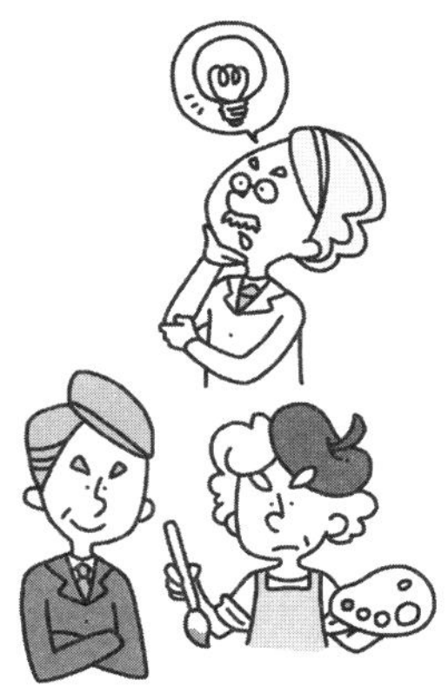

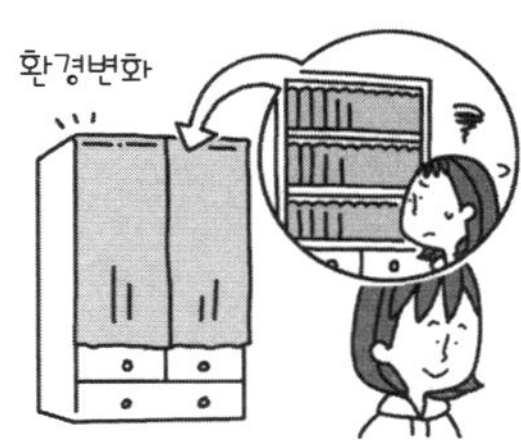
환경변화

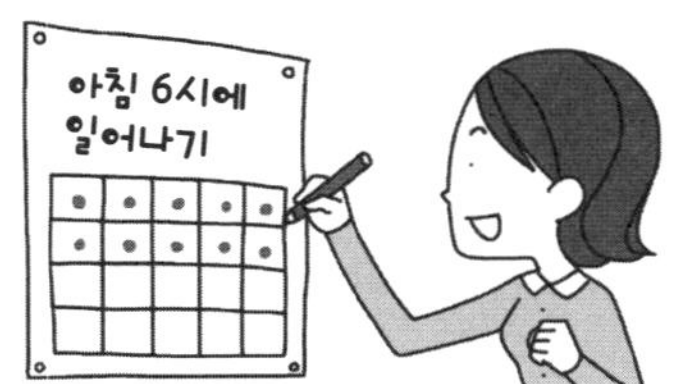
아침 6시에
일어나기

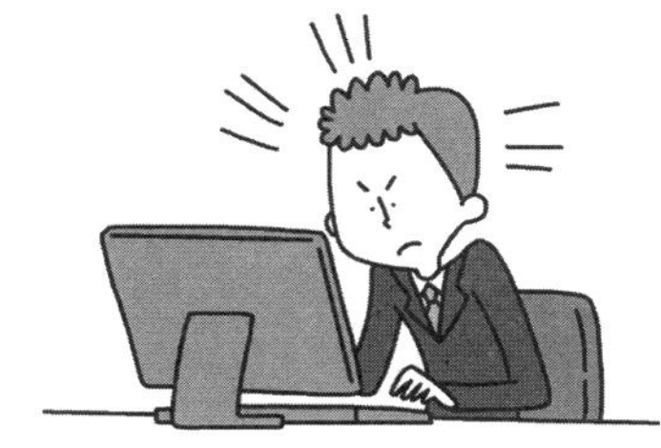

언제나 실패만 하고...

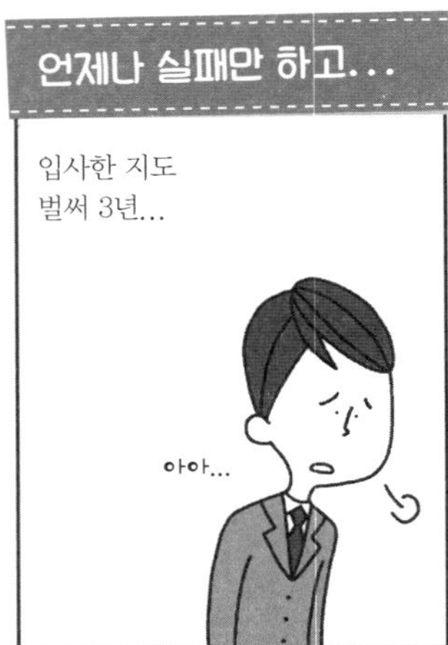
입사한 지도
벌써 3년...
아아...

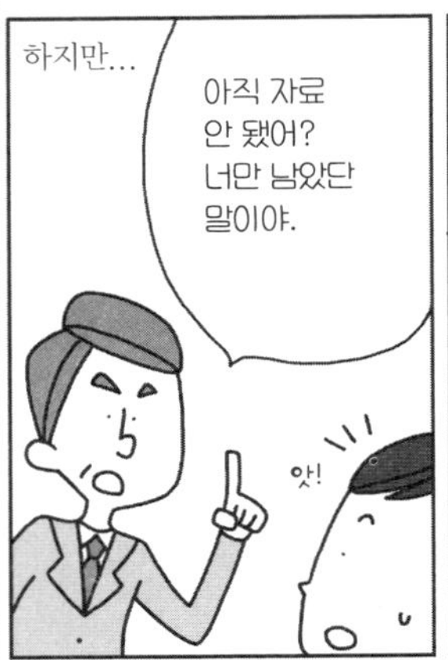
하지만...
아직 자료 안 됐어? 너만 남았단 말이야.
앗!

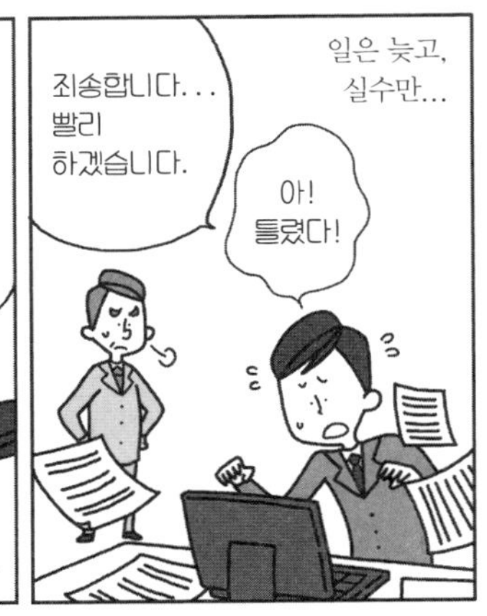
일은 늦고,
실수만...
죄송합니다... 빨리 하겠습니다.
아! 틀렸다!

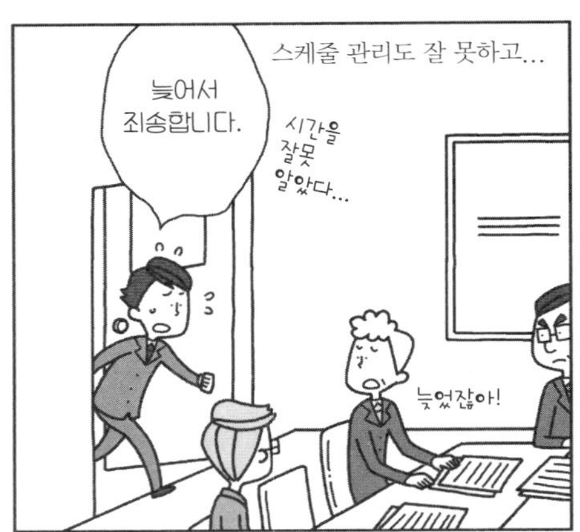
스케줄 관리도 잘 못하고...
늦어서 죄송합니다.
시간을 잘못 알았다...
늦었잖아!

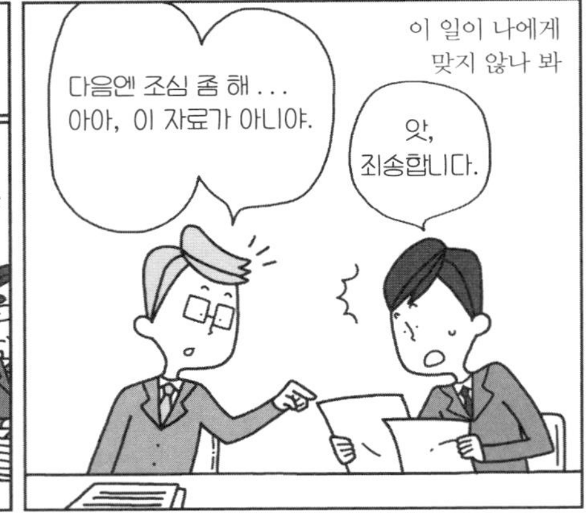
이 일이 나에게
맞지 않나 봐
다음엔 조심 좀 해...
아아, 이 자료가 아니야.
앗, 죄송합니다.

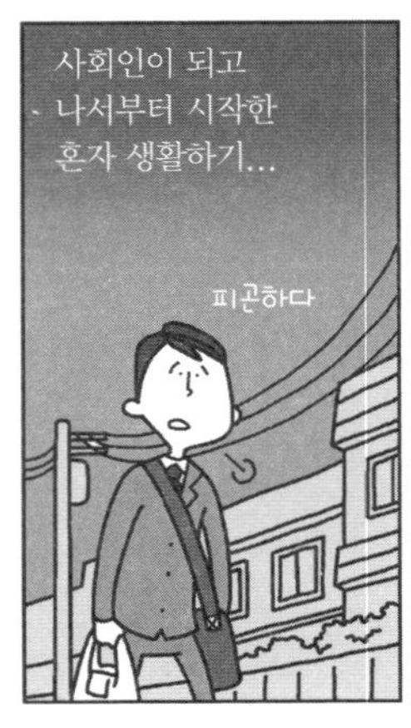
사회인이 되고
나서부터 시작한
혼자 생활하기...
피곤하다

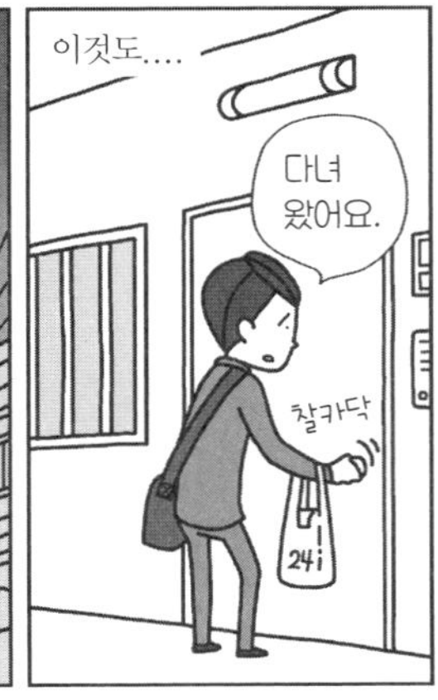
이것도....
다녀왔어요.
찰카닥
24

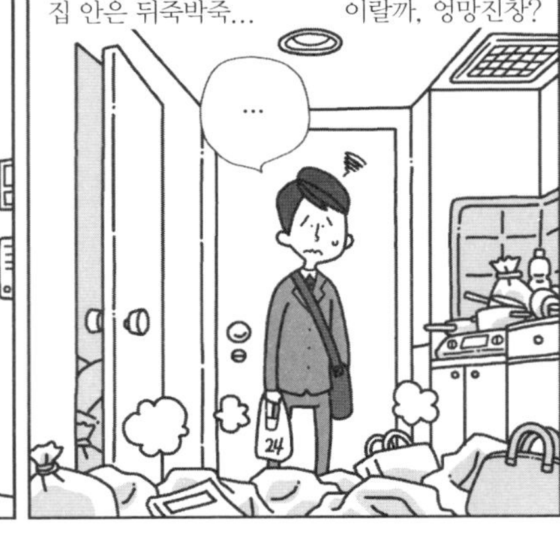
집 안은 뒤죽박죽...
이랄까, 엉망진창?
...
24

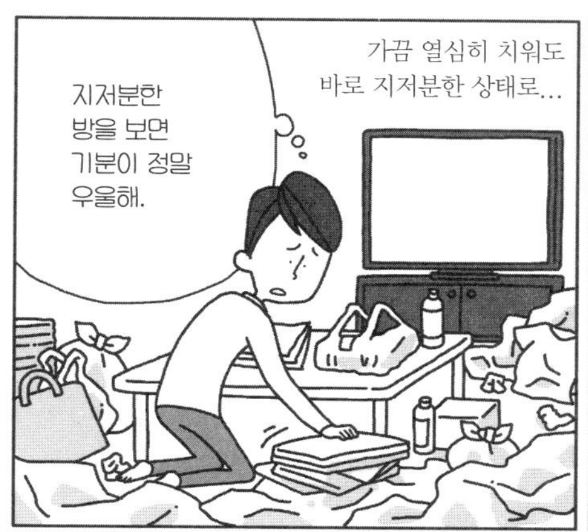
가끔 열심히 치워도
바로 지저분한 상태로…
지저분한
방을 보면
기분이 정말
우울해.

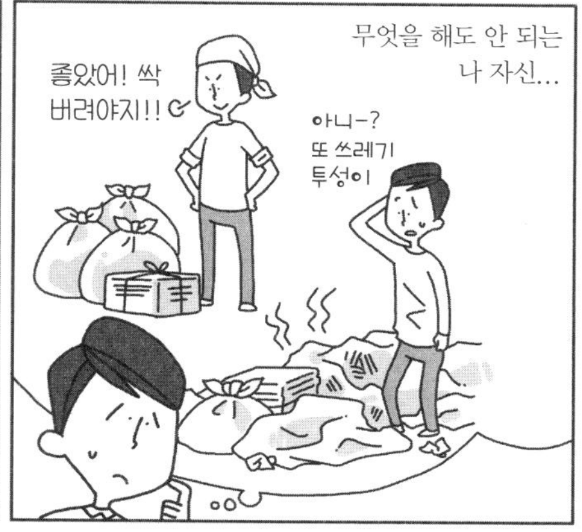
무엇을 해도 안 되는
나 자신…
좋았어! 싹
버려야지!!
아니-?
또 쓰레기
투성이

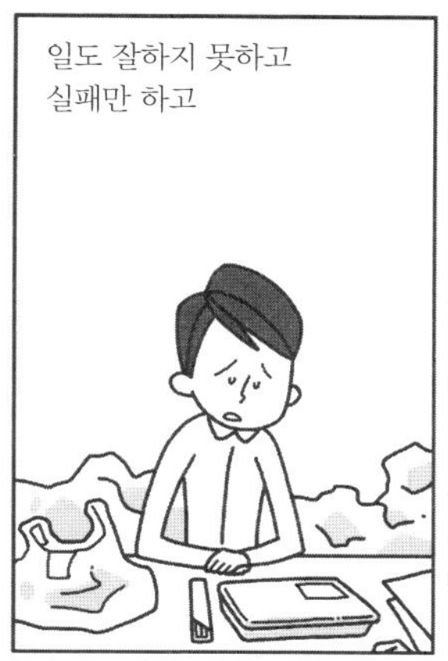
일도 잘하지 못하고
실패만 하고

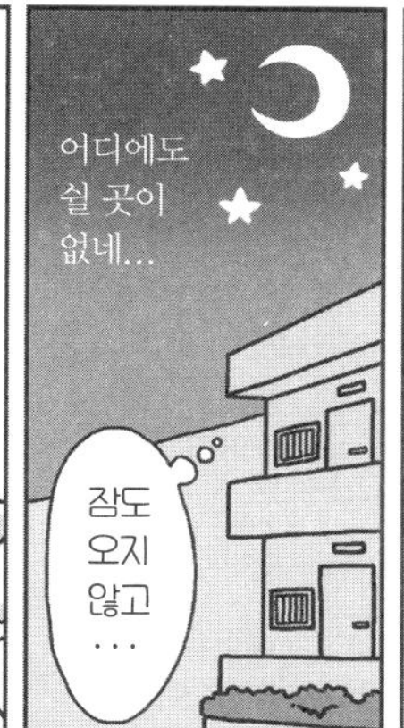
어디에도
쉴 곳이
없네…
잠도
오지
않고
…

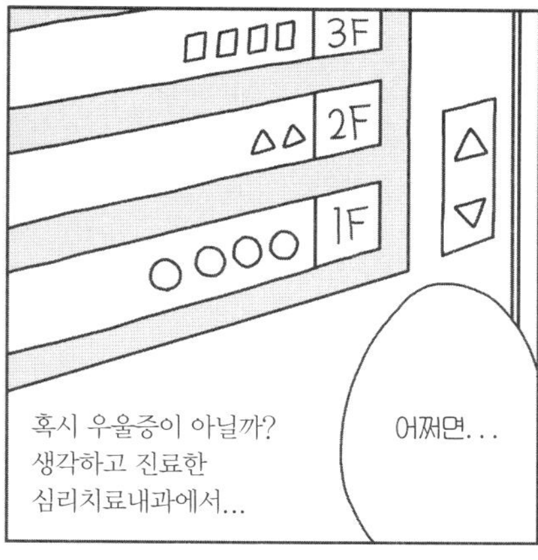
3F
2F
1F
혹시 우울증이 아닐까?
생각하고 진료한
심리치료내과에서…
어쩌면…

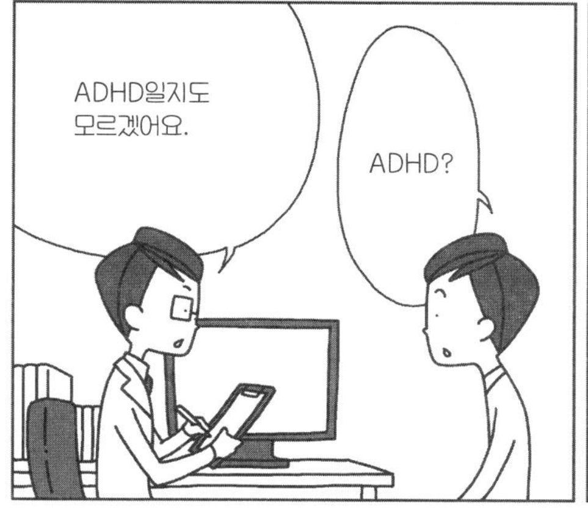
ADHD일지도
모르겠어요.
ADHD?

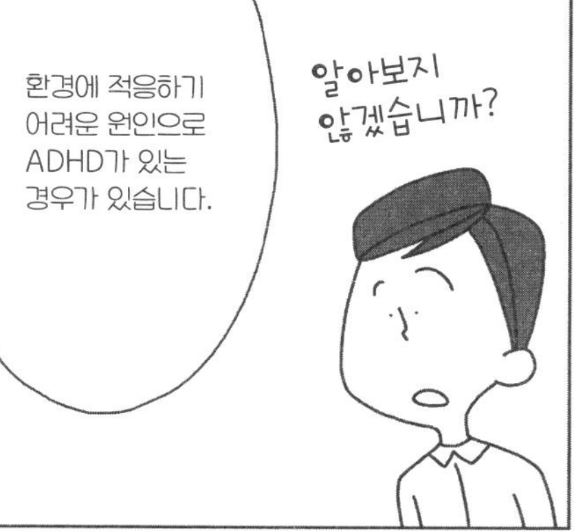
환경에 적응하기
어려운 원인으로
ADHD가 있는
경우가 있습니다.
알아보지
않겠습니까?

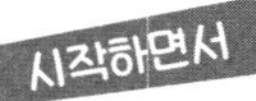

간과하기 쉬운 성인 ADHD

필자의 클리닉을 찾는 환자 중에는 ADHD의 특성이 있는 사람들을 많이 볼 수 있습니다. 그 사람들은 처음부터 ADHD를 의심하고 우리 병원에서 진찰받은 것은 아니고, 우울과 불안증 등의 다른 병 때문에 진료를 받고 있습니다.

본래 ADHD는 20명~25명 중의 한 명은 있다고 하는 역학연구조사도 있는 매우 친밀한 발달 장애입니다. 최근에는 학교 교육 과정 및 가정에서도 쉽게 정보를 접할 수 있기 때문에, 자녀의 ADHD는 많이 알려지게 되었지만 성인 ADHD는 아직도 간과되고 있는 것이 현실입니다.

그 배경에는 지금의 성인이 어렸을 때는 ADHD가 그렇게 많이 알려지지 않았기 때문이기도 합니다. 또 성인이 될 때까지 ADHD를 몰랐던 사람에게는 과잉 행동과 충동성보다 주의력 결핍이 선행해서 나타나는 경향이 있었을 것입니다. 즉, 과잉 행동과 충동성이 주의력 결핍보다 먼저 나타나게 되면 금방 눈에 띄기 때문에 ADHD라고 쉽게 알 수가 있습니다.

또한 주의력 결핍이 많이 나타나는 유형에서도, 아이는 누구든지 많든 적든 주의력이 산만하기 때문에, 다소 실수를 하더라도 「조심합시다」, 「열심히 노력합시다」 등의 말로 타이르고 말기에, 좀처럼 그 상황에서 병이 있다고까지는 알아채기가 어렵다는 것입니다.

이 책은 성인기 ADHD 또는, ADHD의 특성으로 인해 일상생활에 무엇인가 알 수 없는 어려움을 느끼고 있는 사람(이하, ADHD인 사람이라고 부릅니다)과 또 그 가족들을 위하여 썼습니다.

만화에 의한 표현을 많이 사용한 것은, ADHD인 사람 중에는 독서광으로 책을 좋아하는 사람도 많지만, 책을 집중해서 읽는 것이 어렵다는 사람들이 일정 비율로 반드시 있기 때문입니다. 만화에 의한 시각적, 직관적인 정보 제공은 사실 ADHD인 사람에게는 굉장히 도움이 됩니다.

ADHD는 사람마다 나타나는 형태가 다양합니다. 같은 ADHD 진단을 받은 사람이라도 나타나는 특성이나 어려움을 느끼는 정도는 크게 다릅니다. ADHD를 극복하기 위해서 무엇보다 먼저 여러분께 말씀드리고 싶은 것은 자신의 ADHD를 잘 이해하려고 하는 것입니다.

그리하여 1장에서는 ADHD에 대해서, 2장에서는 ADHD가 일으키는 여러 가지 트러블 사례와 ADHD와의 관계를 소개합니다. 자신이 어떤 상황에서 어려움을 느끼게 되는지와 ADHD의 관계를 알게 된다면 대책을 세우기가 쉽습니다.

3장에서는 ADHD 극복을 위해 대책을 세우는 방법과 사고하는 방법을 소개하고 있습니다. 이것을 시작으로 힌트를 얻어, 자신에게 맞는 대책을 세울 수 있도록 도와주는 것이 이 책의 목적 중 하나입니다.

4장에서는 병원 등 의료기관의 ADHD 치료에 관해서 설명하고 있습니다. 지금은 약물치료도 잘 연구되어 도움을 받는 사람도 증가하고 있습니다. 또 한편으로 5장에서는 ADHD 특유의 강점을 살리고 있는 사람과 ADHD를 스스로 통제할 수 있게 된 사람의 예를 소개하고 있습니다.

자신이 ADHD일지도 모르겠다든지, 또는 ADHD의 특성을 어느 정도 가지고 있을지도 모르겠다는 느낌이 오면 한 번쯤 ADHD에 대해 직면하여 생각해 봅시다.

그리고 그동안 종종 ADHD의 증상으로 괴로웠던 경험을 바탕으로, 반대로 ADHD의 증상에 미리 대처해서 자신의 생활을, 인생을 컨트롤하는 작전을 세워 봅시다. 몇 번이나 좌절하거나 자기혐오에 빠지거나 했던 경험을 가지고 있다면, 반드시 그러한 경험도 도움이 될 것입니다. 자기 자신을 가장 잘 아는 당신이 스스로 인생의 방향을 조정해 나가야 합니다.

이 책이 여러분의 일상생활을 더 잘할 수 있도록 도움이 되기를 진심으로 바랍니다.

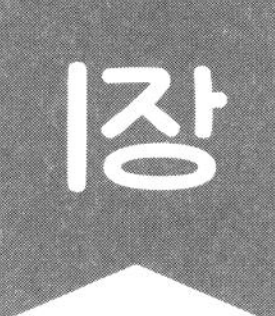

ADHD로 어려움을 겪고 있지 않습니까?

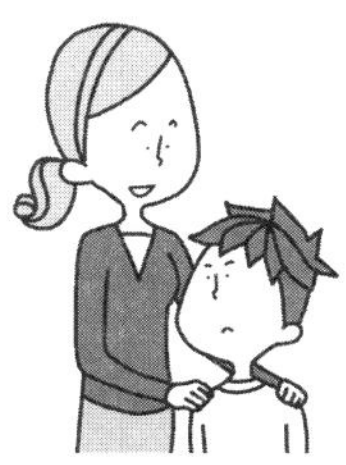

좀처럼 알아채기 어려운 ADHD.
ADHD가 원인으로 일상생활에
불편을 느끼는 사람이 많이 있습니다.
이 장에서는 ADHD의 발현 방법과
자신의 ADHD를 파악하는
방법에 관해서 설명하겠습니다.

성인 ADHD

이런 일로 어려움을 겪고 있지 않습니까?

회사원 A씨는 일하는 과정에서 실수가 잦아 어려움을 겪고 있습니다. 지각이나 부주의에 의한 실수를 되풀이해서 한다거나, 어떻게든지 잘 해보려고 생각해도 좀처럼 잘 안 되고 더 자신감을 잃어가는 기분입니다.

누구든지 사소한 실패는 하는 것입니다. 그렇게 생각하는 사람도 적지는 않지만, 스스로 「조심하자」, 「어떻게든지 해보자」고 생각해도, 좀처럼 잘 안 되는 경우가 있습니다. 혹은 어떻게 개선하면 좋을지 모르는 경우도 있습니다. 실패의 빈도가 높고 똑같은 실수를 되풀이하는 경우, 어쩌면 그런 행동의 원인으로 ※ADHD 또는 ADHD의 특성이 있을지도 모릅니다.

이러한 일들이 실수의 원인이 되는 경우, 일반 사람이 행동하는 주의에서는 문제를 해결할 수 없는 경우가 있습니다.

※ ADHD로 진단받지 않더라도 ADHD의 특성으로 생활에 무엇인지 알 수 없는 지장을 받는 사람도 있습니다. 이 책에서는 이러한 사람도 포함하여 'ADHD인 사람'이라고 부릅니다.

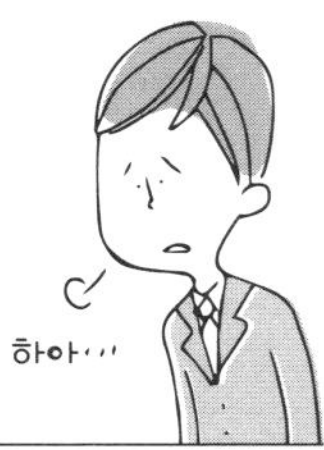

이런 일로 어려움을 겪고 있지 않습니까?

나는 현재,
회사원입니다.
A씨 회사원 31세

사실 나에게는 고민이 있습니다…
헉~
헉~

시간 관리를
잘하지 못하고
또
지각이야!
거래처에서
화 많이
났을거야.
바로
가겠습니다.

깜빡하는 실수도 많고
일에서도 실패가 많습니다.
메일로
부탁한 일
어떻게
됐어요?
완전히
까맣게
잊어버렸어.
앗~

그러고 보니
학생시절부터
레포트의
제출기한을
잊어버리거나…
다음엔
안 봐줄 거야!
유급시킬
거니까.
그런
말씀~
하하하

과제도 정해진 시간 내에
하지 못하고…
누가
나 좀
도와줘~
어쩔 수가
없어.
도와줘~

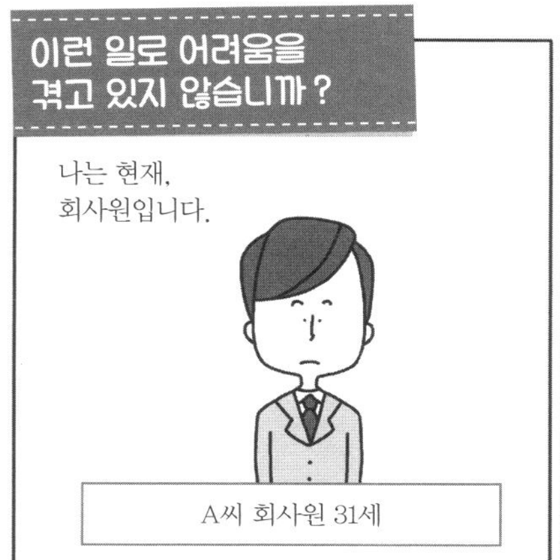

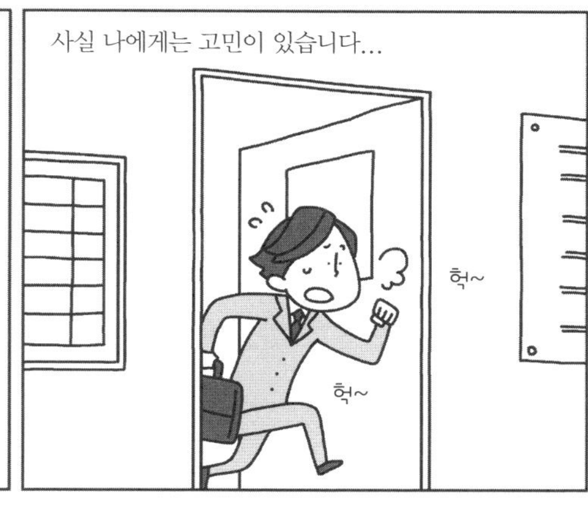

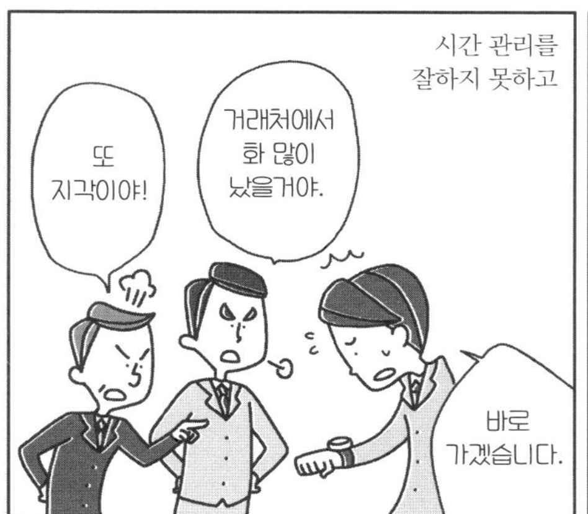

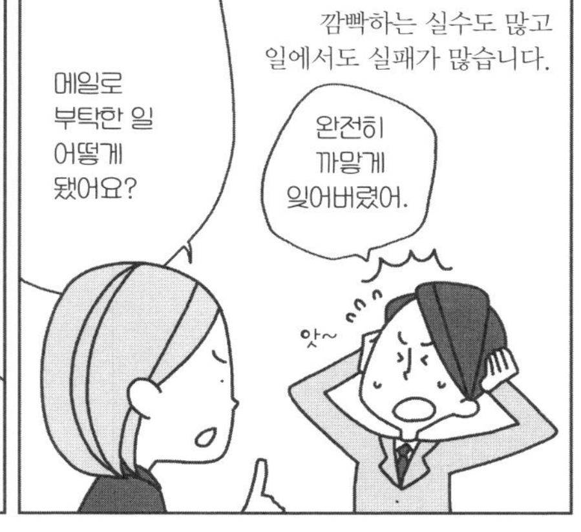

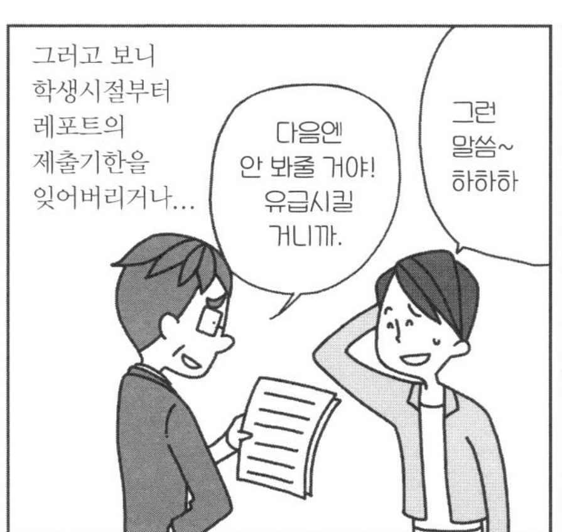

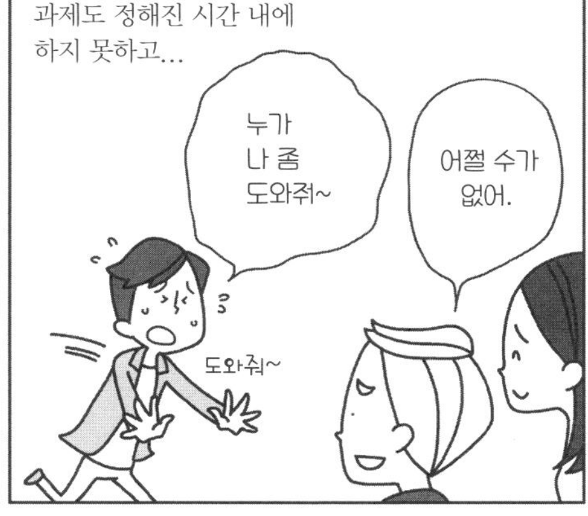

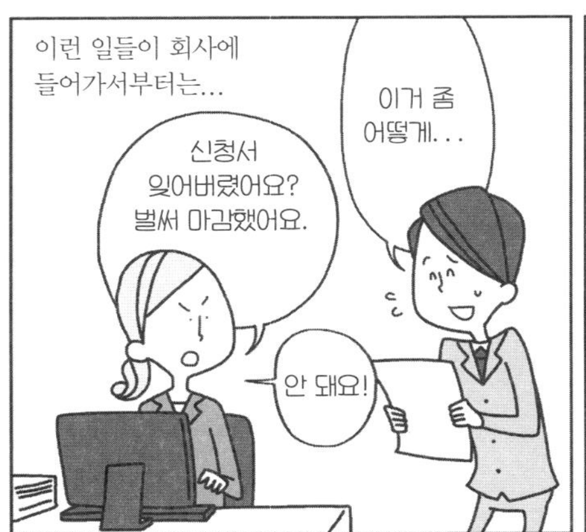

이런 일들이 회사에
들어가서부터는…
이거 좀
어떻게…
신청서
잃어버렸어요?
벌써 마감했어요.
안 돼요!

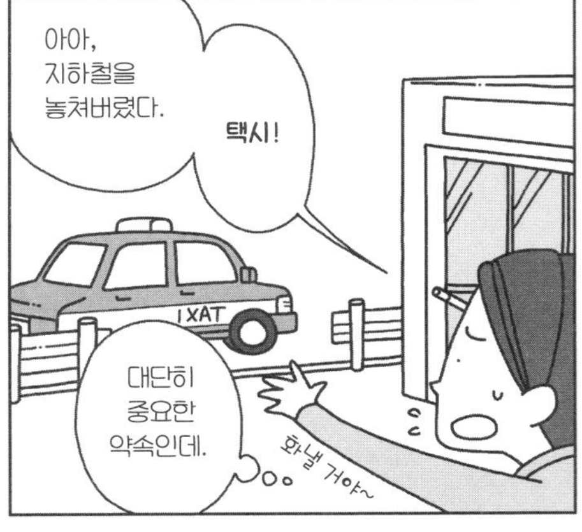

아아,
지하철을
놓쳐버렸다.
택시!
TAXI
대단히
중요한
약속인데.
화낼 거야~

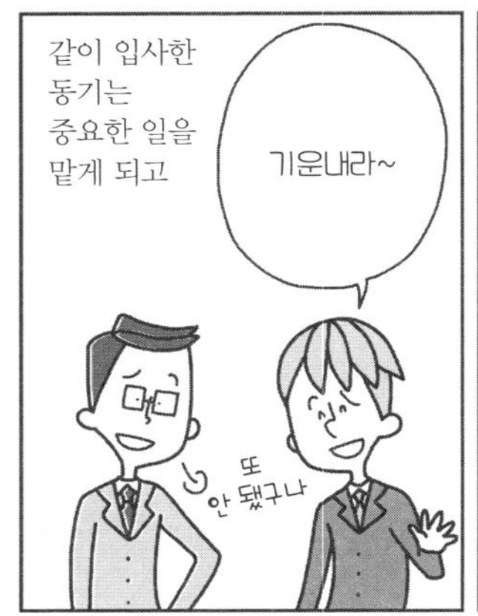

같이 입사한
동기는
중요한 일을
맡게 되고
기운내라~
또
안 됐구나

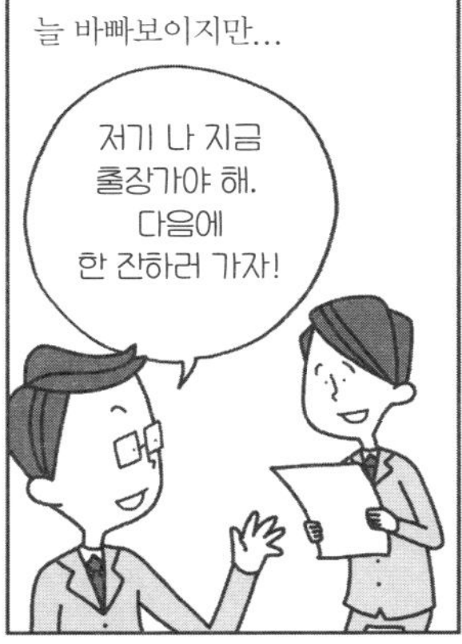

늘 바빠보이지만…
저기 나 지금
출장가야 해.
다음에
한 잔하러 가자!

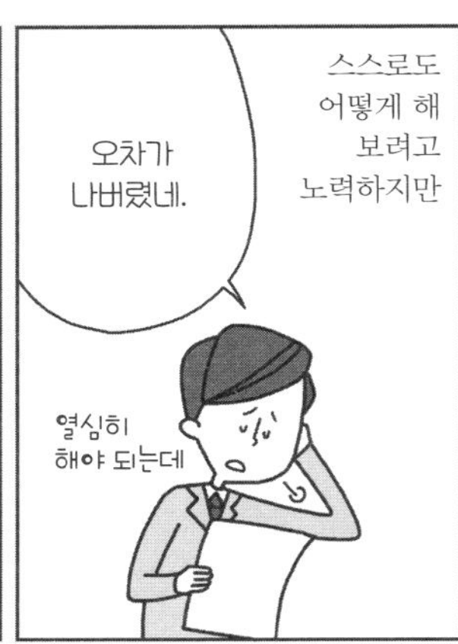

스스로도
어떻게 해
보려고
노력하지만
오차가
나버렸네.
열심히
해야 되는데

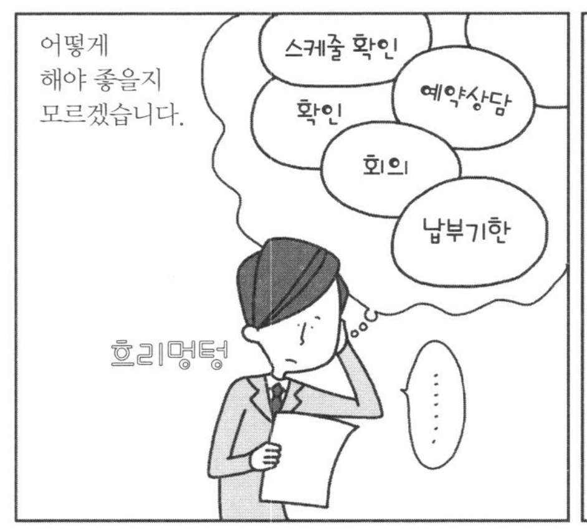

어떻게
해야 좋을지
모르겠습니다.
스케줄 확인
확인
예약상담
회의
납부기한
흐리멍텅
……

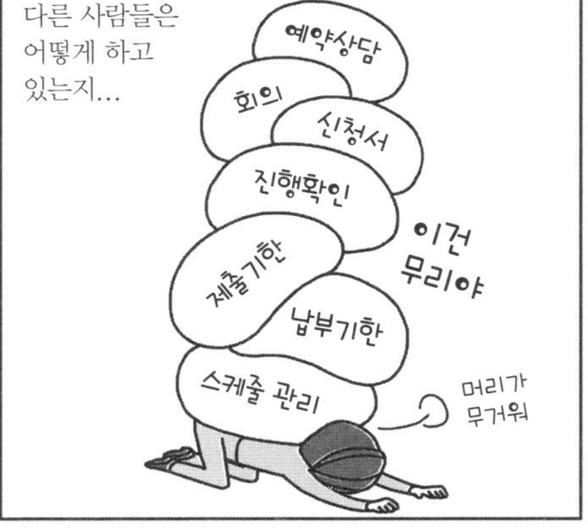

다른 사람들은
어떻게 하고
있는지…
예약상담
회의
신청서
진행확인
제출기한
이건
무리야
납부기한
스케줄 관리
머리가
무거워

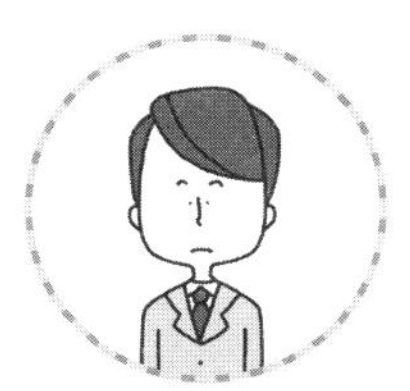

● 성인이 되고 나서 처음으로 ADHD로 진단받다

A씨는 업무상의 실수로 고민하고 있지만, A씨의 이야기를 잘 들어보면 학창시절부터 지각하거나 약속에 늦는 경향이 있어, 과제 제출을 기한 내에 하지 못하거나 선생님의 주의사항을 빠트리고 잘 듣지 못했다고 합니다. 그래도 학창시절은 그다지 심각한 문제로 발전하지 않고 친구의 도움이나 선생님의 자상함과 너그러움을 받으면서, 간신히 보낼 수 있었습니다.

그런데 사회인이 되면서는 그럴 수 없게 되었습니다. 실수나 지각을 되풀이해서 주위 사람들의 신용을 잃게 되었고, 업무에서도 입사 동기보다 중요한 일을 맡을 수 없는 등 사회적 평가에서도 영향을 받고 있습니다.

성인은 어린 시절이나 학창 시절보다 사회적 책임이 크며, 자립이 요구되고 있습니다. 본인도 성인으로서 분별이나 생각이 있기 때문에, 이런 문제를 어린 시절보다 심각하게 받아들이게 되어 자신감을 잃고 있습니다.

또한, 도움이 절실히 필요해도 특별한 관계 이외에서 ADHD에 대한 배려와 협력을 당연하게 요구할 수 없다는 것이 ADHD인 사람의 생활의 어려움을 증대시키고 있습니다. 성인 ADHD는 우울함이나 약물중독 등과 합병해서 나타나는 경우가 많다는 조사도 있습니다.

다음 항에서는 ADHD는 도대체 어떤 것인가를 설명하겠습니다.

ADHD란?

ADHD는 'Attention-Deficit Hyperactivity Disorder'의 약자로, 일본에서는 주의 결여 · 다동성 장애(주의력 결핍 과잉 행동 장애)라고 합니다. 일본에서도 10년 정도 전부터 알려지게 되었으며, ADHD라는 말은 들어 본 적이 있다는 사람도 많이 있지 않을까요. 다동성(과잉 행동)과 충동성, 주의 결여(주의력 결핍)의 특징을 가지고 있는 발달 장애로, 생활에 여러 가지 어려움을 겪고 있는 상태를 말합니다. 인구의 20명~25명 중의 한 명이 해당한다는 조사도 있으며, 희귀병은 아닙니다.

「다동성(과잉 행동)」은 침착하지 못하고 말이 많으며, 항상 몸 일부를 움직이고 있는 등, 「충동성」은 생각한 것을 바로 말과 행동으로 옮기고 참는 것을 잘하지 못하는 등, 「주의 결여(주의력 결핍)」는 주의가 산만해지기 쉽고, 집중해서 이야기를 듣지 못하고, 금전 관리가 되지 않고, 잘 잊어버리는 등의 형태로 나타납니다.

이러한 모습은 누구에게나 다소 있지만, 문제의 정도가 매우 강하고, 혹은 빈도가 유별나게 높은 등 일상생활에 큰 지장이 있다고 판단되는 경우에 ADHD를 의심해 볼 필요가 있습니다. 또한 의료기관에서 ADHD로 진단받지 않더라도 ADHD의 특징에 해당하고 그 때문에 생활에 지장을 느끼는 사람도 있습니다. ADHD 증상은 「있다」라거나 「없다」가 아니고 연속적이며, 진단된 사람과 그렇지 않은 사람에게 정도의 차이가 없는 경우도 흔히 있습니다.

생활에 지장이 있는 정도가 처해 있는 환경에 의해서 크게 영향을 받는다는 것도 중요한 사항입니다. 즉, 어떤 환경에서는 곤란하지 않더라도, 환경이 바뀌면 대처하지 못하고 혼돈 상태에 빠져버리는 경우가 있습니다. 본인이 지장 없이 환경에 적응할 수 있는 경우는 치료의 필요성은 낮다고 볼 수 있겠지요. 그러한 환경에서는 ADHD의 특성은 개성과 재능으로 받아들여지는 경우도 종종 있습니다.

ADHD 증상은 성인이 되어서 처음으로 나타나지는 않습니다. ADHD로 진단받은 사람은 이러한 증상으로 어릴 때부터 계속 어려움을 겪어오고 있습니다.

많은 사람은 그러한 경험에서 자신만의 방법이나 대책을 생각해서 노력하고 있습니다만, 그런데도 좀처럼 상황이 개선되지 않습니다. 그래서 자기 자신을 질책하거나, 본인이 게으름만 피우우고 있다, 악한 기운과 나쁜 생각 때문에 그런 행동을 하고 있다, 혹은 부모의 양육 방법의 잘못 때문이라고 하는 비난이나 오해를 받기도 하고, 힘들고 괴로운 상황에 놓여 지기 쉽습니다.

그러나 ADHD는 본인의 노력 부족이나, 부모의 양육 방법의 잘못이 아니라, 모두 뇌 기능의 특성입니다. 그 사실을 알고, 유효한 방법과 도움을 줌으로써 생활의 어려움은 상당히 개선될 수 있습니다. ADHD를 통제하는 방법을 익히고, 생활을 안정시키고 자신감을 되찾은 사람이 많이 있습니다.

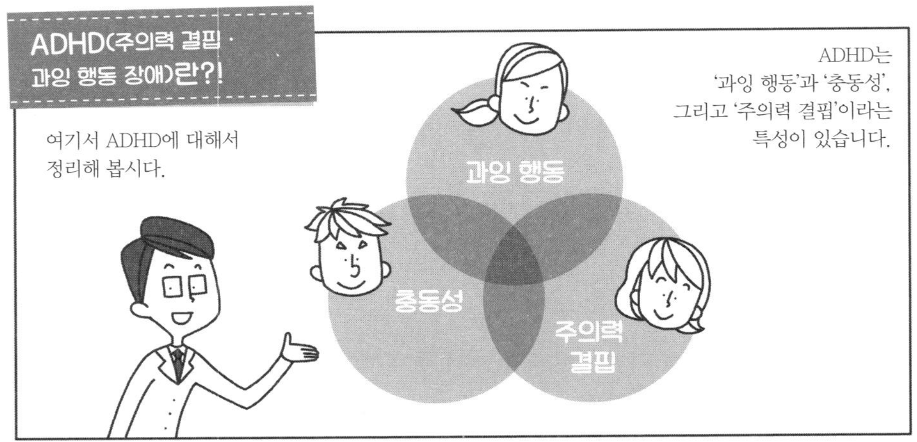
ADHD(주의력 결핍 · 과잉 행동 장애)란?!
여기서 ADHD에 대해서 정리해 봅시다.
ADHD는 '과잉 행동'과 '충동성', 그리고 '주의력 결핍'이라는 특성이 있습니다.
과잉 행동
충동성
주의력 결핍

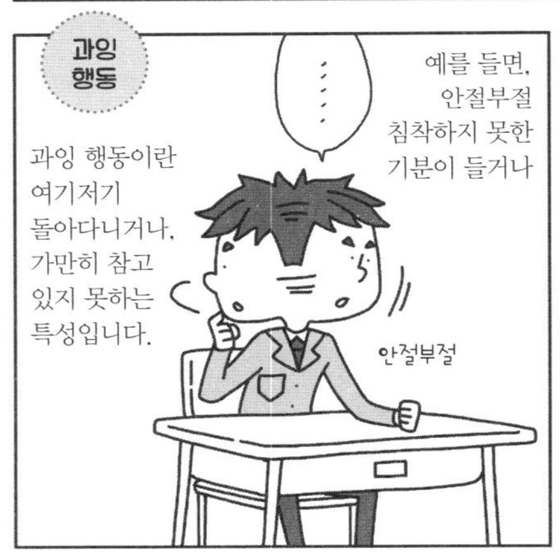
과잉 행동
과잉 행동이란 여기저기 돌아다니거나, 가만히 참고 있지 못하는 특성입니다.
……
예를 들면, 안절부절 침착하지 못한 기분이 들거나
안절부절

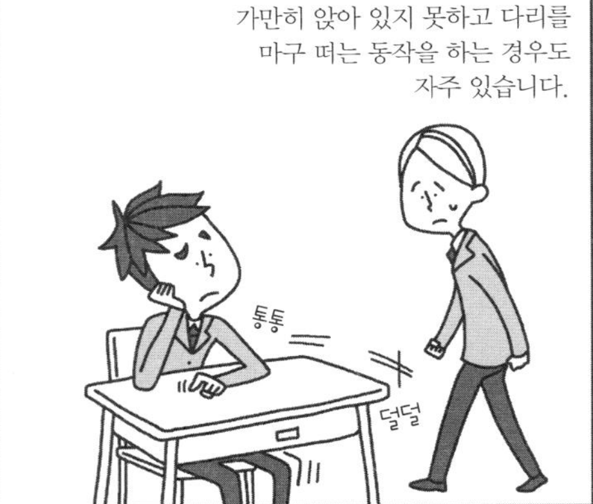
가만히 앉아 있지 못하고 다리를 마구 떠는 동작을 하는 경우도 자주 있습니다.
통통
덜덜

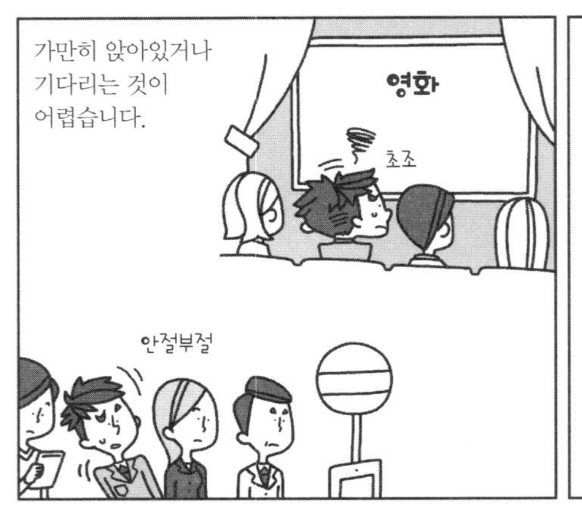
가만히 앉아있거나 기다리는 것이 어렵습니다.
영화
초조
안절부절

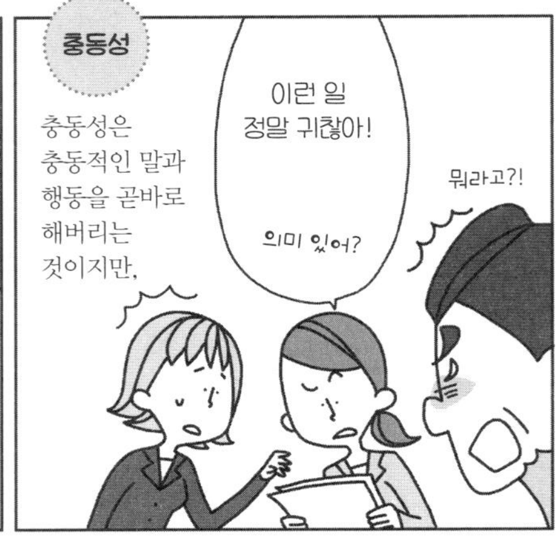
충동성
충동성은 충동적인 말과 행동을 곧바로 해버리는 것이지만,
이런 일 정말 귀찮아!
의미 있어?
뭐라고?!

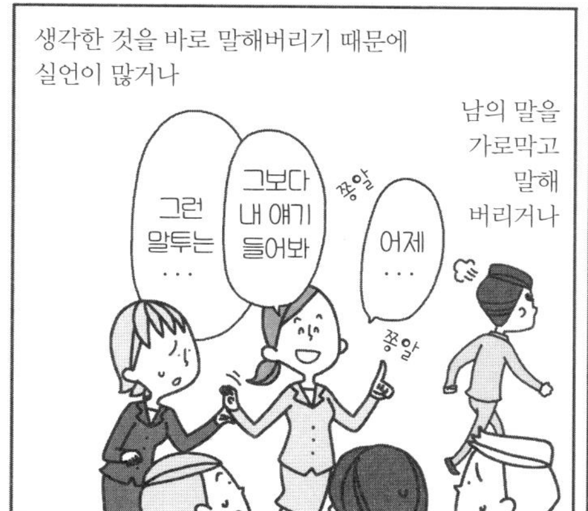
생각한 것을 바로 말해버리기 때문에
실언이 많거나
남의 말을 가로막고 말해 버리거나
그런 말투는 · · ·
그보다 내 얘기 들어봐
쫑알
어제 · · ·
쫑알

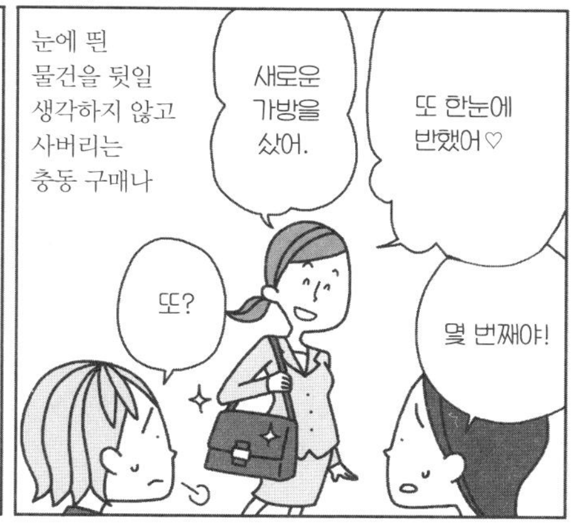
눈에 띈 물건을 뒷일 생각하지 않고 사버리는 충동 구매나
새로운 가방을 샀어.
또 한눈에 반했어♡
또?
몇 번째야!

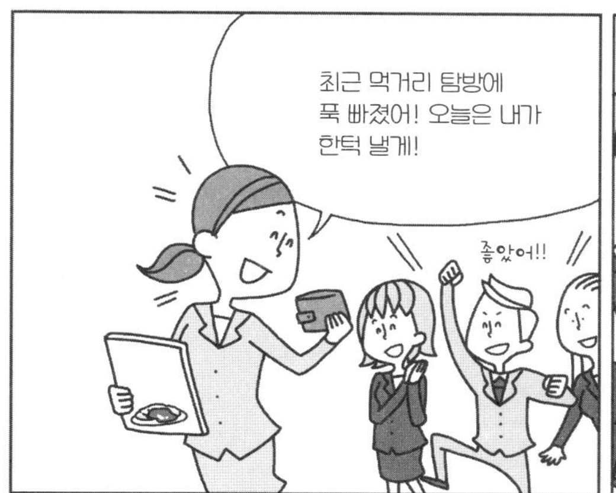
최근 먹거리 탐방에 푹 빠졌어! 오늘은 내가 한턱 낼게!
좋았어!!

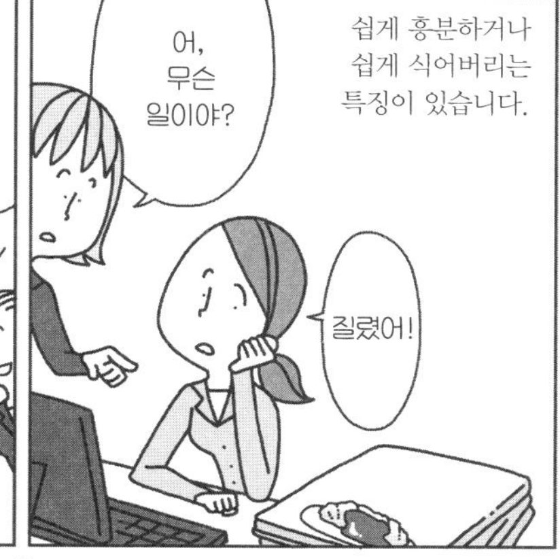
쉽게 흥분하거나 쉽게 식어버리는 특징이 있습니다.
어, 무슨 일이야?
질렸어!

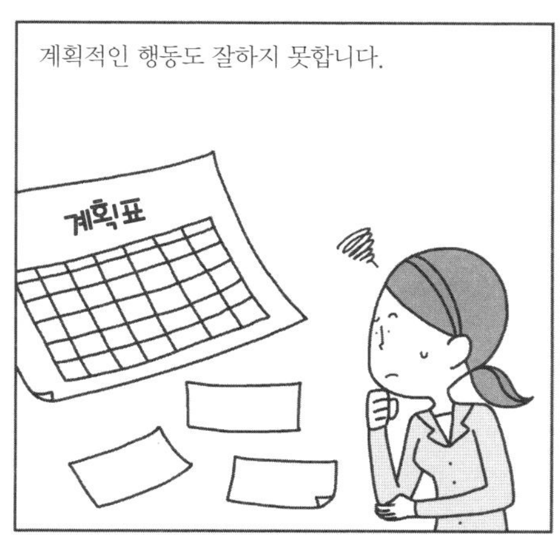
계획적인 행동도 잘하지 못합니다.
계획표

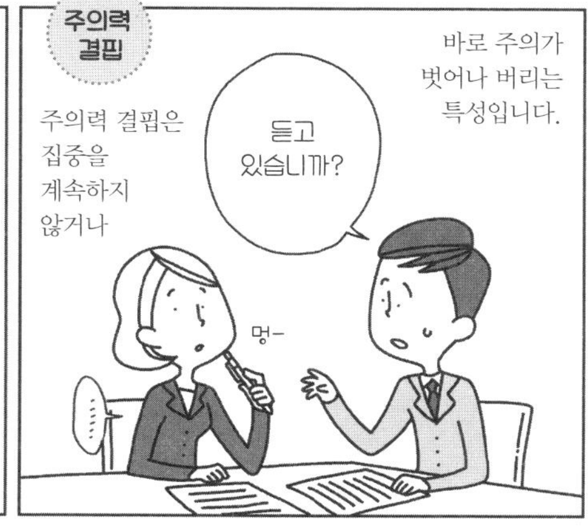
주의력 결핍
주의력 결핍은 집중을 계속하지 않거나
바로 주의가 벗어나 버리는 특성입니다.
듣고 있습니까?
멍-

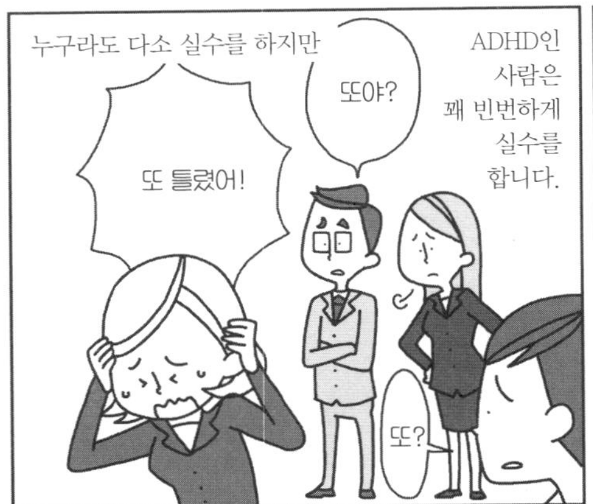
누구라도 다소 실수를 하지만
ADHD인 사람은 꽤 빈번하게 실수를 합니다.
또 틀렸어!
또야?
또?

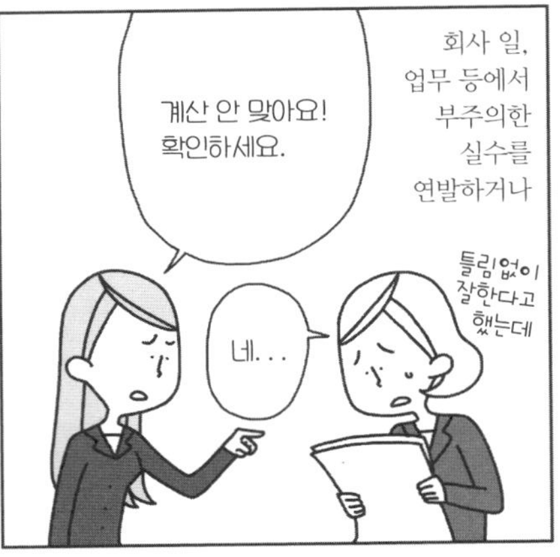
회사 일, 업무 등에서 부주의한 실수를 연발하거나
계산 안 맞아요! 확인하세요.
네…
틀림없이 잘한다고 했는데

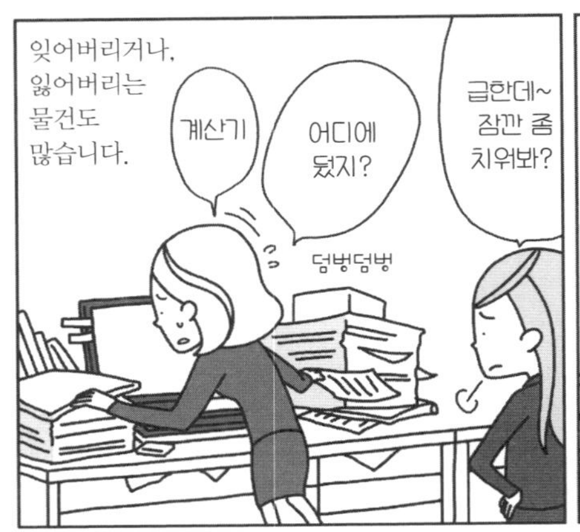
잊어버리거나, 잃어버리는 물건도 많습니다.
계산기
어디에 뒀지?
급한데~ 잠깐 좀 치워봐?
덤벙덤벙

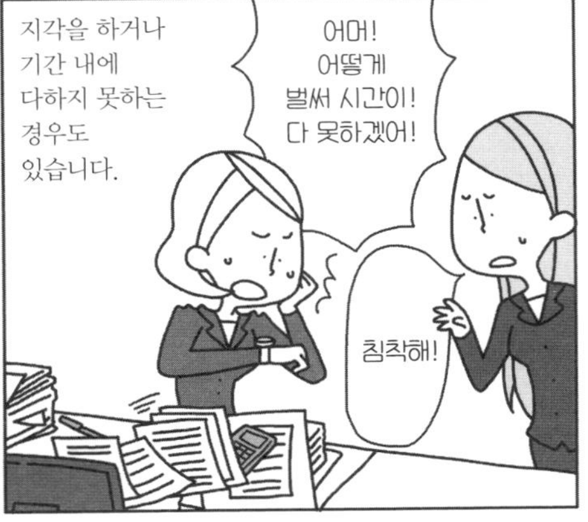
지각을 하거나 기간 내에 다하지 못하는 경우도 있습니다.
어머! 어떻게 벌써 시간이! 다 못하겠어!
침착해!

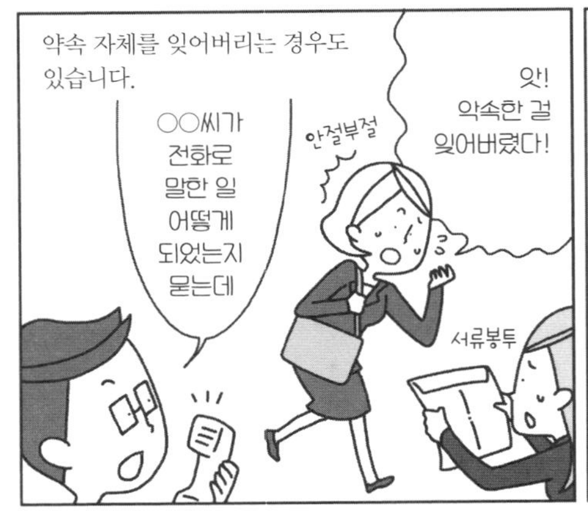
약속 자체를 잊어버리는 경우도 있습니다.
○○씨가 전화로 말한 일 어떻게 되었는지 묻는데
앗! 약속한 걸 잊어버렸다!
안절부절
서류봉투

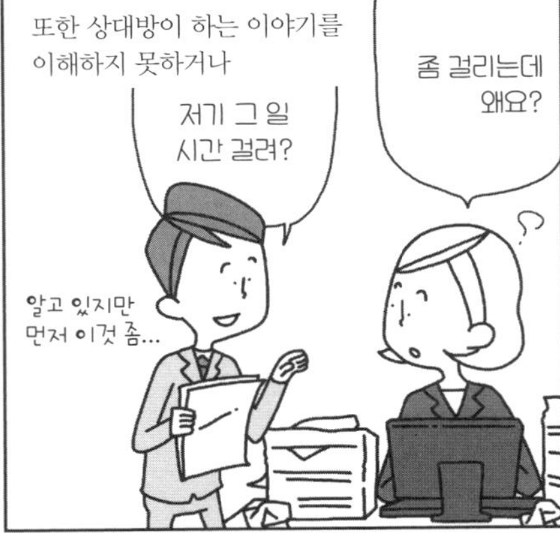
또한 상대방이 하는 이야기를 이해하지 못하거나
저기 그 일 시간 걸려?
좀 걸리는데 왜요?
알고 있지만 먼저 이것 좀…

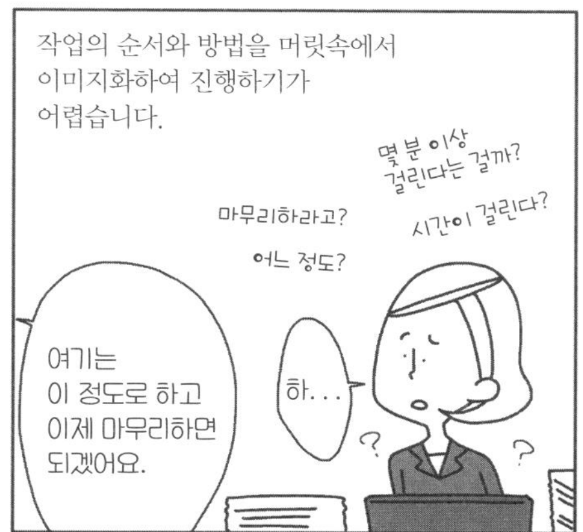
작업의 순서와 방법을 머릿속에서
이미지화하여 진행하기가
어렵습니다.
여기는
이 정도로 하고
이제 마무리하면
되겠어요.
하...
몇 분 이상
걸린다는 걸까?
마무리하라고?
시간이 걸린다?
어느 정도?

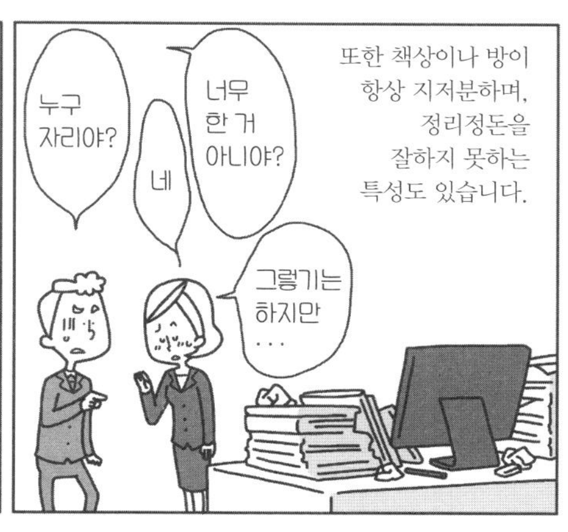
또한 책상이나 방이
항상 지저분하며,
정리정돈을
잘하지 못하는
특성도 있습니다.
너무
한 거
아니야?
네
누구
자리야?
그렇기는
하지만
...

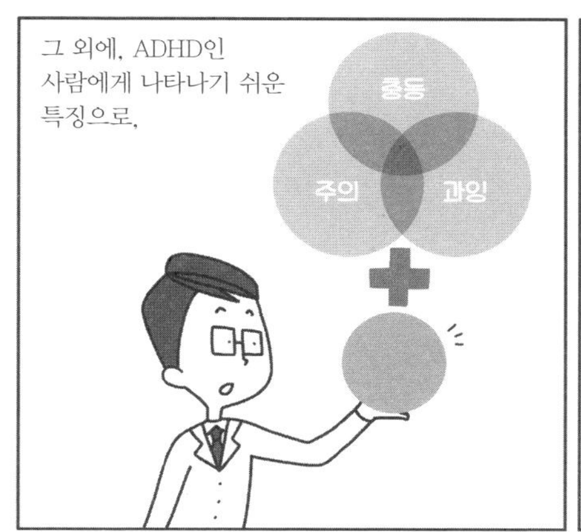
그 외에, ADHD인
사람에게 나타나기 쉬운
특징으로,
충동
주의
과잉

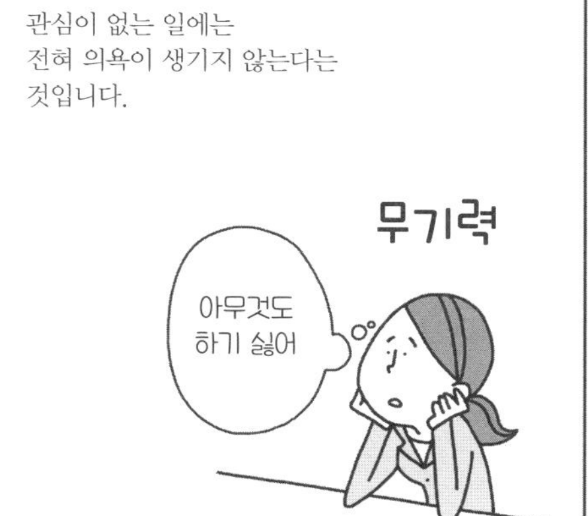
관심이 없는 일에는
전혀 의욕이 생기지 않는다는
것입니다.
무기력
아무것도
하기 싫어

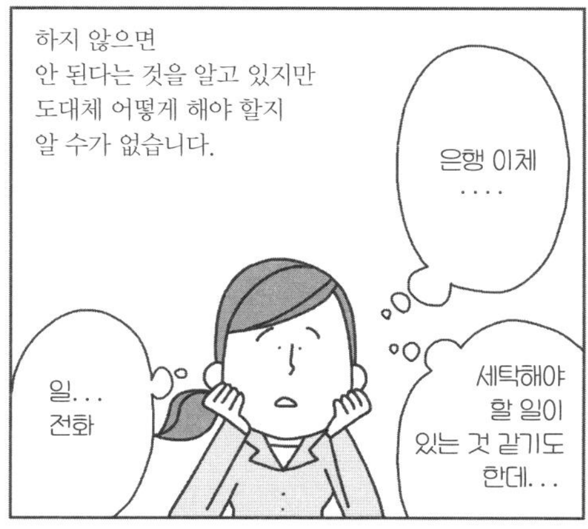
하지 않으면
안 된다는 것을 알고 있지만
도대체 어떻게 해야 할지
알 수가 없습니다.
은행 이체
....
세탁해야
할 일이
있는 것 같기도
한데...
일...
전화

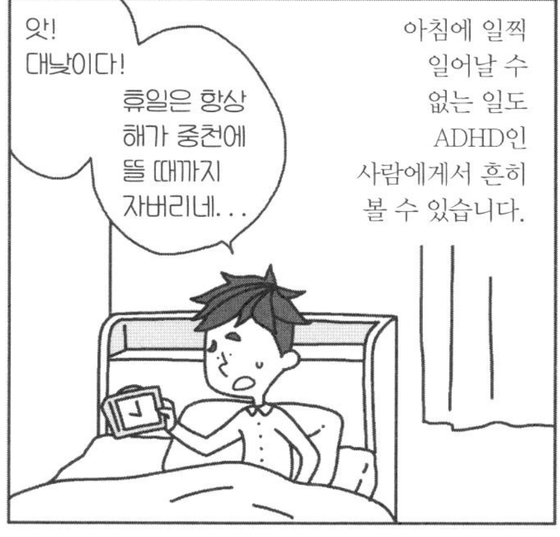
아침에 일찍
일어날 수
없는 일도
ADHD인
사람에게서 흔히
볼 수 있습니다.
앗!
대낮이다!
휴일은 항상
해가 중천에
뜰 때까지
자버리네...

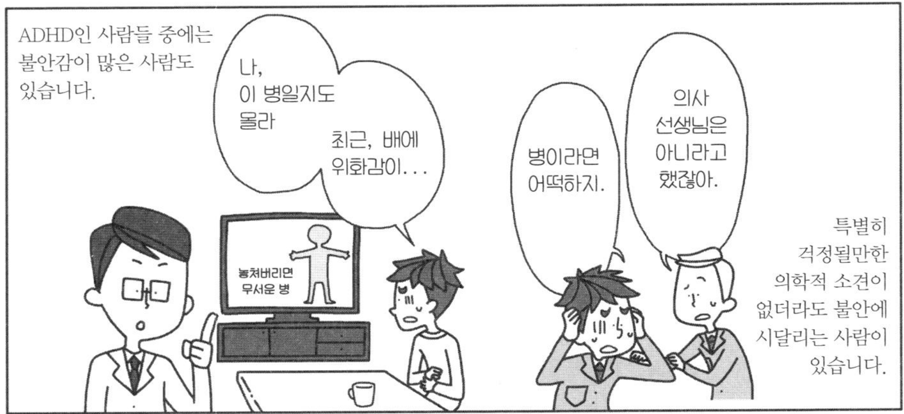
ADHD인 사람들 중에는 불안감이 많은 사람도 있습니다.
나, 이 병일지도 몰라
최근, 배에 위화감이...
놓쳐버리면 무서운 병
병이라면 어떡하지.
의사 선생님은 아니라고 했잖아.
특별히 걱정될만한 의학적 소견이 없더라도 불안에 시달리는 사람이 있습니다.

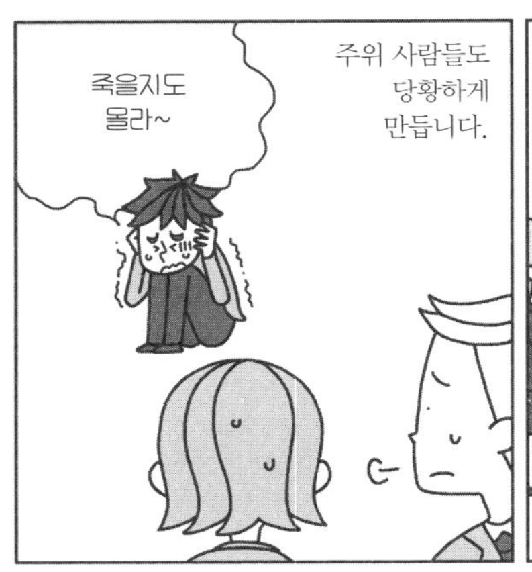
주위 사람들도 당황하게 만듭니다.
죽을지도 몰라~

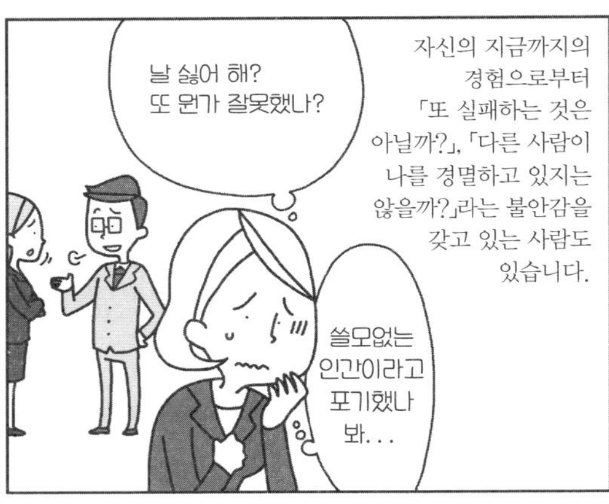
자신의 지금까지의 경험으로부터 「또 실패하는 것은 아닐까?」, 「다른 사람이 나를 경멸하고 있지는 않을까?」라는 불안감을 갖고 있는 사람도 있습니다.
날 싫어 해? 또 뭔가 잘못했나?
쓸모없는 인간이라고 포기했나 봐...

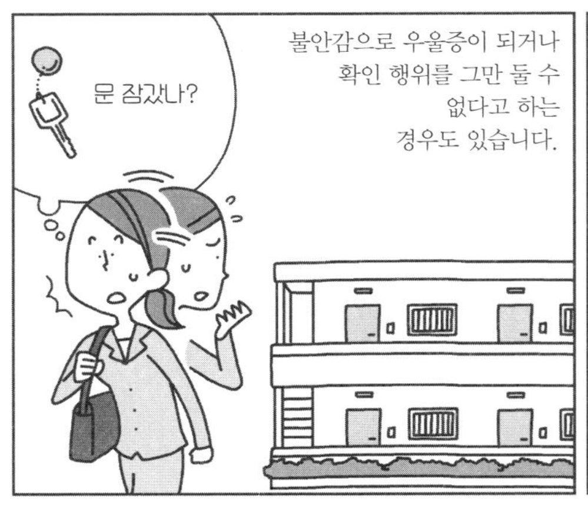
불안감으로 우울증이 되거나 확인 행위를 그만 둘 수 없다고 하는 경우도 있습니다.
문 잠갔나?

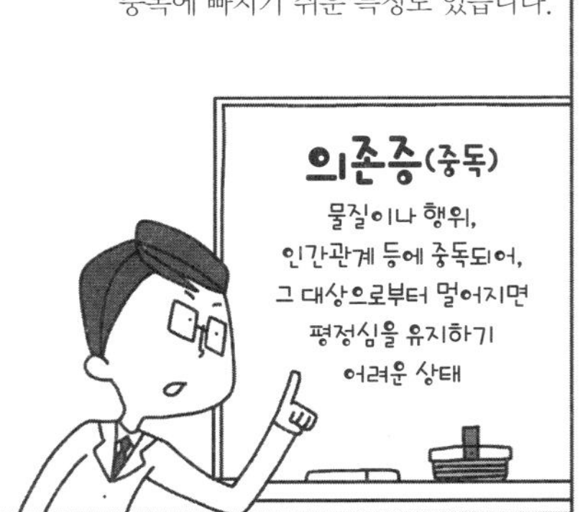
또한, ADHD인 사람에게는 중독에 빠지기 쉬운 특징도 있습니다.
의존증(중독)
물질이나 행위, 인간관계 등에 중독되어, 그 대상으로부터 멀어지면 평정심을 유지하기 어려운 상태

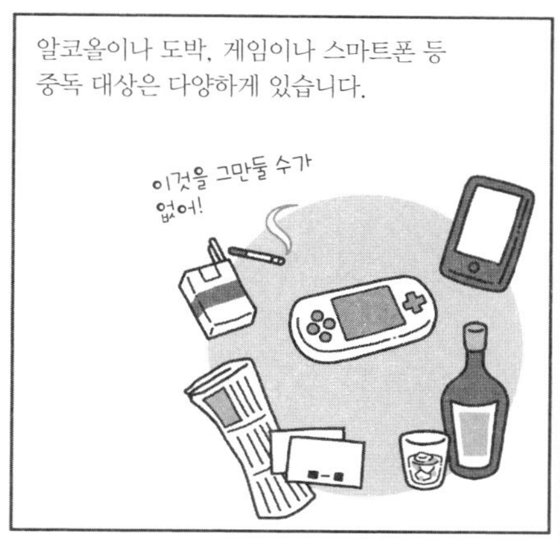
알코올이나 도박, 게임이나 스마트폰 등
중독 대상은 다양하게 있습니다.
이것을 그만둘 수가 없어!

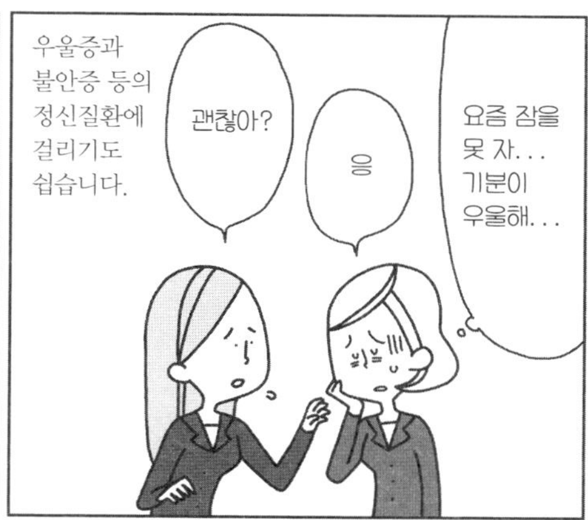
우울증과
불안증 등의
정신질환에
걸리기도
쉽습니다.
괜찮아?
응
요즘 잠을
못 자...
기분이
우울해...

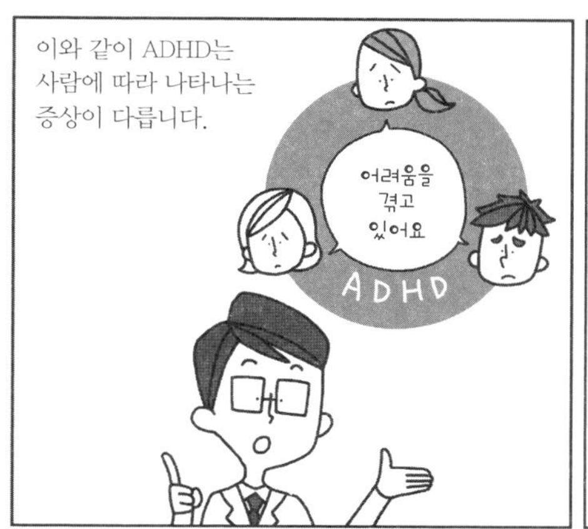
이와 같이 ADHD는
사람에 따라 나타나는
증상이 다릅니다.
어려움을
겪고
있어요
ADHD

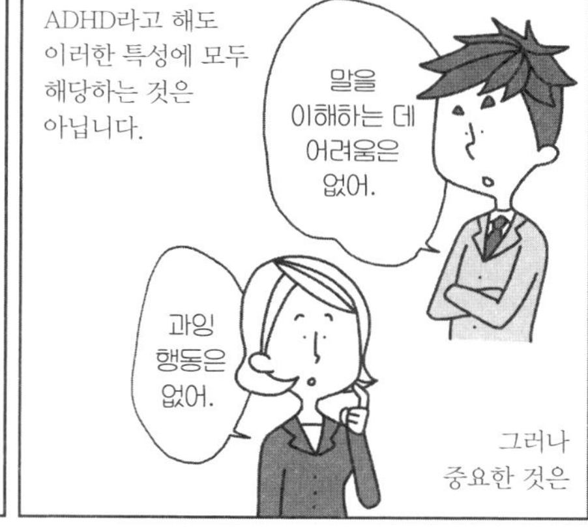
ADHD라고 해도
이러한 특성에 모두
해당하는 것은
아닙니다.
말을
이해하는 데
어려움은
없어.
과잉
행동은
없어.
그러나
중요한 것은

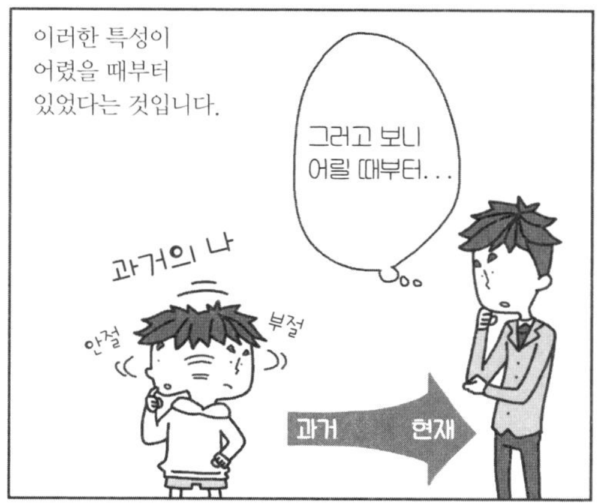
이러한 특성이
어렸을 때부터
있었다는 것입니다.
그러고 보니
어릴 때부터...
과거의 나
안절
부절
과거
현재

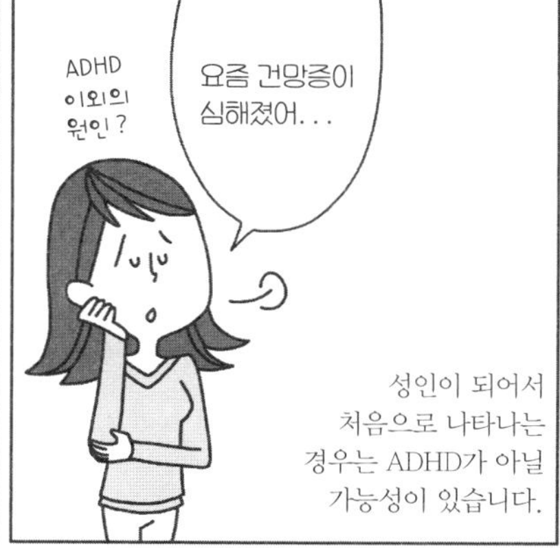
ADHD
이외의
원인?
요즘 건망증이
심해졌어...
성인이 되어서
처음으로 나타나는
경우는 ADHD가 아닐
가능성이 있습니다.

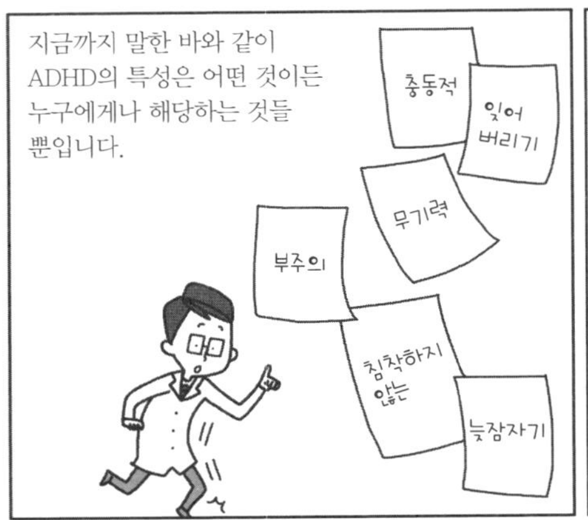
지금까지 말한 바와 같이 ADHD의 특성은 어떤 것이든 누구에게나 해당하는 것들 뿐입니다.
충동적
잊어 버리기
무기력
부주의
침착하지 않는
늦잠자기

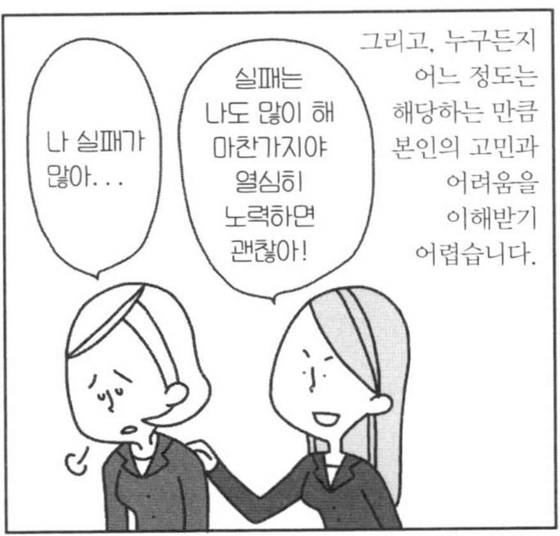
그리고, 누구든지 어느 정도는 해당하는 만큼 본인의 고민과 어려움을 이해받기 어렵습니다.
나 실패가 많아...
실패는 나도 많이 해 마찬가지야 열심히 노력하면 괜찮아!

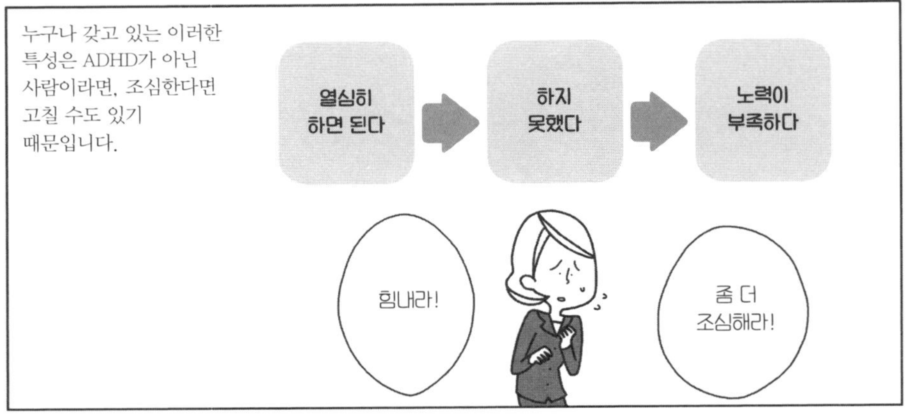
누구나 갖고 있는 이러한 특성은 ADHD가 아닌 사람이라면, 조심한다면 고칠 수도 있기 때문입니다.
열심히 하면 된다
하지 못했다
노력이 부족하다
힘내라!
좀 더 조심해라!

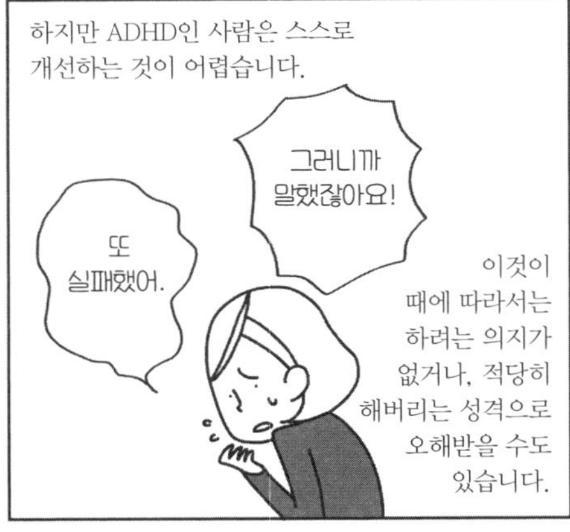
하지만 ADHD인 사람은 스스로 개선하는 것이 어렵습니다.
그러니까 말했잖아요!
또 실패했어.
이것이 때에 따라서는 하려는 의지가 없거나, 적당히 해버리는 성격으로 오해받을 수도 있습니다.

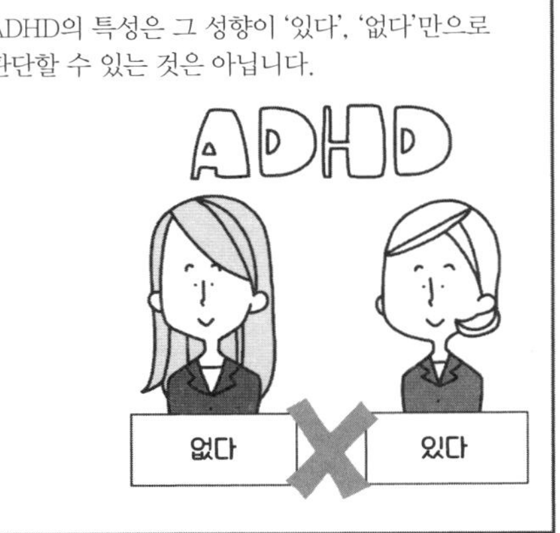
ADHD의 특성은 그 성향이 '있다', '없다'만으로 판단할 수 있는 것은 아닙니다.
ADHD
없다
있다

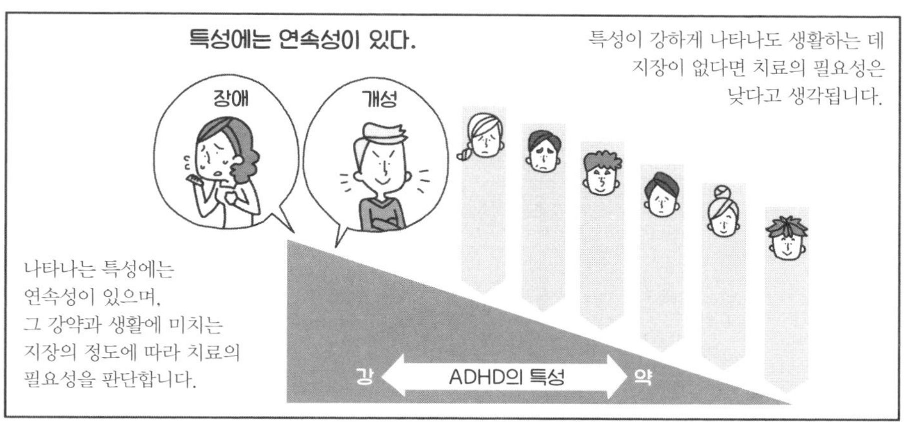
특성에는 연속성이 있다.
특성이 강하게 나타나도 생활하는 데 지장이 없다면 치료의 필요성은 낮다고 생각됩니다.
장애
개성
나타나는 특성에는 연속성이 있으며, 그 강약과 생활에 미치는 지장의 정도에 따라 치료의 필요성을 판단합니다.
강
ADHD의 특성
약

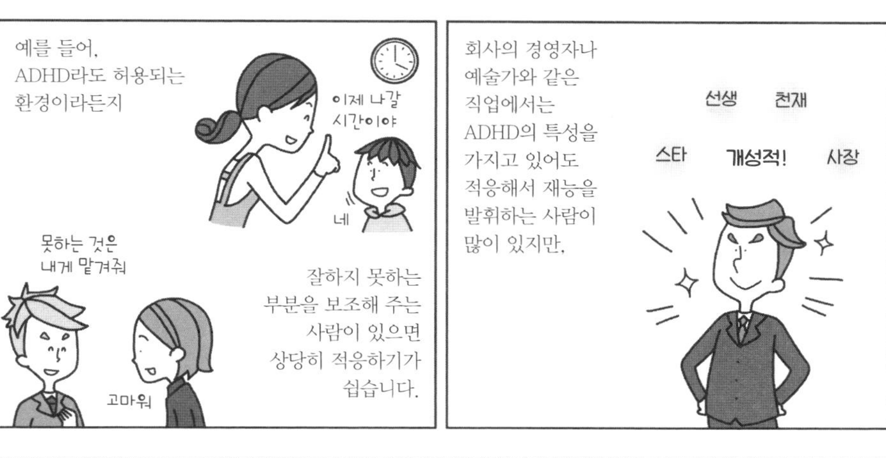
예를 들어, ADHD라도 허용되는 환경이라든지
이제 나갈 시간이야
네
못하는 것은 내게 맡겨줘
고마워
잘하지 못하는 부분을 보조해 주는 사람이 있으면 상당히 적응하기가 쉽습니다.
회사의 경영자나 예술가와 같은 직업에서는 ADHD의 특성을 가지고 있어도 적응해서 재능을 발휘하는 사람이 많이 있지만,
선생
천재
스타
개성적!
사장

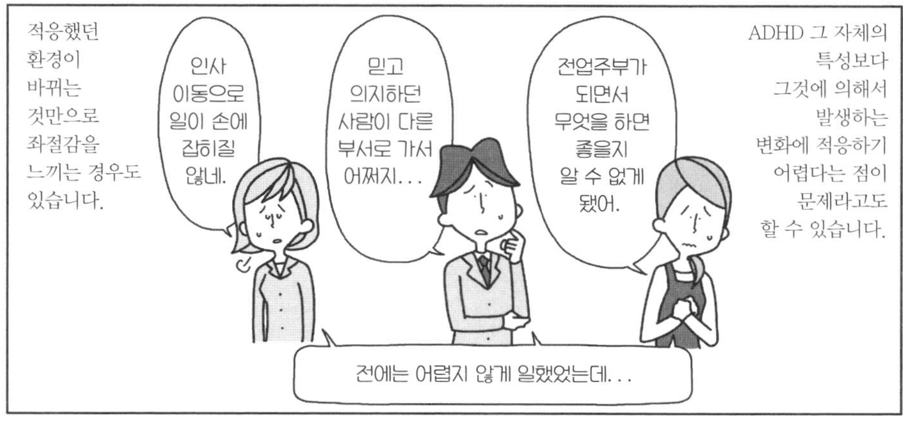
적응했던 환경이 바뀌는 것만으로 좌절감을 느끼는 경우도 있습니다.
인사 이동으로 일이 손에 잡히질 않네.
믿고 의지하던 사람이 다른 부서로 가서 어쩌지...
전업주부가 되면서 무엇을 하면 좋을지 알 수 없게 됐어.
ADHD 그 자체의 특성보다 그것에 의해서 발생하는 변화에 적응하기 어렵다는 점이 문제라고도 할 수 있습니다.
전에는 어렵지 않게 일했었는데...

ADHD의 특성은 많은 사람들에게 해당된다

지금까지 살펴본 바와 같이 ADHD의 특성은…

- 침착성이 없다
- 가만히 있는 것을 잘하지 못한다
- 충동적이다
- 한 번 빠지면 주위가 보이지 않는다
- 중독되기 쉽다
- 시간 관리를 잘하지 못한다
- 정리·정돈을 잘하지 못한다
- 잘 잊어버린다
- 주의가 산만해지기 쉽다
- 불안감이 강하다
- 좀처럼 의욕이 없다
- 실력을 발휘할 수 없다

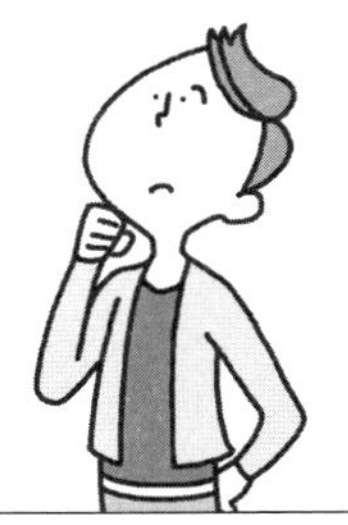

등등 누구라도 하나 정도는 해당할 법한 항목들뿐입니다.

왜 세상에는 「정리정돈 기술」, 「시간 관리법」 등의 책이 존재할까요? 왜 스마트폰 앱에는 일의 효율성 등을 위해 각종 스케줄 관리 도구, 직무 관리 도구, 알림 기능 등이 나열되어 있을까요? 이것은 많은 사람이 '잊어버리거나, 놓쳐버리거나, 늦어버리거나' 하기 때문입니다. 어쩌면, 현대 사회는 본래 인간이 자연스럽게 발휘할 수 있는 관리 능력보다 조금 더 복잡할지도 모릅니다.

그러므로, 당신이 이러한 환경에 적응하는 것이 어렵다고 해서 당신의 능력이 낮은 것은 결코 아닙니다.

만약, 당신 안에 있는 ADHD가 안심하고 일상생활을 어렵게 만들고 있다면, 그것을 주의 깊게 관찰해서, 통제할 방법을 찾아내어 봅시다.

ADHD의 대처법을 생각하면서 가장 중요한 것은 당신이 어떤 환경에서 어떤 어려움을 겪고 있는지를 확실하게 아는 것이 중요합니다.

어려움을 겪고 있는 상황 체크 시트

자신, 또는 당신의 소중한 사람이 다음과 같은 상황에 해당하지 않습니까? 각 항목에서 자주 경험하거나 과거에 여러 번 경험한 경우 체크해 봅시다.

한편, 해당한다고 해도 그것 때문에 어려움을 겪고 있다고는 단정할 수 없습니다. 동시에 이들 항목 중에서, 생활에 어려움을 겪고 있다고 느낀다거나, 생활의 질을 떨어뜨리고 있는 것 같이 느껴지는 항목의 수준을 「어려움을 겪고 있는 정도」에 숫자로 기재해 봅시다.

어려움을 겪고 있는 정도의 글쓰기 예

생활하는 데 어려움을 겪고 있다고 느끼고 있는 항목의 수준을 숫자로 기입해 봅시다.

전혀 어려움을 겪고 있지 않은 경우는 0점. 생활이 되지 않을 만큼 어려움을 겪고 있는 경우를 10점으로 한다면, 이 특성으로 인해 당신이 어려움을 겪고 있는 정도는 몇 점입니까?

	어려움을 겪고 있는 상황	있다	자주 있다	어려움을 겪고 있는 정도
1	침착성이 없고 가만히 있지 못한다.			
2	곧잘 갑작스럽게 움직이거나 멈춰 서기도 한다.			
3	끊임없이 다리를 채신없이 떨거나, 손에 든 물건을 만지작거리거나 한다.			
4	항상 껌을 씹거나 사탕을 빨거나 한다.			
5	싫증을 잘 낸다.			
6	계획적인 행동은 서툴고, 생각나는 대로 행동하기 쉽다.			

	어려움을 겪고 있는 상황	있다	자주 있다	어려움을 겪고 있는 정도
7	요령이 없고, 다른 사람보다 업무를 익히는 데 시간이 걸린다.			
8	무언가를 하는 도중에 다른 일에 정신이 팔려서 집중할 수 없다.			
9	이야기를 잘 듣지 못한다.			
10	이야기를 이해하지 못한다.			
11	동시에 여러 말을 듣게 되면 패닉 상태가 된다.			
12	같은 말을 몇 번씩이나 주의받는다.			
13	시간을 잘못 안다.			
14	빈번하게 시간에 늦다.			
15	지각하지 않으려고 준비해도 다른 일에 신경 쓰다가 알아챘을 때는 벌써 시간이 지나버린 경우가 종종 있다.			
16	아침에 좀처럼 못 일어난다.			
17	조직의 일원으로서 높은 정확도가 요구되는 일(사무) 등을 처리하는 것이 어렵다.			
18	협력을 잘하지 못한다.			
19	창조성을 중시하는 일에는 능력을 발휘하지만 정해진 것을 정확하게 처리해야 하는 일에서는 낮은 평가를 받는다.			
20	뚜껑이 열리면 갑자기 화를 내거나 폭언을 퍼붓거나 하기도 한다.			
21	어디에서든 불쾌해하거나 화를 내거나 해서 감정을 통제할 수 없다.			

	어려움을 겪고 있는 상황	있다	자주 있다	어려움을 겪고 있는 정도
22	분노로 인해 물건을 부순 적이 있다.			
23	무심코 불성실한 태도나 무례한 행동이나 말을 한다.			
24	어느 사이엔가 상대를 화나게 만들어버린다.			
25	쇼핑, 담배, 술, 도박, 인터넷, 연애 등에 중독되기 쉽다.			
26	잊은 물건 등이 신경 쓰이면 몇 번이나 확인하고 침착하지 못하다.			
27	자존감이 낮다.			
28	사람을 믿기 쉽고 잘 속는다.			
29	카드빚이나 전기, 수도, 가스의 납부 기한을 잊어버려 체납할 때가 있다.			
30	다른 사람의 말을 가로막고 말해 버리기도 한다.			
31	앞뒤 생각 없이 행동하는 경우가 있다.			
32	물건 둔 곳을 잘 잊는다.			
33	물건을 잘 잃는다.			
34	샀거나 받았거나 한 물건을 잃어버린다.			
35	정리정돈을 잘하지 못한다.			
36	해야 할 일이 있어도 좀처럼 행동으로 옮기기 어렵다.			

ADHD라고 해도 극복해야 할 과제는 사람마다 각각 다릅니다.
어떤 것이 가장 생활에 영향을 주고 있는가 생각해 봅시다.

왜 ADHD가 될까?

그런데, 어째서 ADHD가 될까요.

사실은, 그 원인을 아직 확실히 알 수는 없습니다.

또한 ADHD는 유전된다는 연구도 있습니다.

실제로 진료 현장에서 ADHD가 의심되는 아기를 진찰할 때 많은 부모들이 아기가 가지고 있는 ADHD의 특성에 대해서 「자기 자신도 짐작이 간다」라고 하는 경우를 보았습니다.

ADHD의 발생 빈도는 대체로 20명~25명 중의 한 명이라고 추정하고 있지만, 부모나 형제 중에 ADHD인 사람이 있을 경우는 발생 빈도가 더 높아집니다. 일란성 쌍둥이를 대상으로 한 조사에서는 쌍둥이 중 한쪽이 ADHD를 가진 경우, 두 명 모두 발병할 확률은 11배~18배라는 결과가 나왔습니다. 이런 점에서 어느 정도 유전적인 영향은 고려되어야만 한다고 할 수 있겠지요.

그러나 부모가 ADHD라고 해서 아이가 반드시 ADHD가 되는 것은 아니고, 친족 중에 ADHD인 사람이 아무도 없다고 해서 ADHD인 사람이 안 태어나는 것도 아닙니다.

환경이 원인이라고 하는 연구자도 있지만, 여기에 대해서도 확실한 연구는 없습니다.

ADHD인 사람의 뇌는 어떻게 되어 있을까?

ADHD 증상의 가장 중요한 원인으로 들 수 있는 것이 뇌 기능의 문제입니다.

ADHD인 사람은 뇌의 전두엽 기능이 약하기 때문에 여러 증세가 나타난다고 합니다. 전두엽은 뇌의 전방에 위치하고 이 중에 '전두전야'라 불리는 부분은 사람의 이성과 사고, 정보정리, 실행 기능을 담당하고 있습니다. 감정과 감각, 의욕 등에도 깊은 관계를 맺고 있습니다.

이 전두엽의 기능이 약하면, 생각을 정리하거나 이성적으로 생각하거나, 뇌 전체에서 느끼고 이해한 정보를 정리하고, 선택하는 것이 어려워집니다. 그 때문에 눈에 보이는 것이나, 들리는 소리 등 감각으로부터 자극에 영향을 받기 쉽고, 그 결과 진정할 수 없는 상태가 되거나 이성적인 사고를 잘하지 못하거나 집중하기가 어렵게 됩니다.

ADHD인 대부분 사람은 지능에 문제는 없습니다. 자폐증 스펙트럼과 같은 다른 뇌 기능의 장애를 병발하고 있는 경우도 있지만, ADHD 단독으로는 지능에 큰 영향이 없습니다.

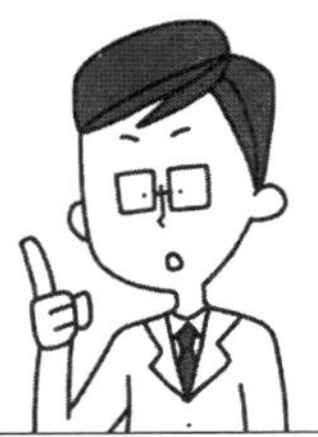

신경전달물질의 기능

전두엽이 제대로 기능하기 위해서는 노르아드레날린, 도파민 등의 신경전달물질의 기능이 중요합니다. 신경전달물질이란 나란히 있는 신경세포와 신경세포의 틈(연접틈새)에서 활동하며, 옆에서 옆으로 정보를 전달하는 물질입니다.

도파민은 의욕과 학습 기능, 운동 기능, 성 기능 등과 관련이 있습니다.

노르아드레날린도 의욕과 집중력에 관계가 있지만, 도파민이 전구물질이 되어 노르아드레날린을 늘릴 수도 있습니다.

도파민은 사람이 집중하거나 주의를 기울일 때 신경세포의 말단(시냅스)에서 방출됩니다.

역할이 끝나면 시냅스에 있는 트랜스포터라는 물질에서 본래의 신경세포에 흡수됩니다(재흡수).

ADHD인 사람들의 뇌에서는 이 트랜스포터 활동의 과잉으로 인해 노르아드레날린과 도파민의 흡수가 지나치게 되어 결과적으로는 부족하게 되어 버리는 것이 아닐까라고 생각합니다. 신경세포끼리의 정보 전달이 잘 이루어지지 않아 전두엽의 기능이 약해져 있는 것입니다.

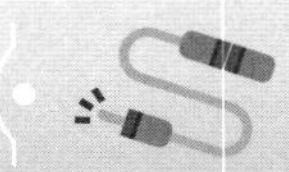

ADHD인 사람은 신경전달물질이 잘 전달되지 않는다

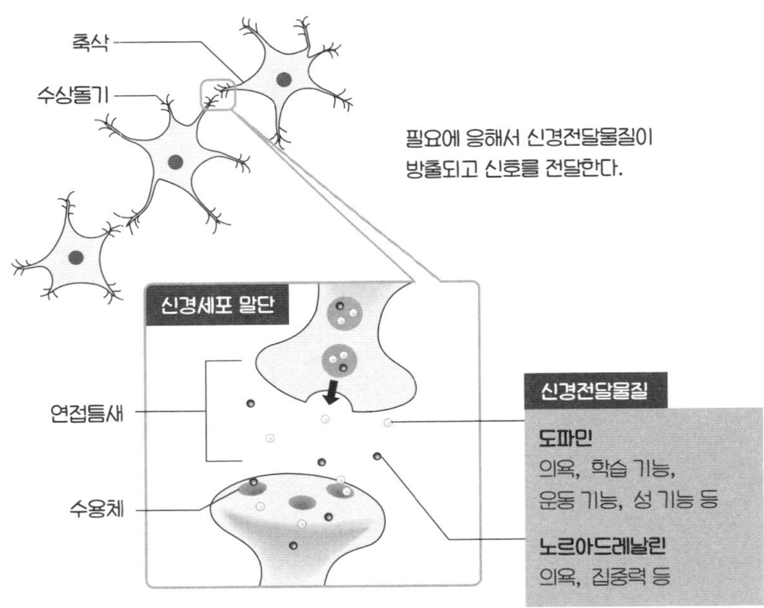

잘 전달되지 않으면

• 집중할 수 없다 • 의욕이 나지 않는다 • 침착성이 없다 등
생활에 지장이 나타나는 경우가 있다.

생활에 지장을 초래하는지 여부를 본다

4장에서 상세히 설명하겠지만, ADHD의 진단 기준으로 폭넓게 의료 현장에서 사용되고 있는 기준은 미국 정신의학회의 'DSM-5'라고 하는 것입니다. 또한 WHO(세계보건기구)의「성인기 ADHD의 자기기입식 증상 체크 리스트」(ASRS-v1.1 149쪽)도 사용되고 있습니다. 그 외에 문진에서 생활의 어려움이나 평상시의 상태, 어린 시절의 모습, 생활환경이나 다른 정신질환의 유무 등을 물어보고, 그 모든 것을 고려하여 진단합니다. 동시에 지능검사(152쪽)를 시행하는 경우도 있습니다. 지능검사에 의해 비슷한 증상의 다른 발달 장애와의 감별도 쉽게 할 수 있고, 본인이 어떤 능력이 높은지 혹은 낮은지를 알 수 있습니다.

현재 ADHD로 진단받는 경우는 생활에 상당한 지장이 있고 어려움을 겪고 있다고 생각되는 수준입니다.

그래서「ADHD로 진단되지 않았기 때문에 ADHD가 아니다」라고 생각하는 사람도 있지만, 실제로는 ADHD는 '있다', '없다'로 구분하는 것은 아니고, 연속성이 어느 정도로 있는 사람과 그렇지 않은 사람과의 사이에 확실한 경계선이 없습니다. ADHD라고 진단을 받지 않더라도 그 특성으로 인해 어려움을 겪고 있으며, 도와야 하는 경우도 많이 있습니다.

칼럼

문부과학성에 따른 ADHD의 정의

ADHD에서는 진단 기준과는 별도로 특별지원교육의 기준으로서, 일본 문부과학성이 발표한 ADHD의 정의가 사용되는 경우가 있습니다. 문부과학성의 ADHD 정의란 다음과 같습니다.

ADHD란 연령이나 발달에 맞지 않는 주의력 및/ 또는 충동성, 다동성을 특징으로 하는 행동 장애로, 사회적 활동과 학업의 기능에 지장을 초래하는 것이다.

또한 7세 이전에 나타나며 그 상태가 계속되고, 중추신경계에 어떠한 요인에 의한 기능 부전이 있는 것으로 추정된다.

(헤세이 15년 3월의「향후의 특별지원교육의 방향성에 대해서(최종 보고)」 참고 자료에서 발췌)

ADHD가 나타나는 형태는 각양각색

ADHD의 증상이 나타나는 형태는 사람마다 전혀 다릅니다. 이것이 ADHD의 발견을 늦게 만드는 원인이 되고 있습니다.

어릴 때 과잉 행동이 강하게 나타나게 되면, 학교 수업에 착석해서 듣지 못하는 등의 문제를 일으키기 쉬우므로 일찍 ADHD가 발견되는 경향이 있습니다. 그러나 그 외의 경우에는 그다지 눈에 띄는 문제를 일으키지 않으면 다소 어려움을 겪는 경우가 있어도「아직 어리니까 어쩔 수 없다」라고 생각하거나 단순히「칠칠치 못한 아이」등으로 생각하기 쉬우므로 본인이나 주위에서 깨닫지 못한 채 어른이 되는 경우가 많이 있습니다. 말하자면「틀림없는 ADHD」인 경우입니다. ADHD의 증상에 대한 대처법을 모른 채 부모로부터 자립하거나, 취직하거나, 결혼하게 되면, 회사 일이나 집안일을 제대로 해내지 못하고 혼돈 상태로 빠지게 되는 것입니다.

또한, 몇 해 전까지도 교육이나 소아 의료 현장에서조차 ADHD에 대한 이해가 널리 알려지지 않았던 것도 지금의 성인이 ADHD를 간과하게 된 원인 중 하나입니다.

ADHD는 사람마다 증상이나 특성의 나타나는 방법이 다양하고 다릅니다. 어릴 때 증상이 나타나는 방법도 다양합니다. 몇 가지 소개해 볼까요?

어렸을 때는 어땠습니까?

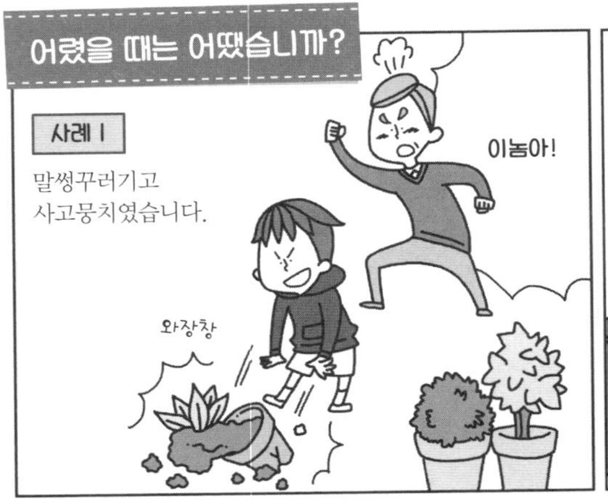
사례 1
말썽꾸러기고
사고뭉치였습니다.
이놈아!
와장창

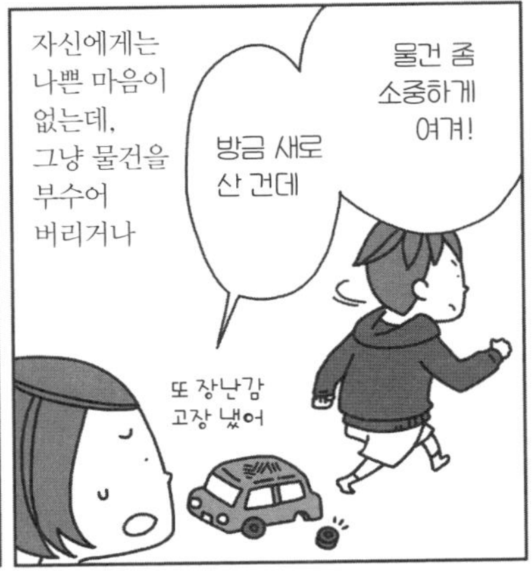
자신에게는
나쁜 마음이
없는데,
그냥 물건을
부수어
버리거나
물건 좀
소중하게
여겨!
방금 새로
산 건데
또 장난감
고장 냈어

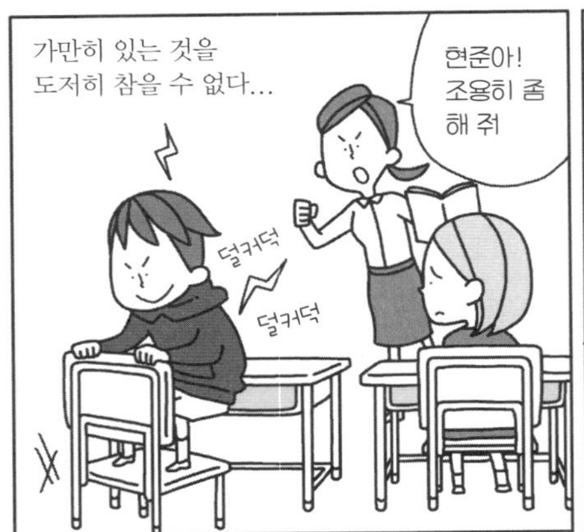
가만히 있는 것을
도저히 참을 수 없다…
현준아!
조용히 좀
해 줘
덜커덕
덜커덕

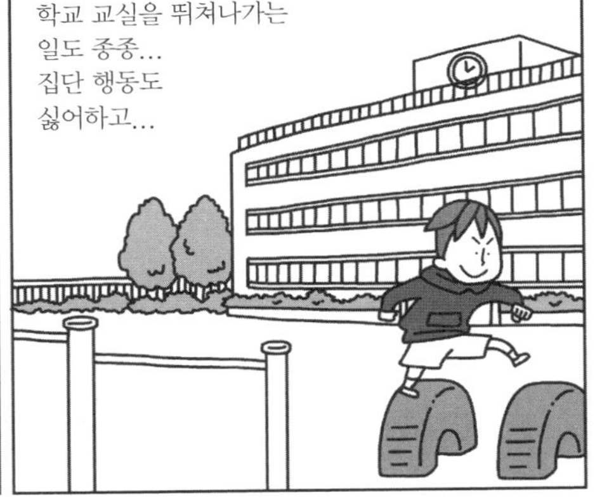
학교 교실을 뛰쳐나가는
일도 종종…
집단 행동도
싫어하고…

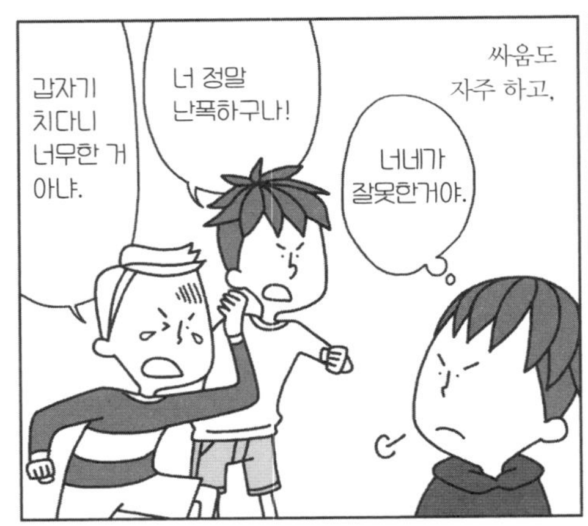
싸움도
자주 하고,
갑자기
치다니
너무한 거
아냐.
너 정말
난폭하구나!
너네가
잘못한거야.

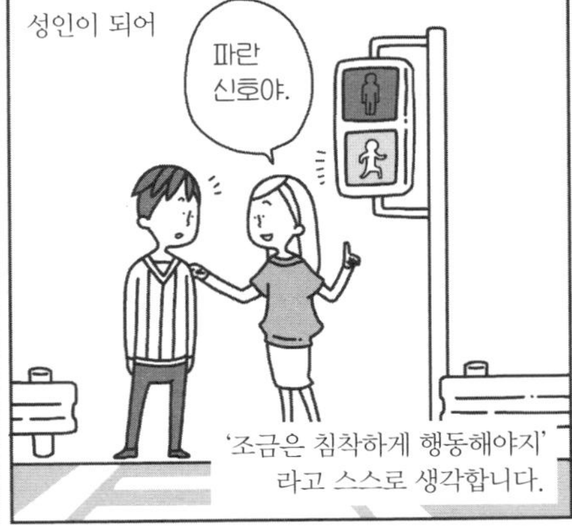
성인이 되어
파란
신호야.
'조금은 침착하게 행동해야지'
라고 스스로 생각합니다.

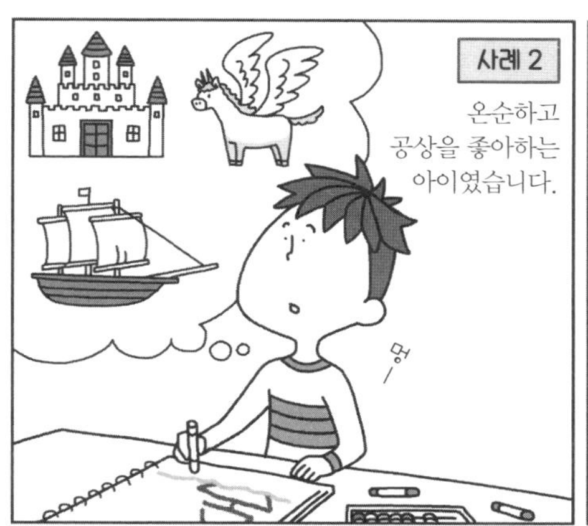
사례 2
온순하고
공상을 좋아하는
아이였습니다.
멍~

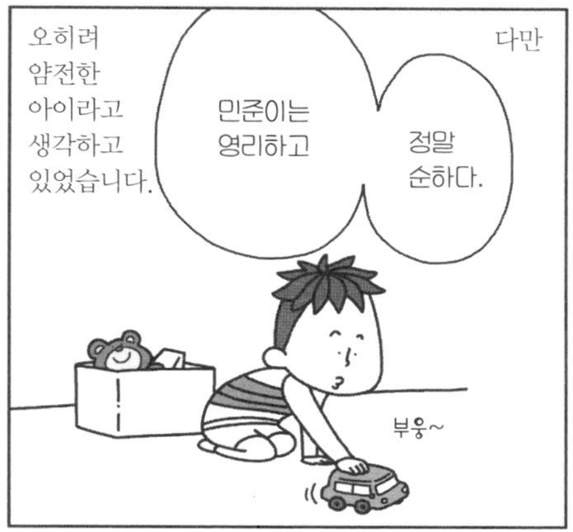
오히려
얌전한
아이라고
생각하고
있었습니다.
민준이는
영리하고
다만
정말
순하다.
부웅~

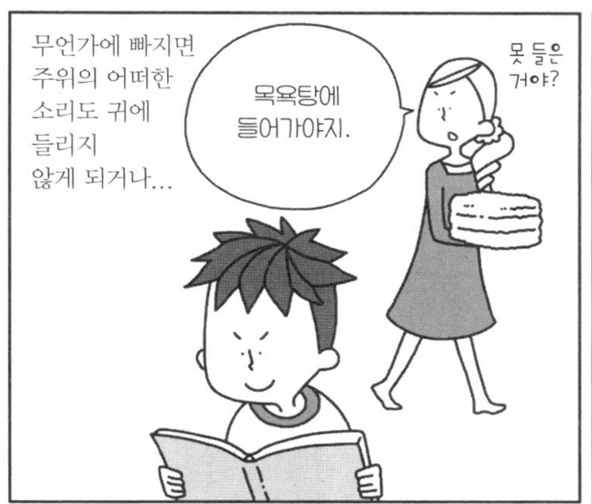
무언가에 빠지면
주위의 어떠한
소리도 귀에
들리지
않게 되거나…
목욕탕에
들어가야지.
못 들은
거야?

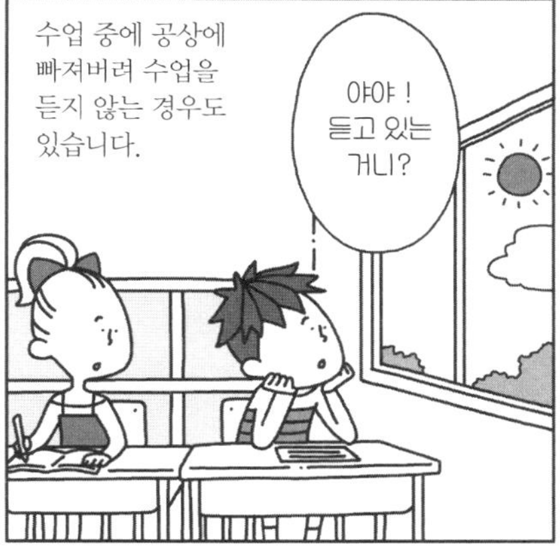
수업 중에 공상에
빠져버려 수업을
듣지 않는 경우도
있습니다.
야야 !
듣고 있는
거니?

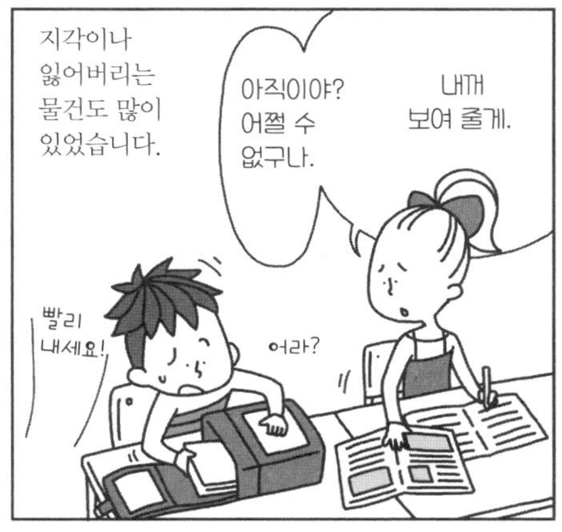
지각이나
잃어버리는
물건도 많이
있었습니다.
아직이야?
어쩔 수
없구나.
내꺼
보여 줄게.
빨리
내세요!
어라?

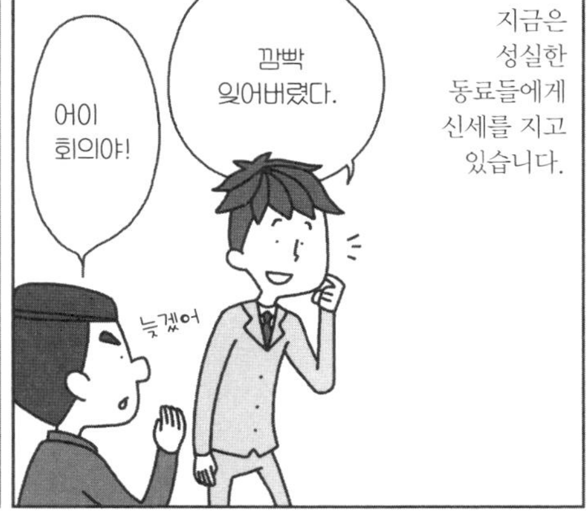
지금은
성실한
동료들에게
신세를 지고
있습니다.
어이
회의야!
깜빡
잊어버렸다.
늦겠어

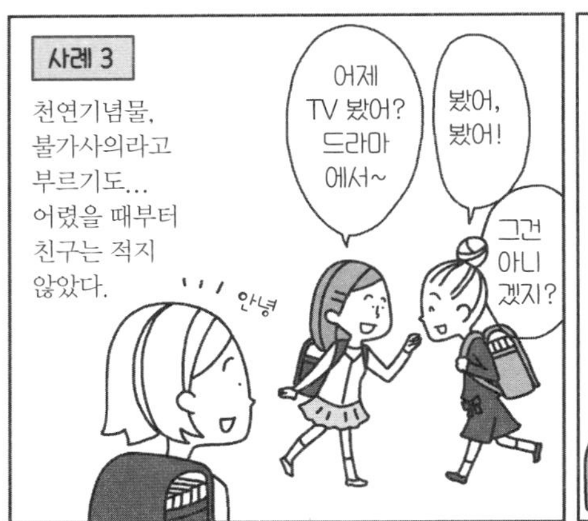
사례 3
천연기념물,
불가사의라고
부르기도…
어렸을 때부터
친구는 적지
않았다.
어제
TV 봤어?
드라마
에서~
봤어,
봤어!
그건
아니
겠지?
안녕

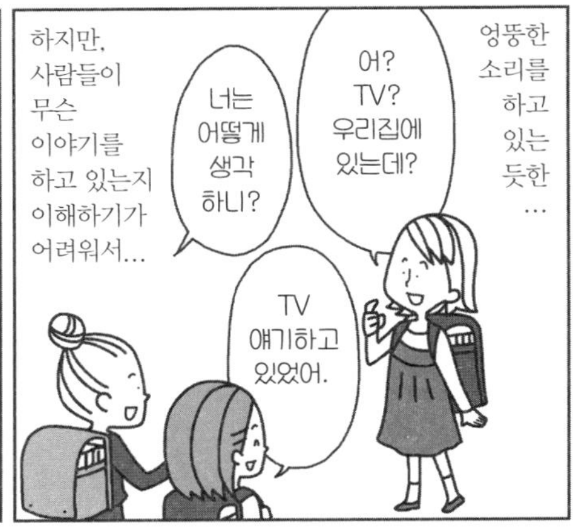
하지만,
사람들이
무슨
이야기를
하고 있는지
이해하기가
어려워서…
너는
어떻게
생각
하니?
어?
TV?
우리집에
있는데?
엉뚱한
소리를
하고
있는
듯한
…
TV
얘기하고
있었어.

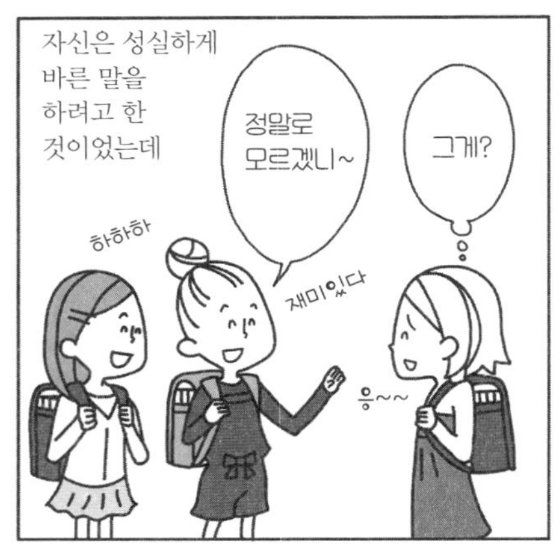
자신은 성실하게
바른 말을
하려고 한
것이었는데
정말로
모르겠니~
그게?
하하하
재미있다
응~~

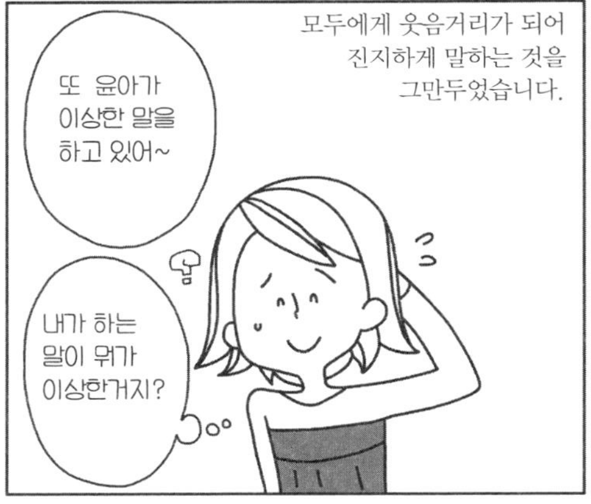
모두에게 웃음거리가 되어
진지하게 말하는 것을
그만두었습니다.
또 윤아가
이상한 말을
하고 있어~
내가 하는
말이 뭐가
이상한거지?

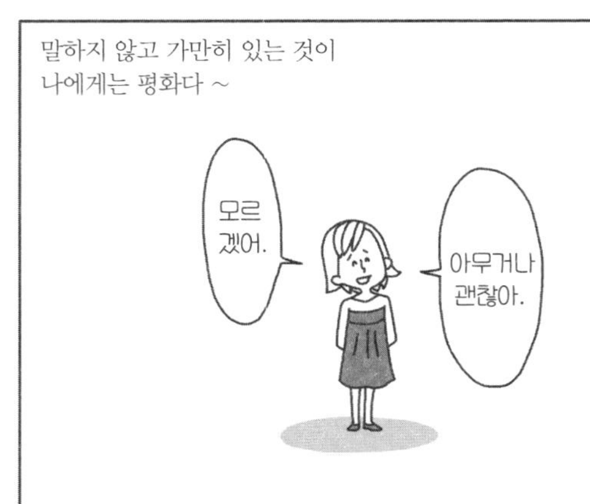
말하지 않고 가만히 있는 것이
나에게는 평화다 ~
모르
겠어.
아무거나
괜찮아.

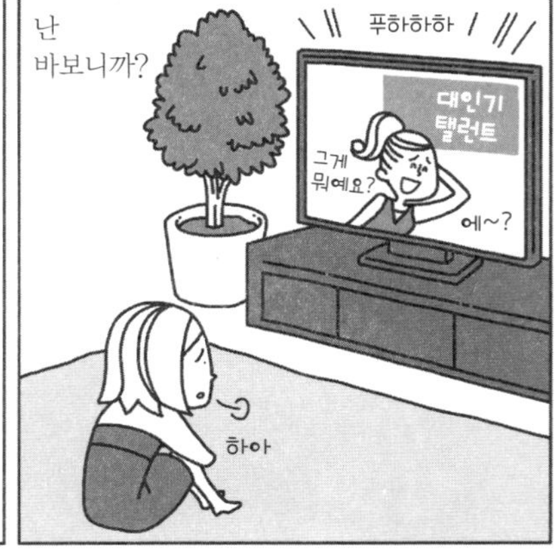
난
바보니까?
푸하하하
대인기
탤런트
그게
뭐예요?
에~?
하아

사례 4
자기 스스로는 어떻게 해보려고 해도 그만두지 못한다.
안녕- 윤아야 너 뭐 하고 있어?
으응 · · ·
스마트폰으로 게임하고 있니?
피웅
피곤해 보여
피웅

한번 빠지면 더 깊이 빠져 버리는 타입입니다.
어? 안 잤어.
새로운 것을 좋아하고
어제부터 자지 않고 계속하고 있어.

싫증도 빨리 냅니다.
이제 안해. 동영상을 보고 있어.
아직도 그 게임 하는거야?

푹 빠져서 몰두하면 주위가 보이지 않게 됩니다.

정신 차려보면 주위 분위기가 썰렁했던 경우도 있었습니다.
너무 많이 걸어서 그래?
아파 파파~
다른 사람의 말을 가로막고 자기 말만 할 때도 많고….
무슨 일이야?
나도 다리가 아픈데…
다리가 아파서

어? 내가 무슨 얘기 했었지…
문은 낡고 이상한 색이었고 · · ·
아팠을 때라면 얼마 전 문에 손가락이 끼여서
화제도 점점 바뀌어버려 이상한 방향으로 가기 쉽고,
술술 잘잘

그런 행동들이 재미있다고 하는 사람도 있었습니다…
또 말해 버렸어…
후회한 적도 있었지만,
END

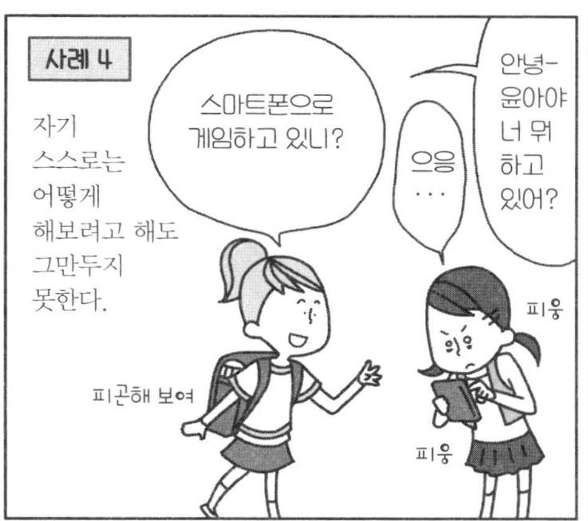

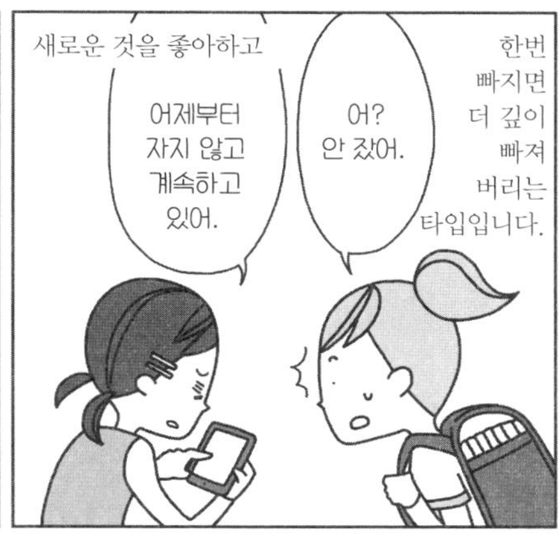

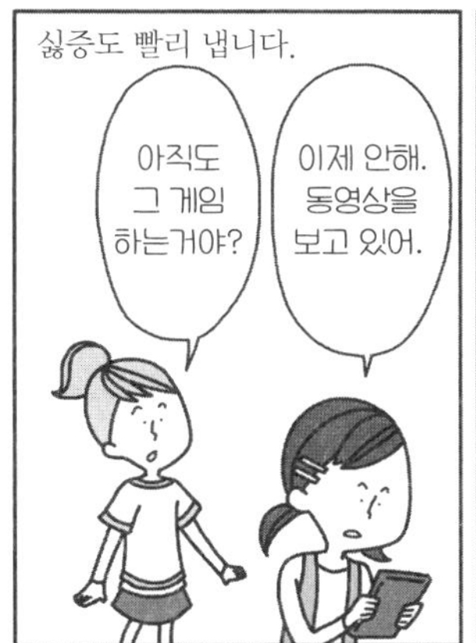

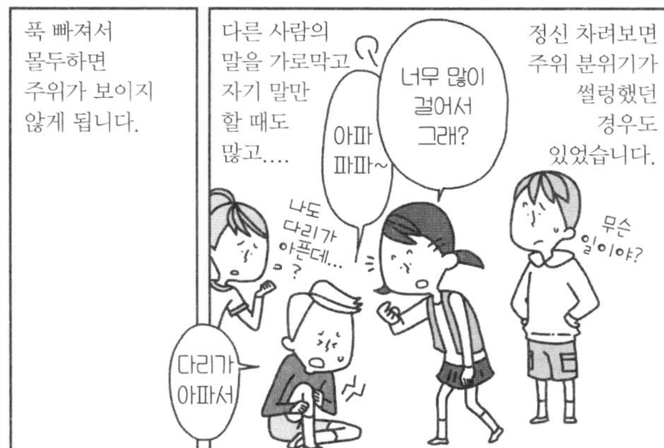

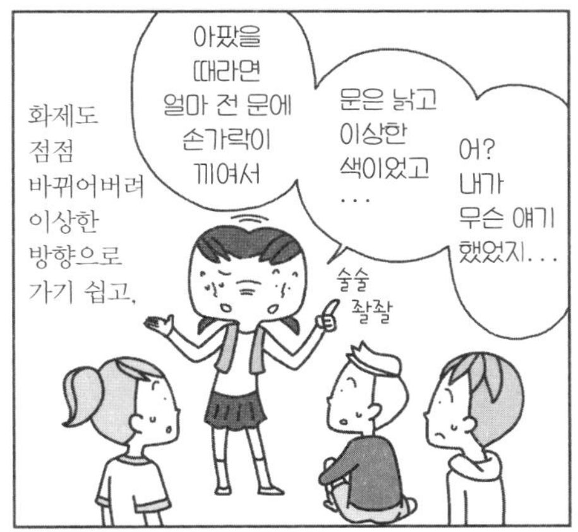

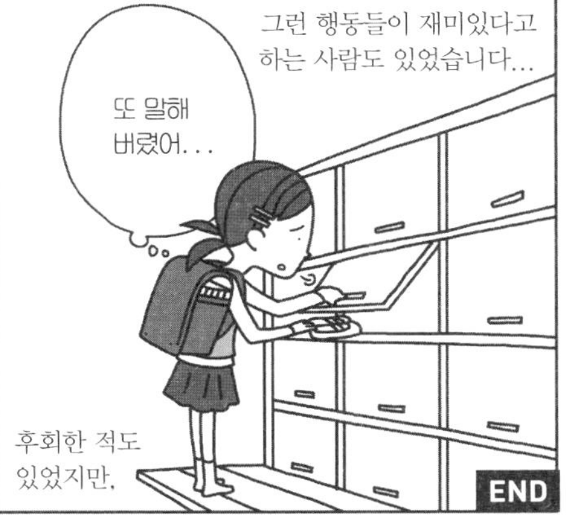

ADHD를 극복하기 위해서

자신의 ADHD를 잘 파악하자

앞에서도 말했듯이, ADHD는 ADHD라고 모르고 있는 것이 문제를 더 많이 악화시킬 수 있는 병입니다. ADHD라고 알면 대처법이 있지만 모르면 대처하려고 해도 좀처럼 효과가 잘 나타나지 않습니다.

예를 들면, ADHD가 있기 때문에 지각하는 사람은 100% 매번 지각하는 것이 아니라 지각을 하지 않을 수도 있기에, 노력의 문제라고 생각한다는 것입니다. 그래서 사람들은 지각을 반복하는 행동을 보고 「무책임한 인간」, 「흐리멍텅한 사람」으로 생각한다는 것입니다. 본인도 지각하는 것이 노력이 부족한 자기 탓이라고 여기며 자기 자신을 힘들게 하는 경우가 있습니다.

ADHD는 주변이나 스스로 잘 알아채기 어렵기 때문에 처음부터 ADHD만을 의심해서 진찰받는 사람은 많지 않습니다. 필자의 클리닉에서 ADHD라고 진단된 사람의 상당수도 우울증이나 불안감 등 다른 증상으로 진찰을 받고 처음으로 ADHD를 알아채게 되었습니다.

다음 페이지에서는 ADHD를 자각하고 극복하려고 노력하고 있는 사람 중에 자신이 ADHD라고 알아채게 된 계기를 몇 가지 소개합니다.

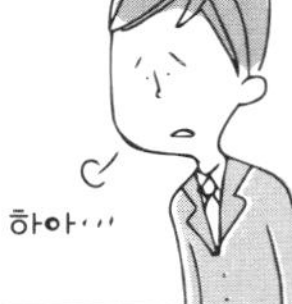

ADHD라고 알아채게 된 것은?

사례 1
어릴 때 진단
유치원 때부터 문제를 많이 일으켜 어머니는 늘 위축되고 창피한 마음이 들었던 것 같습니다.
집에서도 잘 타일러 주세요.
정말 죄송 합니다.

초등학교에 입학해서도 여전히
수업을 받지 못하는 경우도 …
수업 중에 가만히 앉아 있지를 못해요.
덜커덩
덜커덩
건강한 것은 좋지만
죄송합니다
내 양육방식이 잘못된 것일까?

학교의 권유로 발달상담을 받았던 곳에서…
이런 경우는 어머니의 탓이 아니라는 생각이 듭니다. 상담을 한번 받아보는 것이 좋겠어요.
예?
왔다
갔다

ADHD라고 알아채게 된 것 같습니다.
아동발달 센터? 장애아 교육?
우리 아이한테 장애가 있다고?
난폭하고 성급한 것은 성격이 아닌가?
침착하지 못하고 충동적인게 모두 해당하는 거야…
아이 성장 고민

당시 어머니는 ADHD라는 단어조차 들어 본 적이 없었기 때문에
엄청 놀랐다고 합니다.
ADHD??
ADHD?
그게 뭔가요?

어려움을 겪고 있는 아이들이 많이 있어요.
나란 놈은 엄마를 곤란하게 만들 뿐이야

성인이 되었을 때 어려움을 겪지 않도록 긴 안목으로 보살펴야 합니다.
상담을 받은 결과, 학교에도 익숙해질 수 있게 되었습니다.
어렵고 힘들었던 건 이 아이였었어.

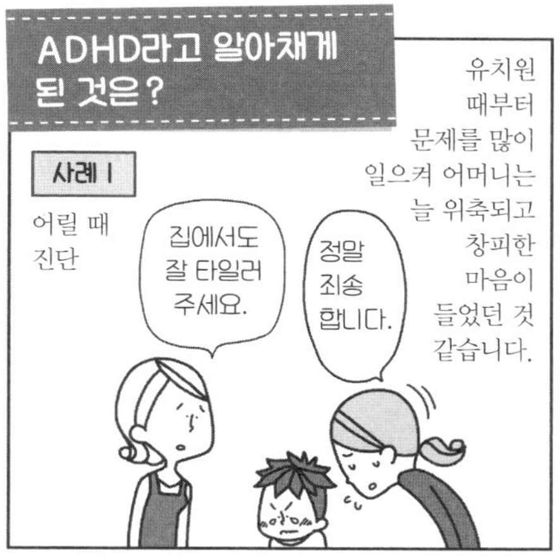

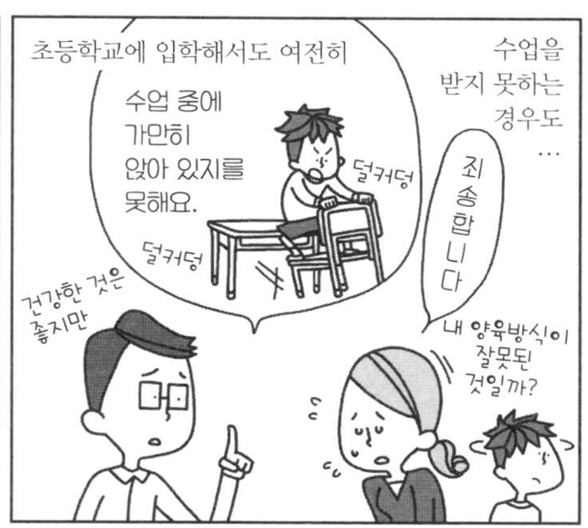

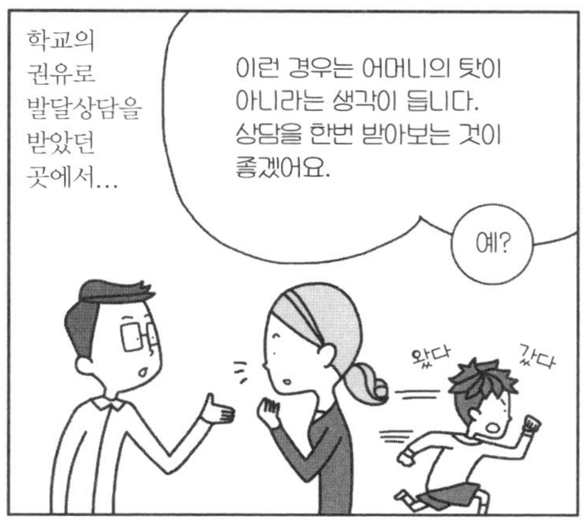

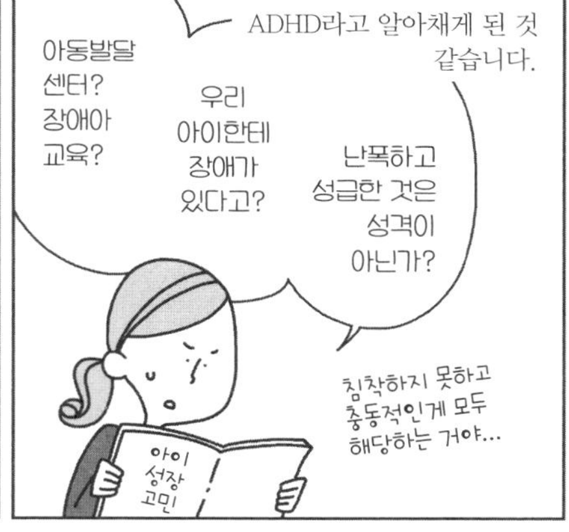

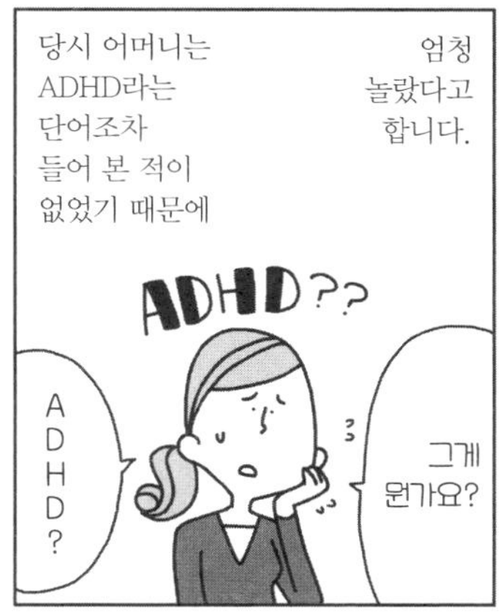

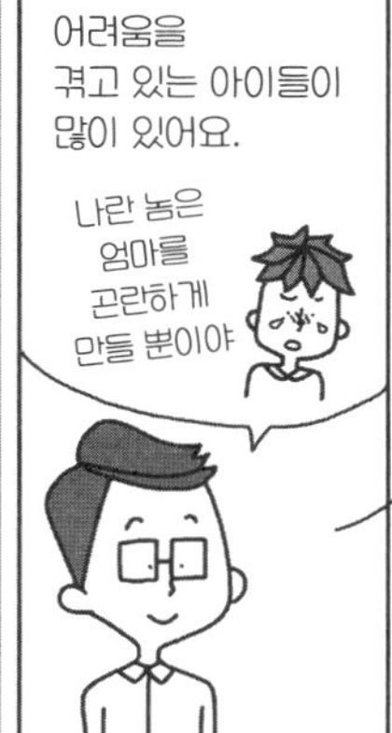

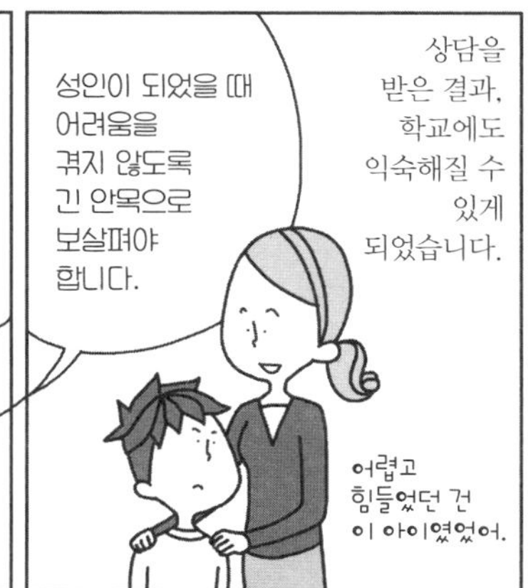

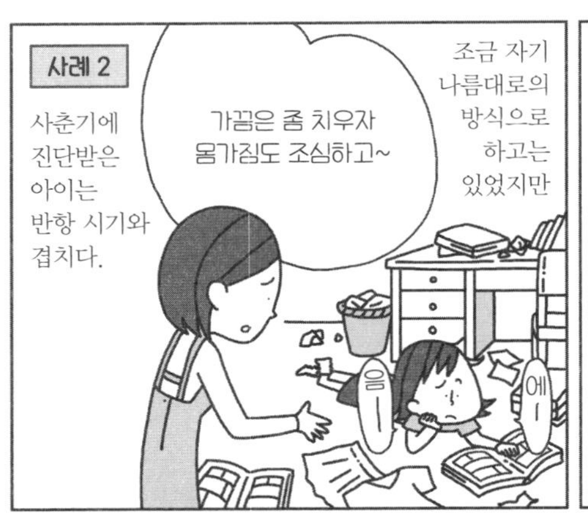
사례 2
사춘기에 진단받은 아이는 반항 시기와 겹치다.
가끔은 좀 치우자 몸가짐도 조심하고~
조금 자기 나름대로의 방식으로 하고는 있었지만
음―
에―

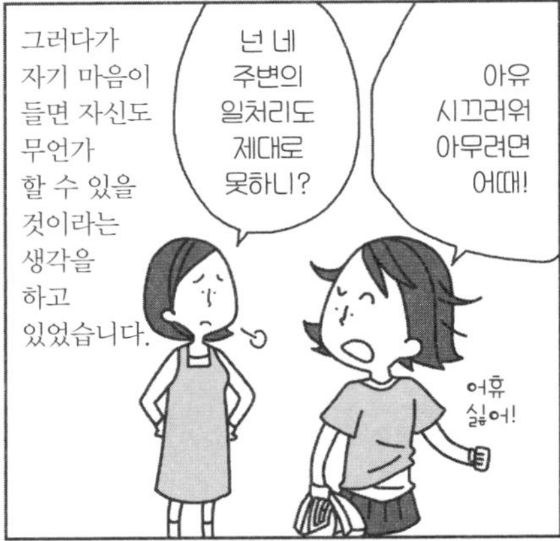
그러다가 자기 마음이 들면 자신도 무언가 할 수 있을 것이라는 생각을 하고 있었습니다.
넌 네 주변의 일처리도 제대로 못하니?
아유 시끄러워 아무려면 어때!
어휴 싫어!

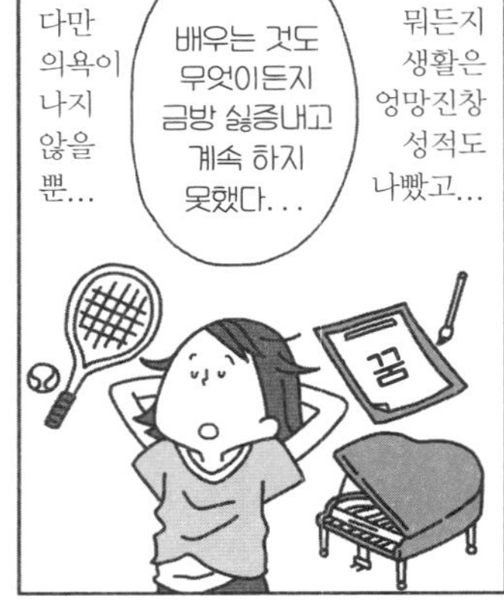
다만 의욕이 나지 않을 뿐…
배우는 것도 무엇이든지 금방 싫증내고 계속 하지 못했다…
뭐든지 생활은 엉망진창 성적도 나빴고…
꿈

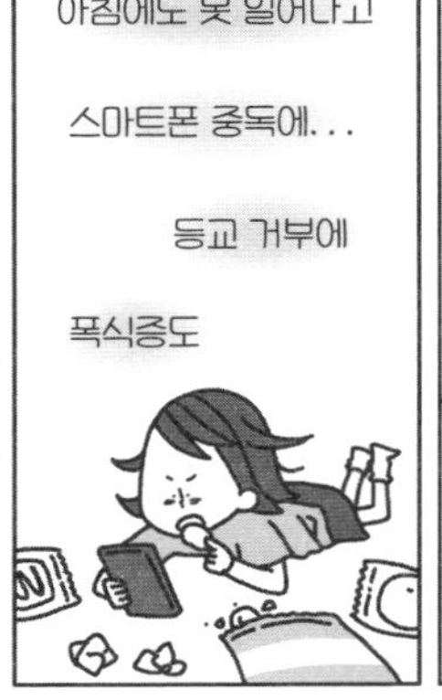
아침에도 못 일어나고
스마트폰 중독에…
등교 거부에
폭식증도

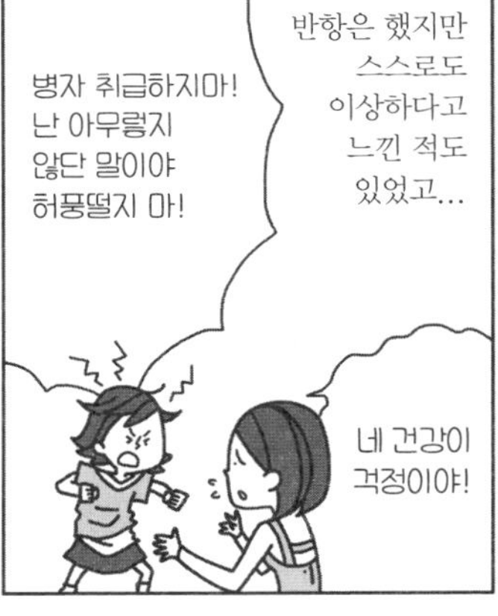
반항은 했지만 스스로도 이상하다고 느낀 적도 있었고…
병자 취급하지마! 난 아무렇지 않단 말이야 허풍떨지 마!
네 건강이 걱정이야!

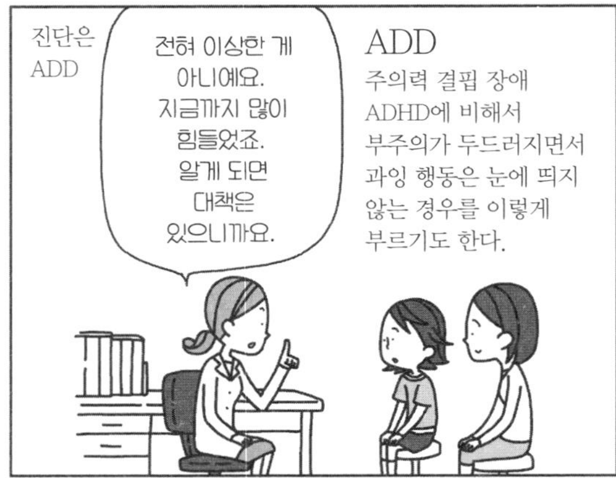
진단은 ADD
전혀 이상한 게 아니예요. 지금까지 많이 힘들었죠. 알게 되면 대책은 있으니까요.
ADD
주의력 결핍 장애 ADHD에 비해서 부주의가 두드러지면서 과잉 행동은 눈에 띄지 않는 경우를 이렇게 부르기도 한다.

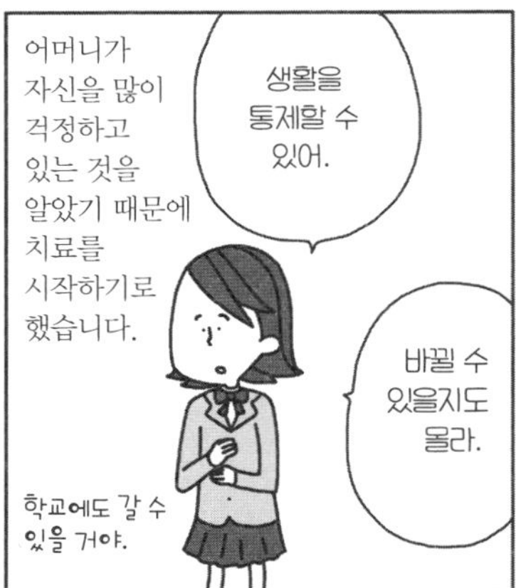
어머니가 자신을 많이 걱정하고 있는 것을 알았기 때문에 치료를 시작하기로 했습니다.
생활을 통제할 수 있어.
바뀔 수 있을지도 몰라.
학교에도 갈 수 있을 거야.

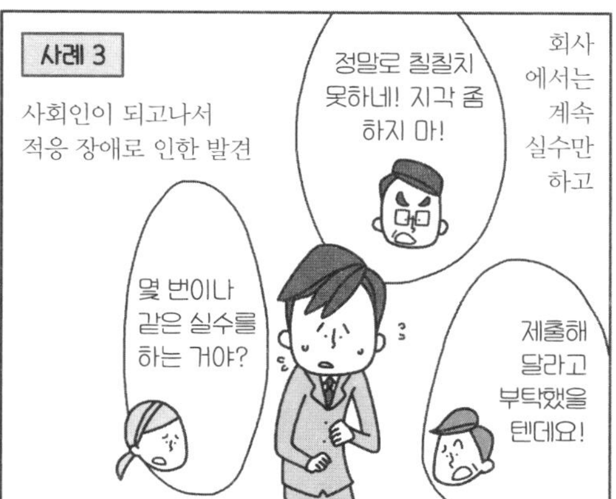
사례 3
사회인이 되고나서
적응 장애로 인한 발견
회사
에서는
계속
실수만
하고
정말로 칠칠치
못하네! 지각 좀
하지 마!
몇 번이나
같은 실수를
하는 거야?
제출해
달라고
부탁했을
텐데요!

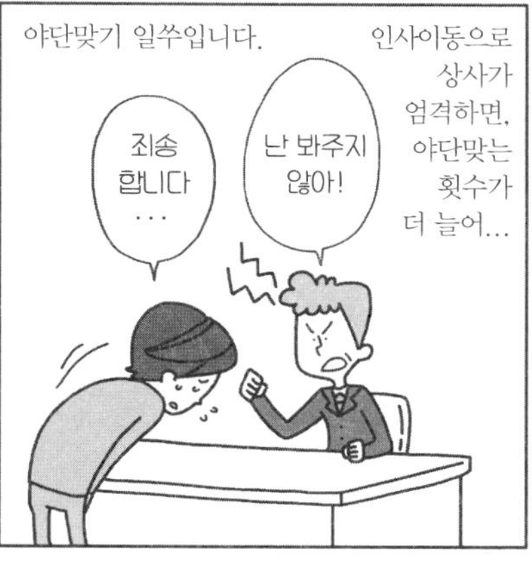
야단맞기 일쑤입니다.
인사이동으로
상사가
엄격하면,
야단맞는
횟수가
더 늘어…
난 봐주지
않아!
죄송
합니다
…

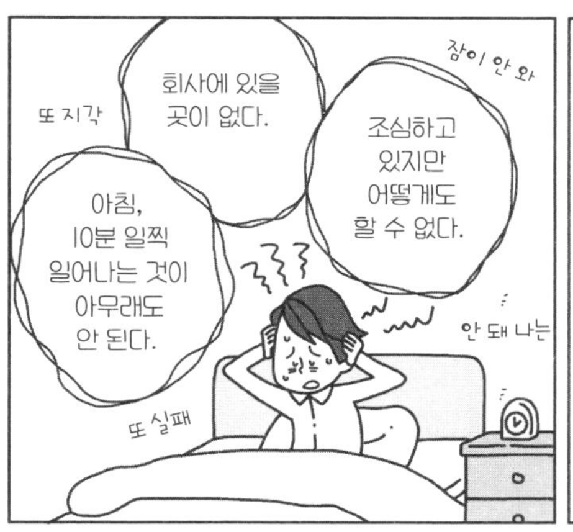
회사에 있을
곳이 없다.
또 지각
잠이 안 와
조심하고
있지만
어떻게도
할 수 없다.
아침,
10분 일찍
일어나는 것이
아무래도
안 된다.
안 돼 나는
또 실패

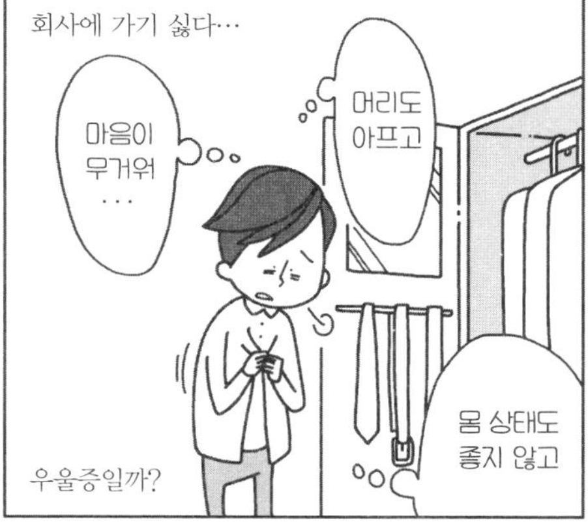
회사에 가기 싫다…
머리도
아프고
마음이
무거워
…
몸 상태도
좋지 않고
우울증일까?

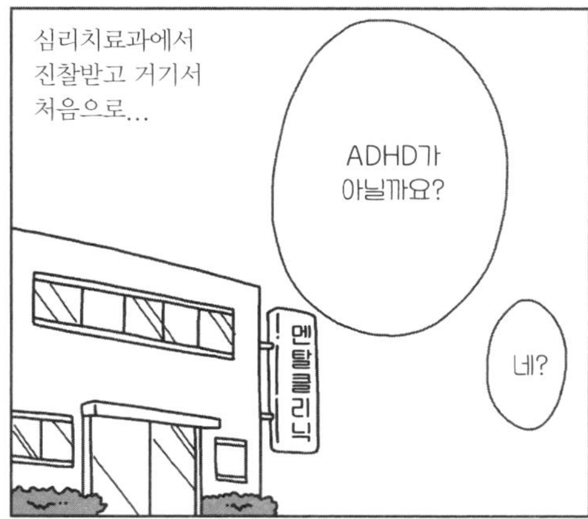
심리치료과에서
진찰받고 거기서
처음으로…
ADHD가
아닐까요?
네?
멘탈클리닉

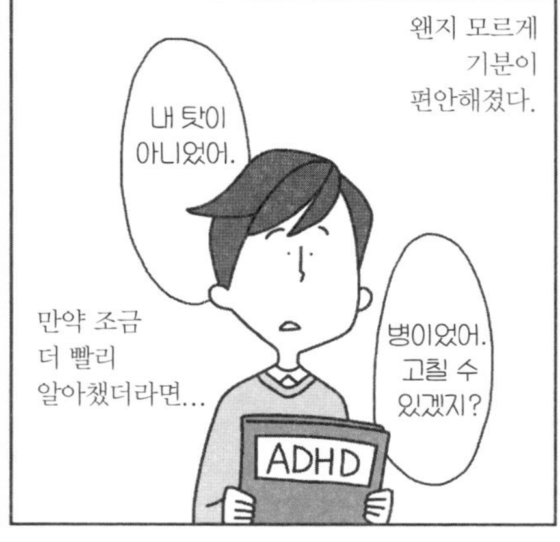
왠지 모르게
기분이
편안해졌다.
내 탓이
아니었어.
병이었어.
고칠 수
있겠지?
만약 조금
더 빨리
알아챘더라면…
ADHD

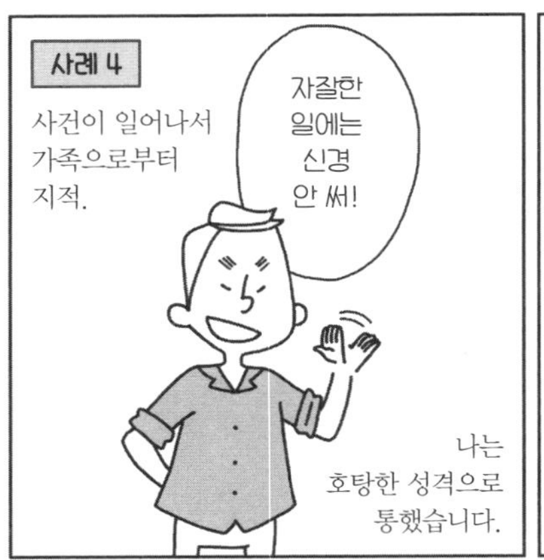
사례 4
사건이 일어나서 가족으로부터 지적.
자잘한 일에는 신경 안 써!
나는 호탕한 성격으로 통했습니다.

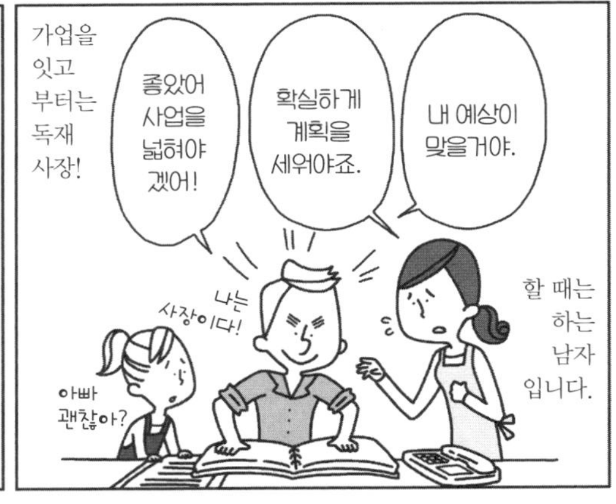
가업을 잇고 부터는 독재 사장!
좋았어 사업을 넓혀야 겠어!
확실하게 계획을 세워야죠.
내 예상이 맞을거야.
나는 사장이다!
아빠 괜찮아?
할 때는 하는 남자 입니다.

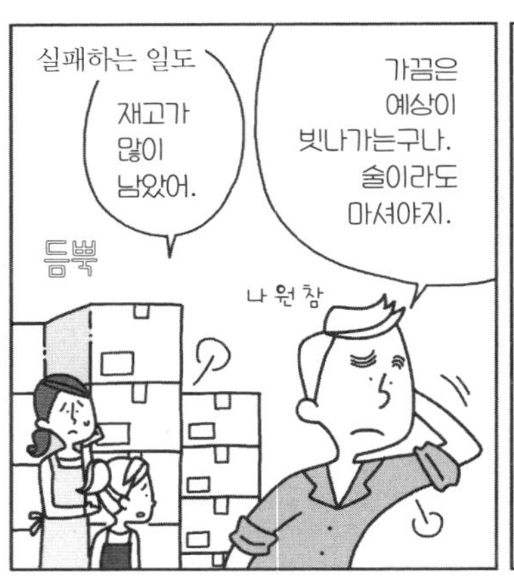
실패하는 일도
재고가 많이 남았어.
가끔은 예상이 빗나가는구나. 술이라도 마셔야지.
듬뿍
나 원 참

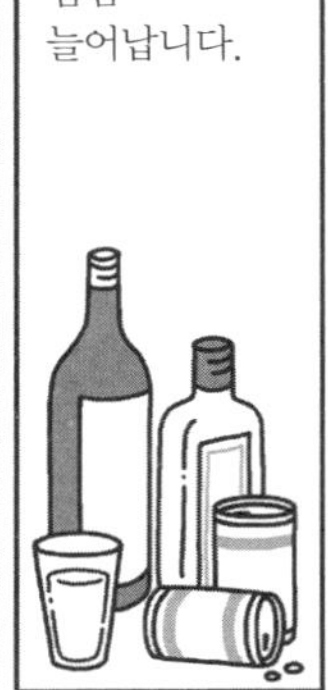
술의 양이 점점 늘어납니다.

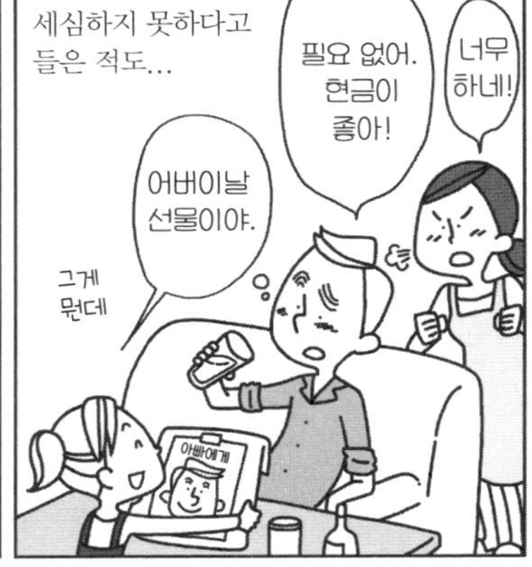
세심하지 못하다고 들은 적도…
필요 없어. 현금이 좋아!
너무 하네!
어버이날 선물이야.
그게 뭔데
아빠에게

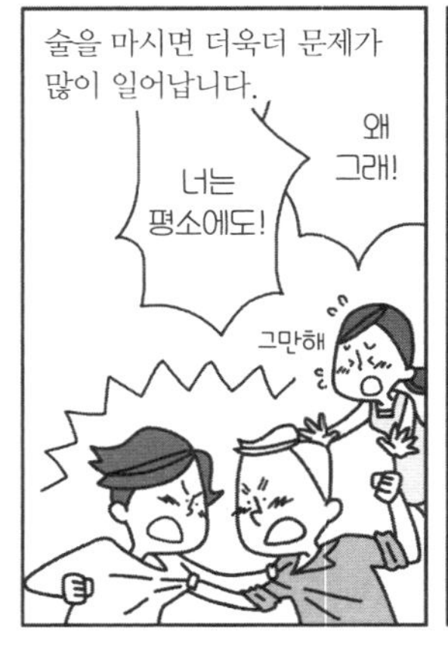
술을 마시면 더욱더 문제가 많이 일어납니다.
왜 그래!
너는 평소에도!
그만해

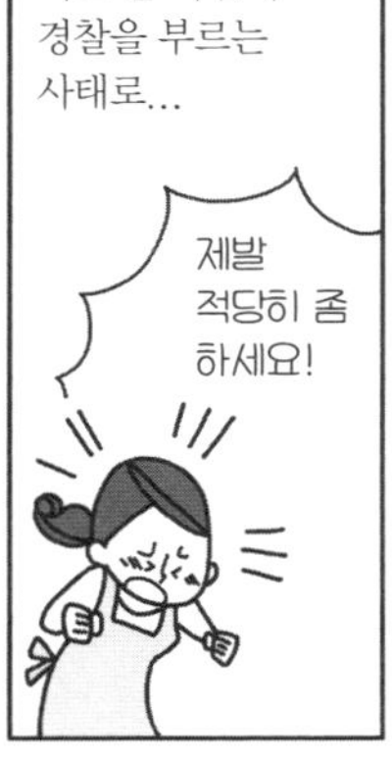
어느 날 마침내 경찰을 부르는 사태로…
제발 적당히 좀 하세요!

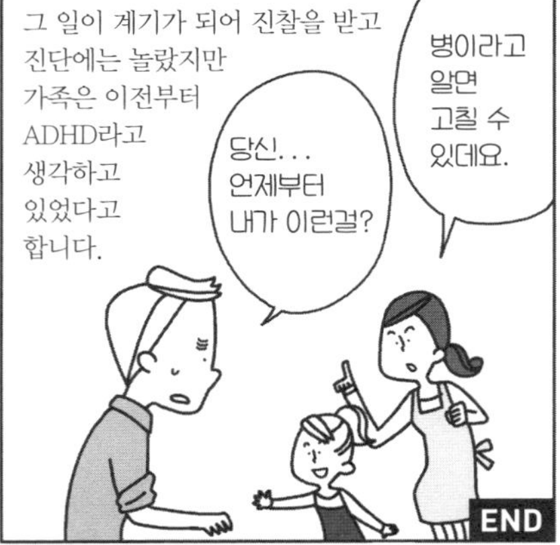
그 일이 계기가 되어 진찰을 받고 진단에는 놀랐지만 가족은 이전부터 ADHD라고 생각하고 있었다고 합니다.
병이라고 알면 고칠 수 있대요.
당신… 언제부터 내가 이런걸?
END

ADHD는 치료하면 나을까?

ADHD는 병원에 가면 나을 수 있을까요?
ADHD 치료에 대해서 이야기해 봅시다.

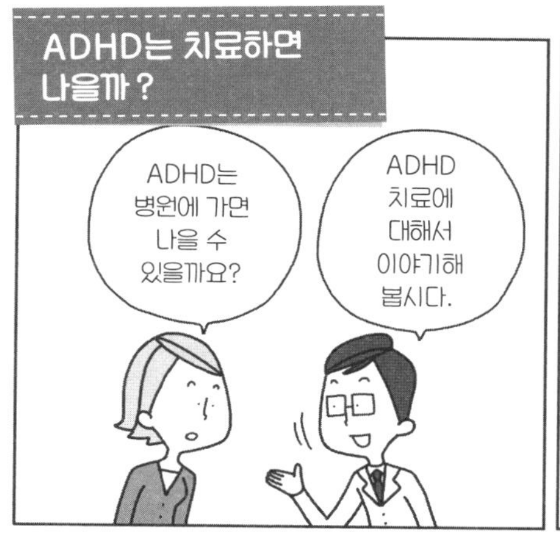

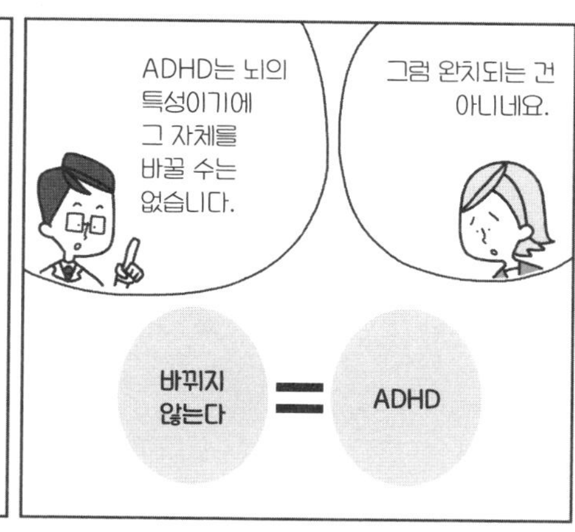

그래도 치료를 하는 편이 나을까요?
그렇습니다.

ADHD
=
바뀌지 않는다
생활의 어려움
=
바뀐다
ADHD의 특성은 고칠 수 없지만,
ADHD로 인한 생활의 어려움은 고칠 수 있습니다.

무슨 말씀 인가요?
예를 들어 ADHD인 사람이 물건을 자주 잃어버려 어려움을 겪고 있는 경우에는,
?

어려움을 겪고 있는 일「물건 잃어버리는 것」
물건을 잃어버리는 일이 왜 발생하는지 직접적인 원인을 생각해 봅니다.
ADHD의 어떤 특성이 물건을 잃어버리게 만들고 있는 것일까?
잃어버렸다!
물건을 잃어버리게 만드는 ADHD의 특성

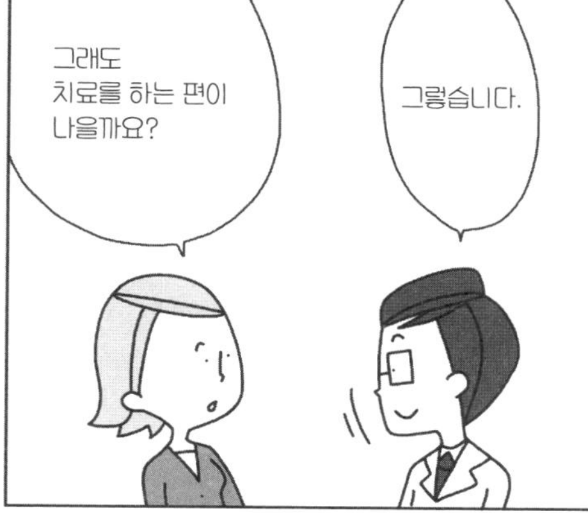

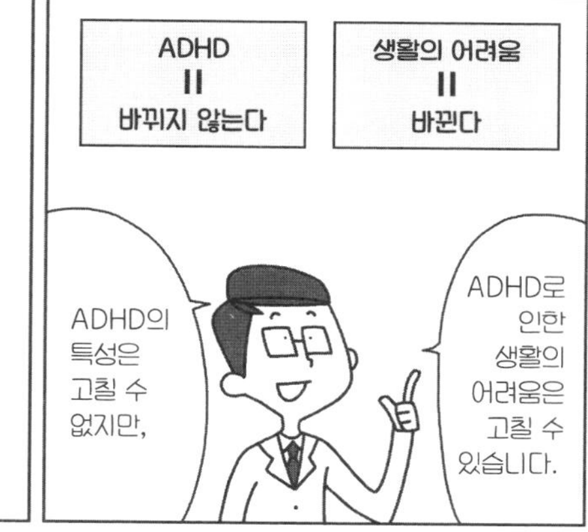

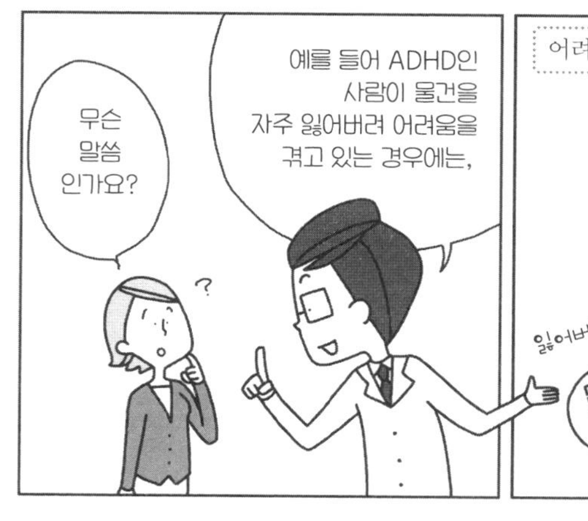

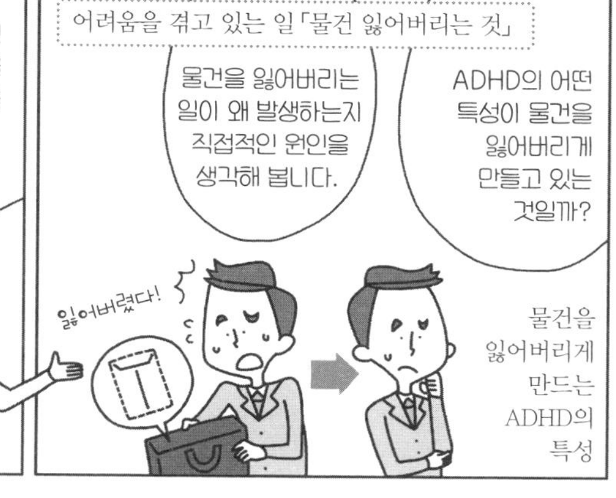

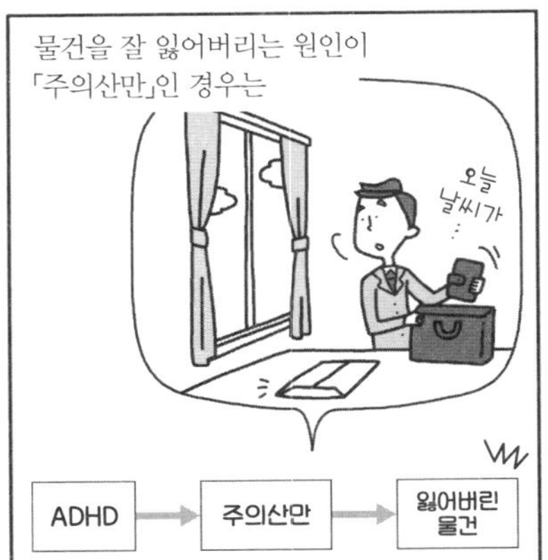
물건을 잘 잃어버리는 원인이
「주의산만」인 경우는
오늘 날씨가…
ADHD
주의산만
잃어버린 물건

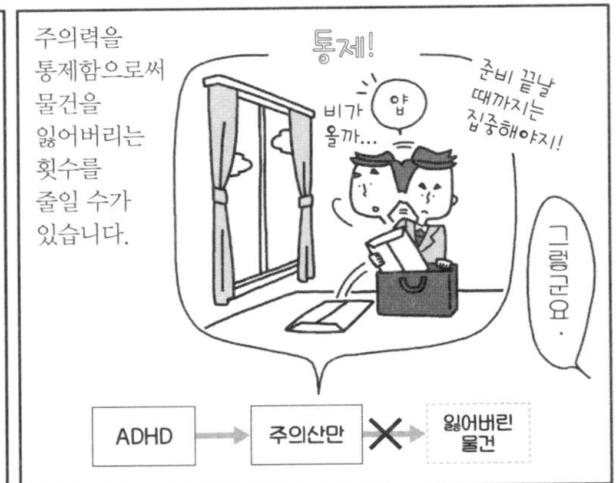
주의력을 통제함으로써 물건을 잃어버리는 횟수를 줄일 수가 있습니다.
통제!
비가 올까…
얍
준비 끝날 때까지는 집중해야지!
그렇군요.
ADHD
주의산만
잃어버린 물건

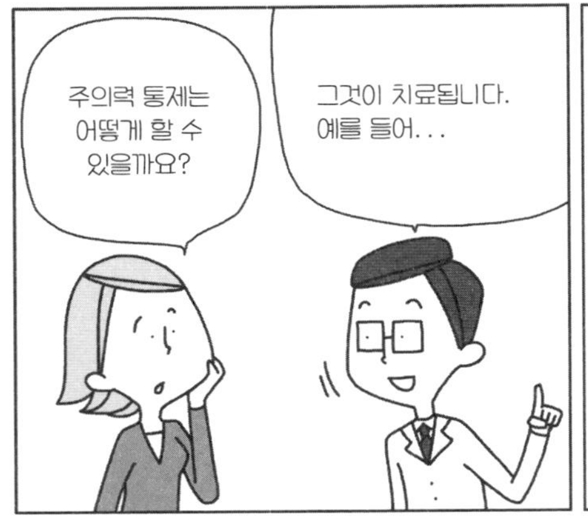
주의력 통제는 어떻게 할 수 있을까요?
그것이 치료됩니다. 예를 들어...

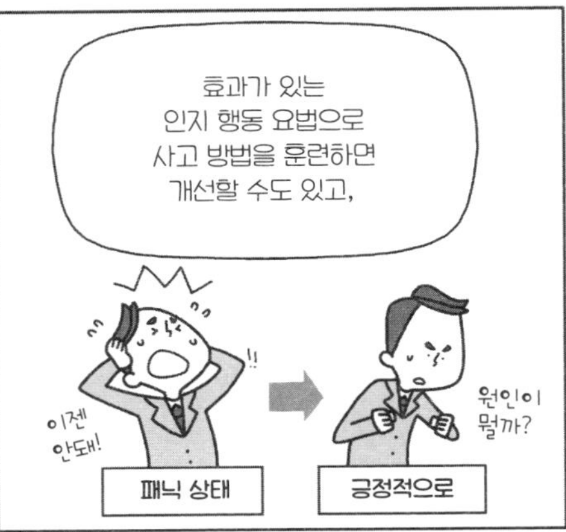
효과가 있는 인지 행동 요법으로 사고 방법을 훈련하면 개선할 수도 있고,
이젠 안돼!
원인이 뭘까?
패닉 상태
긍정적으로

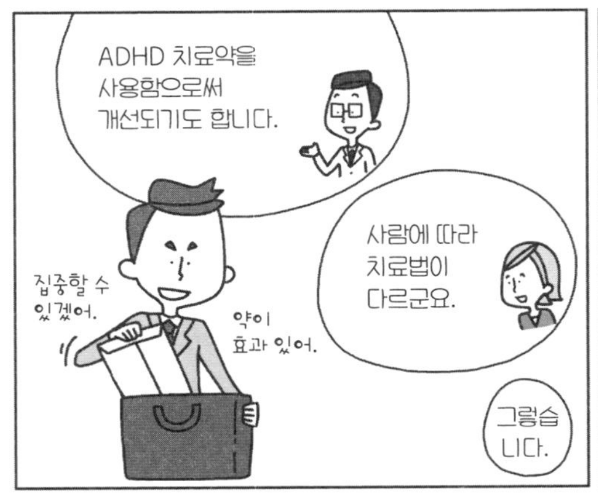
ADHD 치료약을 사용함으로써 개선되기도 합니다.
집중할 수 있겠어.
약이 효과 있어.
사람에 따라 치료법이 다르군요.
그렇습니다.

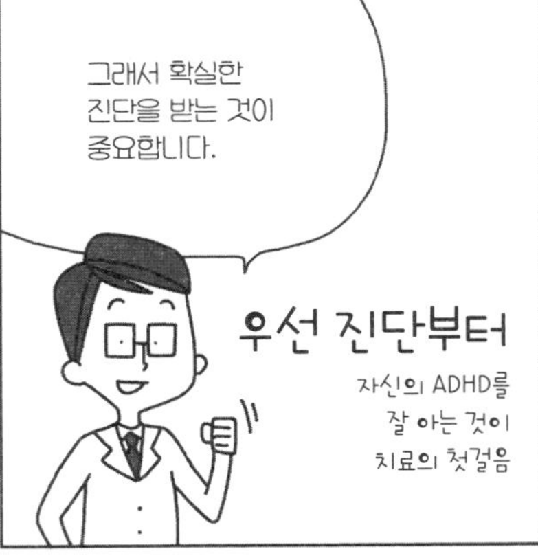
그래서 확실한 진단을 받는 것이 중요합니다.
우선 진단부터
자신의 ADHD를 잘 아는 것이 치료의 첫걸음

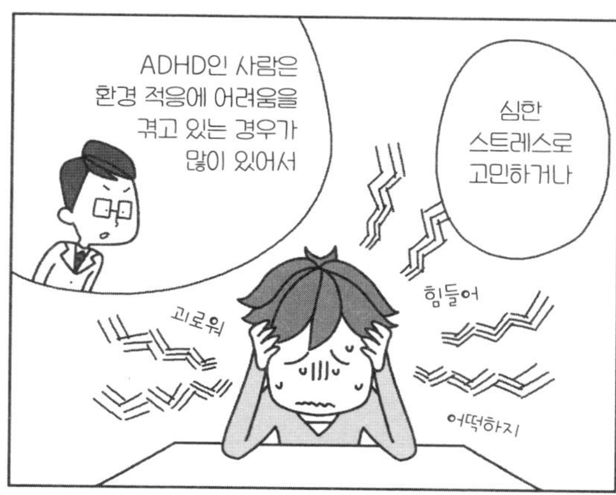
ADHD인 사람은
환경 적응에 어려움을
겪고 있는 경우가
많이 있어서
심한
스트레스로
고민하거나
힘들어
괴로워
어떡하지

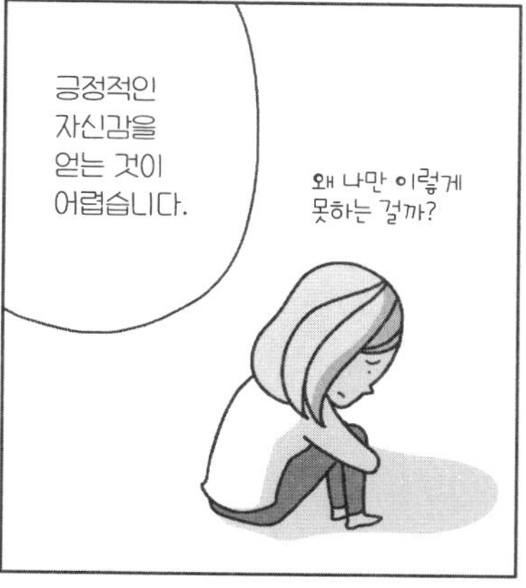
긍정적인
자신감을
얻는 것이
어렵습니다.
왜 나만 이렇게
못하는 걸까?

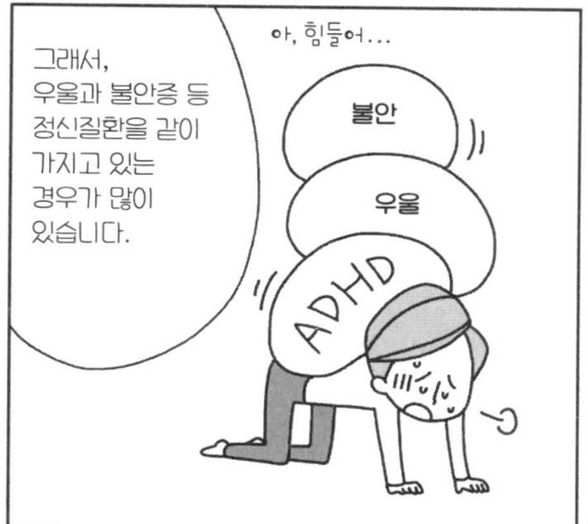
그래서,
우울과 불안증 등
정신질환을 같이
가지고 있는
경우가 많이
있습니다.
아, 힘들어…
불안
우울
ADHD

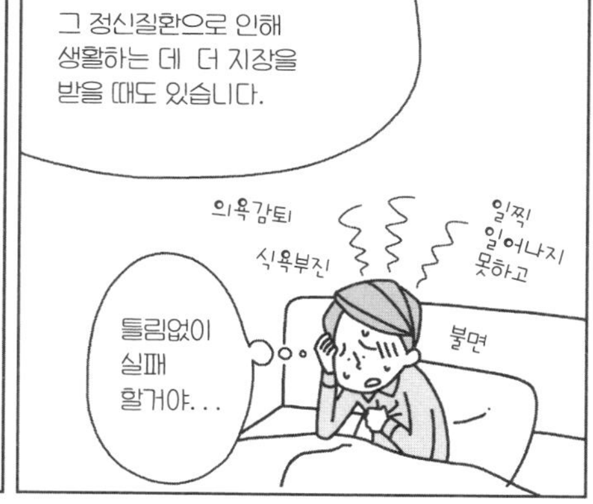
그 정신질환으로 인해
생활하는 데 더 지장을
받을 때도 있습니다.
의욕감퇴
식욕부진
일찍
일어나지
못하고
불면
틀림없이
실패
할거야…

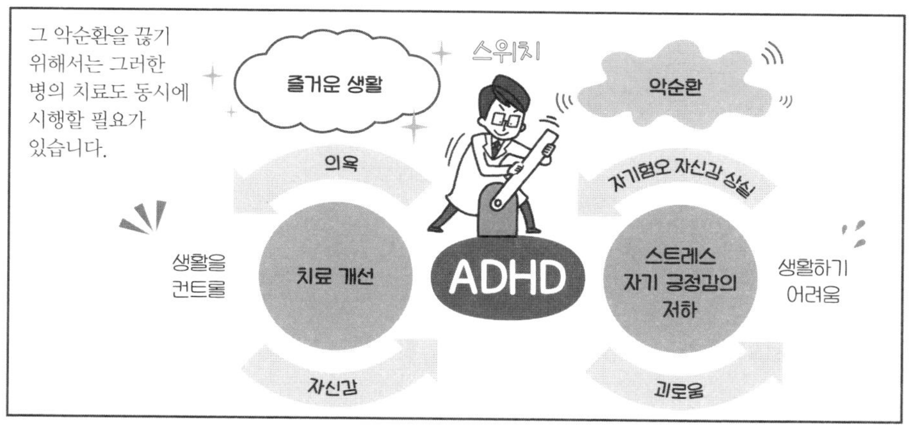
그 악순환을 끊기
위해서는 그러한
병의 치료도 동시에
시행할 필요가
있습니다.
즐거운 생활
스위치
악순환
의욕
자기혐오 자신감 상실
생활을
컨트롤
치료 개선
ADHD
스트레스
자기 긍정감의
저하
생활하기
어려움
자신감
괴로움

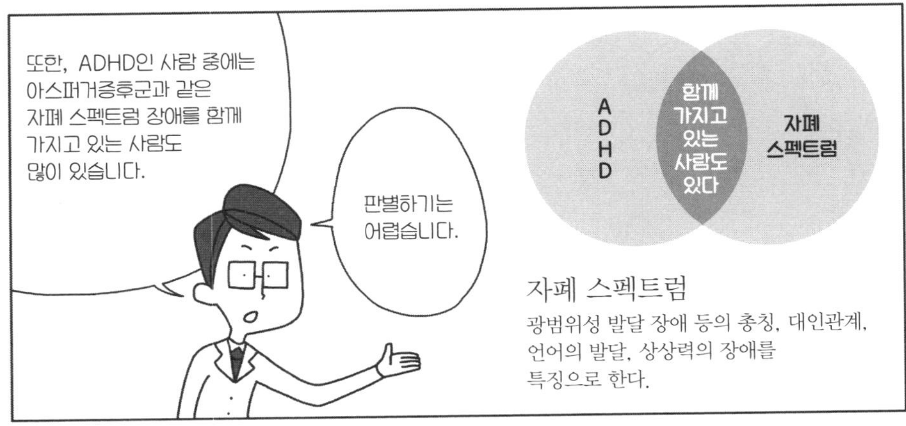
또한, ADHD인 사람 중에는
아스퍼거증후군과 같은
자폐 스펙트럼 장애를 함께
가지고 있는 사람도
많이 있습니다.
판별하기는
어렵습니다.
ADHD
함께
가지고
있는
사람도
있다
자폐
스펙트럼
자폐 스펙트럼
광범위성 발달 장애 등의 총칭, 대인관계,
언어의 발달, 상상력의 장애를
특징으로 한다.

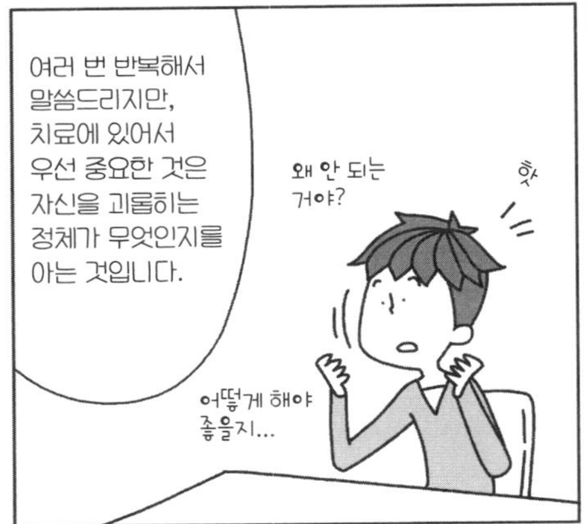
여러 번 반복해서
말씀드리지만,
치료에 있어서
우선 중요한 것은
자신을 괴롭히는
정체가 무엇인지를
아는 것입니다.
왜 안 되는
거야?
핫
어떻게 해야
좋을지...

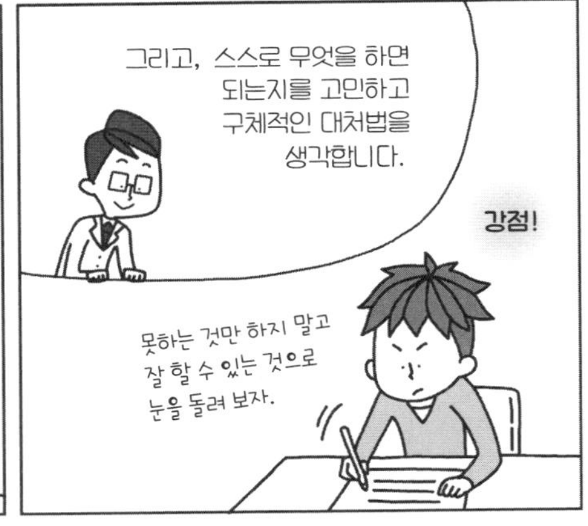
그리고, 스스로 무엇을 하면
되는지를 고민하고
구체적인 대처법을
생각합니다.
강점!
못하는 것만 하지 말고
잘 할 수 있는 것으로
눈을 돌려 보자.

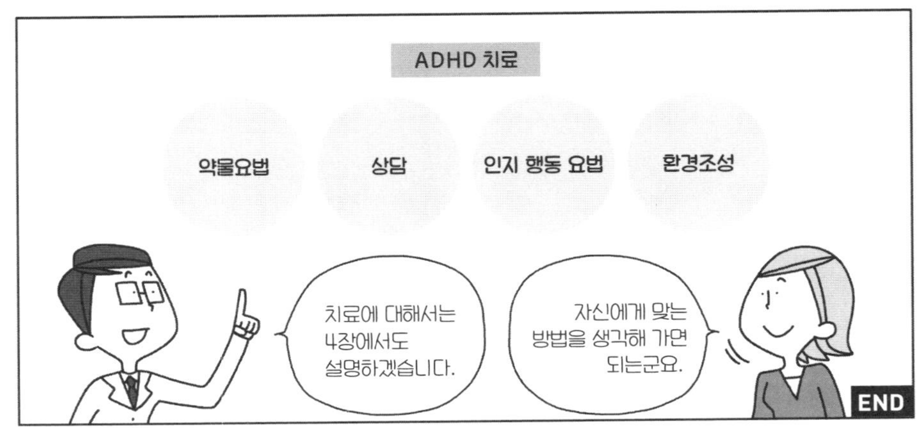
ADHD 치료
약물요법
상담
인지 행동 요법
환경조성
치료에 대해서는
4장에서도
설명하겠습니다.
자신에게 맞는
방법을 생각해 가면
되는군요.
END

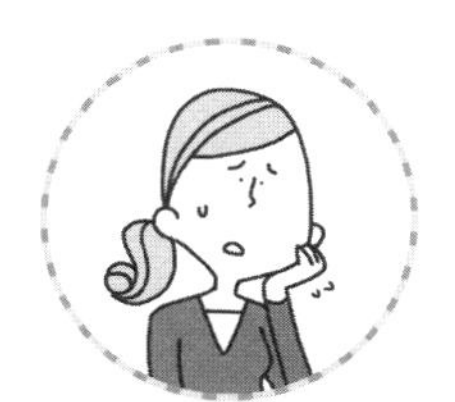

완치할 수는 없지만, 방치해서는 좋아지지 않습니다

ADHD는 뇌의 특성이기 때문에, 그것이 변하지는 않습니다. 감기가 낫는 것처럼 병의 근본까지 사라져 버리는 것은 아닙니다. 그렇다고 해서 ADHD를 방치하는 것을 권장하지 않습니다.

ADHD는 우울증, 불안증, PTSD(심적 외상 후 스트레스 장애), 중독 등의 정신질환을 합병하는 경우가 많은 병입니다. ADHD의 뇌 기능 특징도 원인이 될 수 있지만, 실패로 인한 비난과 질책을 받은 경험이 많고, 긍정적인 자신감이 낮아지기 쉬운 성향으로 스트레스를 많이 받는 인생을 살아온 것도 원인의 하나이지요. ADHD를 방치하면 정신질환을 앓게 되는 위험이 커집니다.

또한, ADHD에 대해서 아무것도 대처하지 않으면 자각을 하고 있든, 없든 상관없이 주위에도 피해를 주는 일이 생길 수 있습니다. 그 때문에 신용을 잃고 일이나 인간관계에 지장을 초래해 버리는 경우도 있고, 자기 스스로 자신감을 잃어버리기도 합니다.

ADHD에 방해받지 않고 어떤 일에 집중할 수만 있게 된다면, 훨씬 더 많은 일을 이룰 수 있고, 생활도 흐트러지지 않을 것이고, 시간을 유효하게 사용하거나 돈을 계획적으로 저축할 수 있을지도 모르겠지만...무엇보다 자신의 자존감을 되찾는 것이 중요합니다.

괴롭고 힘든 시간을 보내고 있는 사람이 많이 있습니다.

그렇다고 포기할 필요는 없습니다.

자신이 가지고 있는 ADHD, 혹은 ADHD 특성을 알고 대책을 세워 그것을 잘 통제할 수 있도록 하는 데 눈을 돌려 봅시다.

생활하는 가운데에서, 이러한 생각 방식과 행동, 환경을 변화시키면서 대처하는 방법을 행동 요법, 환경변화법, 인지 행동 요법(CBT) 등으로 불리며, 의료기관마다 시행하는 치료법은 다릅니다. 한편 이러한 치료 방법 중에서 자신의 생활을 개선하는 힌트를 찾게 될지도 모릅니다.

이 책의 3장에서는, 실제로 ADHD인 사람이 시행해서 효과를 보았던 방법이나, ADHD의 연구가 앞서 있는 미국의 임상 현장 등에서 실제로 받아들여지고 있는 대처법, 훈련법 등을 바탕으로, ADHD 환자에게 도움이 되는 생활상의 여러 가지 대응 방법, 환경 개선법을 소개합니다.

또한, 의료기관에서 확실히 ADHD로 진단받은 사람에게는 약물치료가 유효한 경우가 있습니다. 충동성이나 과잉 행동에는 큰 효과를 보이며, 현재 ADHD 치료의 중심이 되고 있습니다. 의료기관에서 이루어지고 있는 검사, 진단, 치료에 대해서는 4장에서 자세히 설명합니다.

ADHD로 고민하고 있던 많은 사람이 여러 가지 방법으로 ADHD를 극복하고 자신감을 되찾아가고 있습니다.

긍정적으로 생각해요

아주 복잡 미묘한 인간관계 속에서는 ADHD의 특성으로 인해, 가까운 사람이나 다른 사람들에게 피해를 주게 되는 경우가 있습니다. 지각한다거나, 물건을 잃어버리거나, 부주의한 말과 행동으로 상대를 놀라게 한다거나, 그 중에는 애인으로부터 「이야기를 들어주지 않는다」라고 비난을 받았다는 사람도 있습니다.

말할 필요도 없이, 누구나 다소 다른 사람에게 피해를 주면서 살아가고는 있지만, 매번 거듭될수록 심리적 부담은 커지게 되겠지요. 「이제 같은 실패는 정말 안 해야지」라고 마음먹어도, 또 같은 실패를 해버리면 자신을 탓하게 되겠지요.

ADHD인 사람 중에는 「나 따위는 아무것도 할 수 없어」, 「어차피 실패할 뿐이야」라며, 자신에 대한 긍정감이 낮아지고, 매사에 소극적으로 되어 버려, 자기다운 자신감을 발휘하지 못하고 지내는 사람이 있습니다.

「모두가 나를 무시하고 있다」, 「내가 없어지면 좋겠다고 생각하고 있다」 등과 같이 현실 이상으로 상황을 나쁘게 바라보거나, 자신을 질책하거나 하고 있는 사람도 있습니다.

자신감과 의욕을 상실하여 소극적으로 되어, 삶의 힘듦을 껴안은 채로는 언젠가는 살아나갈 수 없게 됩니다. 실패와 잘하지 못하는 것뿐만이 아니라, 잘할 수 있는 것, 가지고 있는 재능에 눈을 돌려, 완벽을 목표로 하지 않고 조금씩 즐거운 생활이 될 수 있도록 노력합시다.

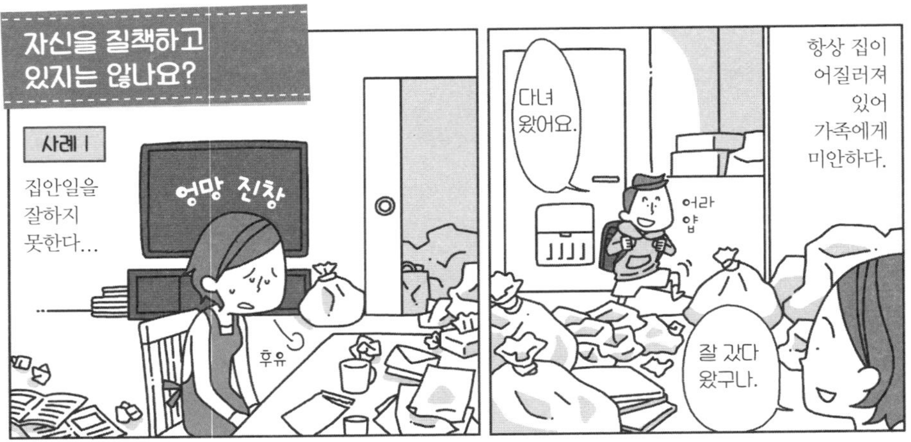
자신을 질책하고 있지는 않나요?
사례 1
집안일을 잘하지 못한다…
엉망 진창
후유
항상 집이 어질러져 있어 가족에게 미안하다.
다녀왔어요.
어라 얍
잘 갔다 왔구나.

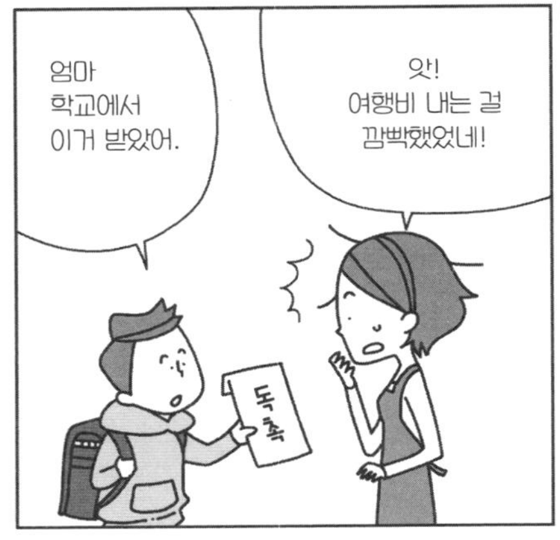
엄마 학교에서 이거 받았어.
앗! 여행비 내는 걸 깜빡했었네!
독촉

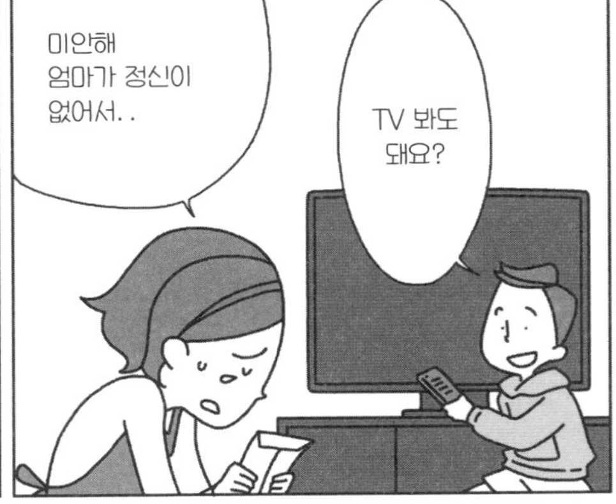
미안해 엄마가 정신이 없어서. .
TV 봐도 돼요?

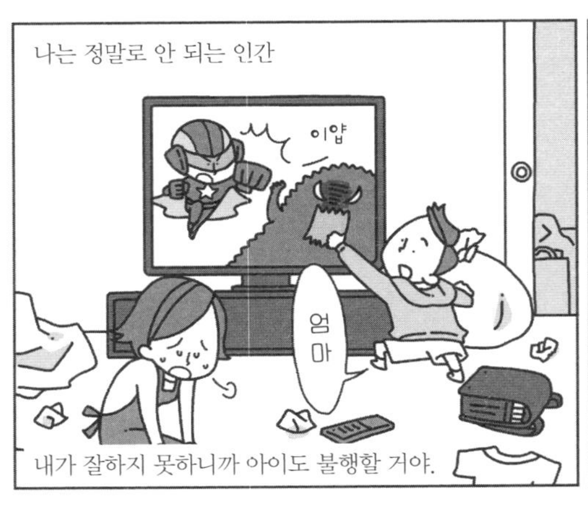
나는 정말로 안 되는 인간
이얍
엄마
내가 잘하지 못하니까 아이도 불행할 거야.

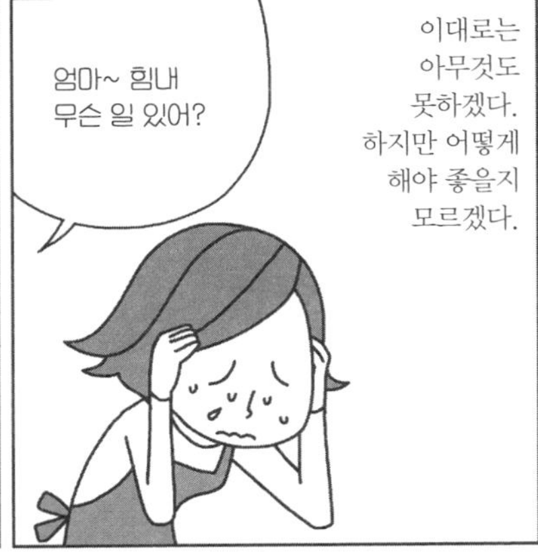
이대로는 아무것도 못하겠다. 하지만 어떻게 해야 좋을지 모르겠다.
엄마~ 힘내 무슨 일 있어?

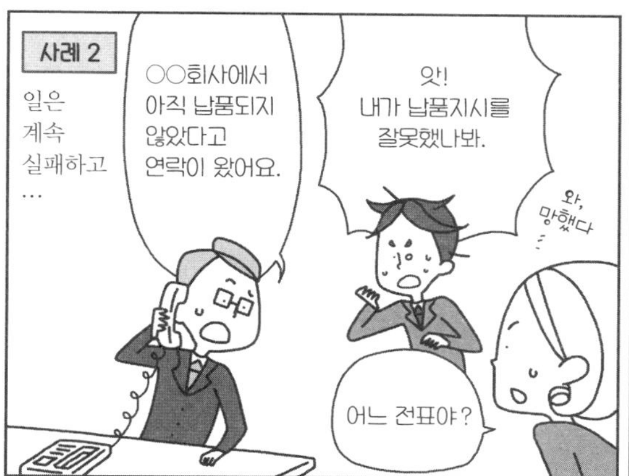
사례 2
일은
계속
실패하고
…
○○회사에서
아직 납품되지
않았다고
연락이 왔어요.
앗!
내가 납품지시를
잘못했나봐.
와,
망했다
어느 전표야?

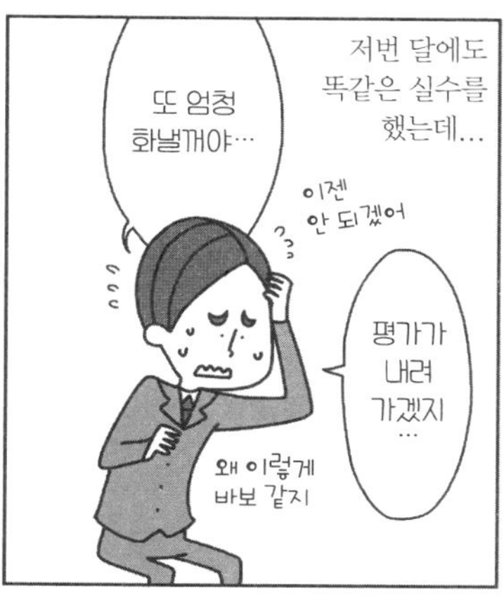
저번 달에도
똑같은 실수를
했는데…
또 엄청
화낼꺼야…
이젠
안 되겠어
평가가
내려
가겠지
…
왜 이렇게
바보 같지

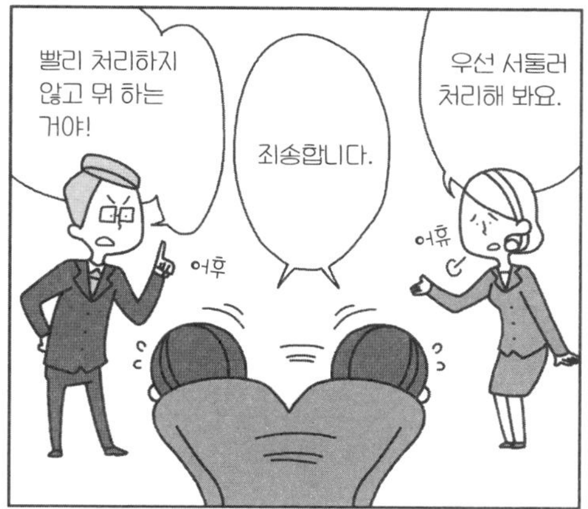
빨리 처리하지
않고 뭐 하는
거야!
죄송합니다.
우선 서둘러
처리해 봐요.
어후
어휴

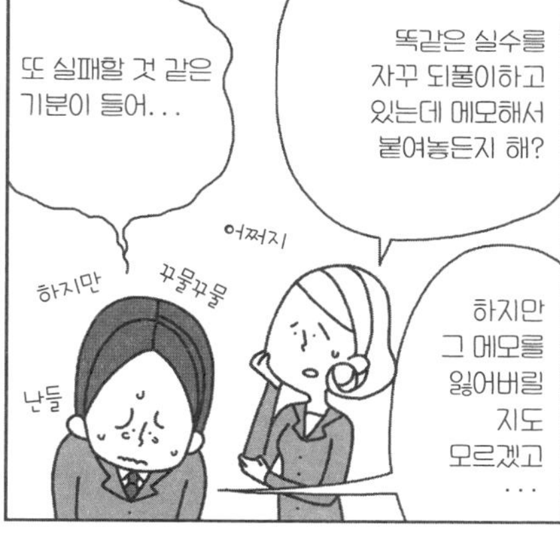
똑같은 실수를
자꾸 되풀이하고
있는데 메모해서
붙여놓든지 해?
또 실패할 것 같은
기분이 들어...
어쩌지
하지만
꾸물꾸물
난들
하지만
그 메모를
잃어버릴
지도
모르겠고
...

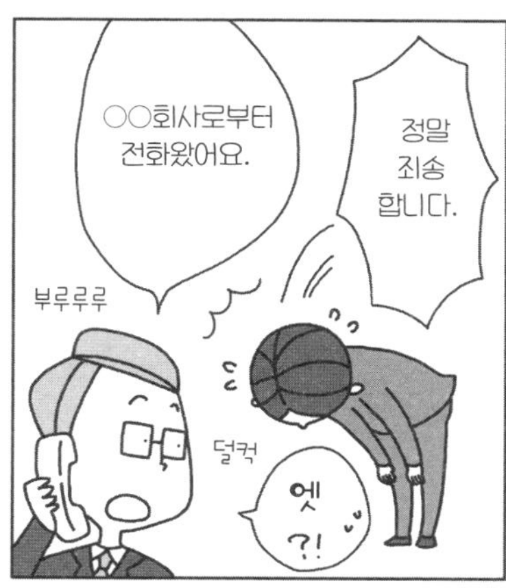
○○회사로부터
전화왔어요.
정말
죄송
합니다.
부루루루
덜컥
엣
?!

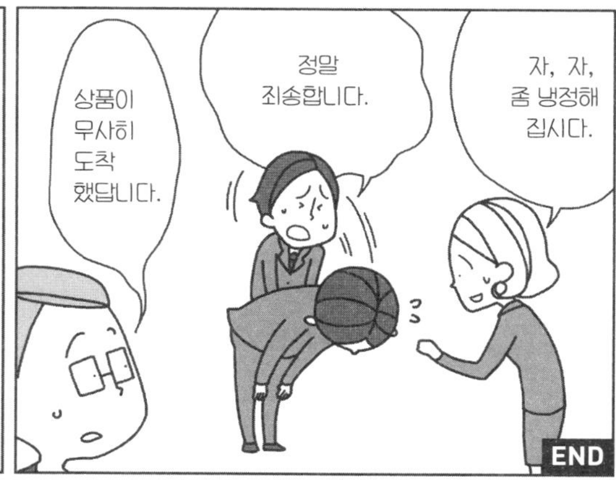
자, 자,
좀 냉정해
집시다.
정말
죄송합니다.
상품이
무사히
도착
했답니다.
END

ADHD 극복의 목표

앞에서도 설명했듯이, ADHD는 뇌 기능의 특성이기에, 본래의 인격과는 다른 것입니다. ADHD에 의한 문제가 있었다고 해도 그것이 본인의 노력 부족이나 인격 때문은 아닙니다. 또한, ADHD가 아닌 사람도 실수는 합니다. 완벽을 목표로 하는 것은 그만두고, 자신을 질책하지 않도록 합시다.

우선 회피하지 않으면 안 되는 것이, ADHD의 근본에 있는 우울증, 불안증, 중독 등에 의한 적응 장애(이차 장애)입니다. 과식, 편식, 수면 과다 또는 수면 부족 등의 불건전한 상태에 빠지지 않도록 하고, 만약에 빠져있다면 빠져나올 수 있도록 해야만 합니다.

적절한 방법으로 ADHD를 통제할 방법을 몸에 익힙시다.

우선순위를 정해서 할 수 있는 것부터 긍정적으로 개선해 나갑니다. 개선 항목은 자신이 어렵게 생각하는 것으로 하고, 생활에 영향이 큰 것을 가장 높게 우선순위로 정해 둡시다.

요컨대 생활하는 데 있어서 몸과 마음이 모두 건강하기만 하면 되는 것입니다. 그것을 목표로 생각한다면 조금 편하게 느껴지지 않습니까?

2장

ADHD로 어려움을 겪고 있습니다!

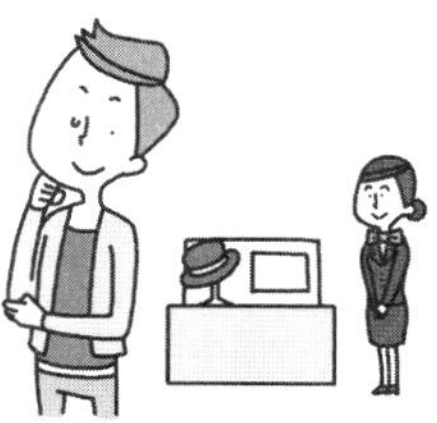

ADHD는 생활에
어떤 영향을 주는 것일까요?
이 장에서 소개하고 있는 것과 같은
삶의 힘듦으로 어려움을 겪고 있는
사람은 어쩌면 ADHD가 원인일지도
모릅니다. ADHD로 어려움을
겪고 있는 사람들의 예를
더 자세하게 살펴봅시다.

ADHD로 모두 어려움을 겪고 있다

ADHD인 사람이 헤어나지 못하고 있는 문제 대부분은 ADHD가 아니더라도 누구나가 경험할 수 있는 것입니다. 하지만, ADHD인 사람의 경우는 그 빈도가 높거나, 도를 넘어서거나 생활에 지장을 초래한다는 것입니다.

또한, ADHD의 특성으로 그러한 어려움에 대처하는 힘이 약한 경우도 있습니다.

예를 들면, 회사에 지각한 후 「이젠 지각하지 말아야지」라고 마음먹으면, 보통은 지각을 되풀이하지 않도록 조심해서 지각하는 횟수를 줄일 수 있지 않습니까?

그런데 ADHD인 사람은 지각하지 않기 위해서 「무엇을 어떻게 하면 좋을지 모르겠다」고 하는 경우가 있습니다. ADHD인 사람 중에는 애초에 시간 관리를 잘하지 못하고, 상황의 분석이나 일의 순서를 정하거나 하는 것을 잘하지 못하는 사람이 있는 것입니다.

혹은 일찍 일어나기나 통근 경로를 변경하는 등 무언가 궁리해서 해보는 데에도 그것만으로는 지각을 줄이지 못하는 경우도 있습니다. 외출 준비에 집중이 잘 안 되어 시간을 잘못 보게 되는 실수 등 제시간 맞게 출근하는데 방해되는 원인이 다른 것에도 있기 때문입니다. 여기에서는 ADHD인 사람이 직면하기 쉬운 문제의 사례로, 그러한 문제에 관련된 ADHD의 특성을 설명합니다.

시간관념이 허술한 지각상습범?

일 처리를 잘하지 못한다는 소리를 자주 듣습니다.
부탁한 거 아직이야?
조금 더 걸려.
아니 이거까지는 부탁하지 않았는데.

올해 내용만 하라고 했잖아. 메일로도 그렇게 보냈을 텐데.
그런 의미였어.
급한 건데~
부탁받은 일도 상대의 의도를 이해하는 데 시간이 걸리는 경우가 많습니다.

아침에 어물쩍거리다가 회사에 지각하는 경우도 많이 있습니다.
시간 관리를 잘하지 못한다.
늦겠어! 더 빨리 집에서 나가야 해.
미안해요.

회사에서 거래처에 갈 때도 늦기 일쑤입니다.
큰일 났어! 약속에 늦겠어.
멍~
핫
조금 전까지 어물쩍거리고 있었잖아.

늦을 것 같다고 알아차린 순간 갑자기 당황하기 시작!
좀 더 계획적으로 준비하세요.
이리 동동
저리 동동
네, 알겠습니다.

마감 날짜에도 늦기 일쑤입니다.
이 서류 제출 마감이 어제까지였어.
그랬던가?

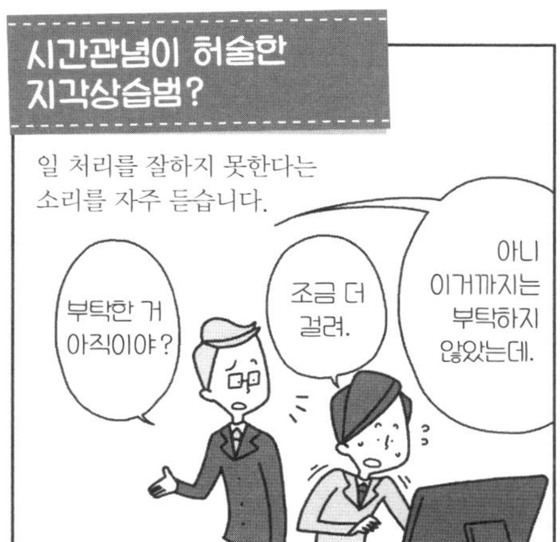

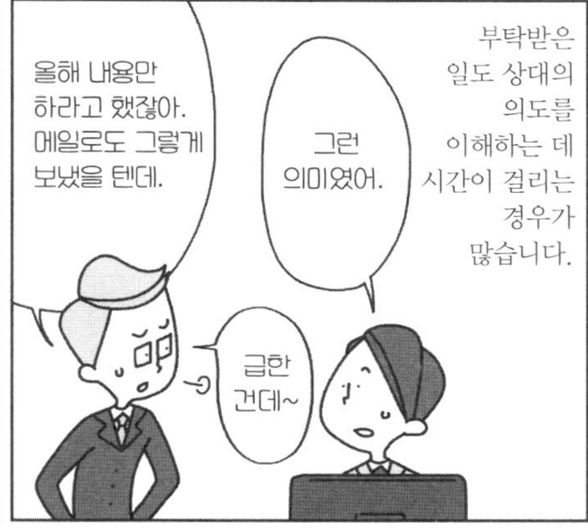

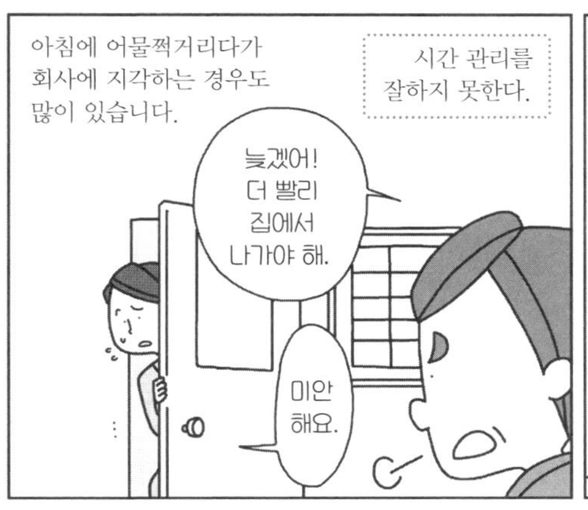

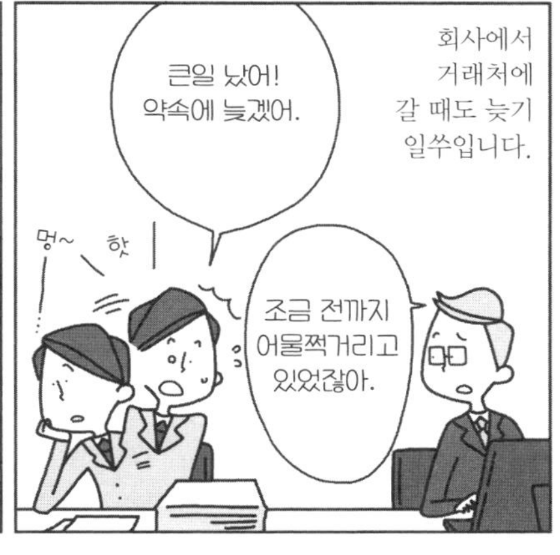

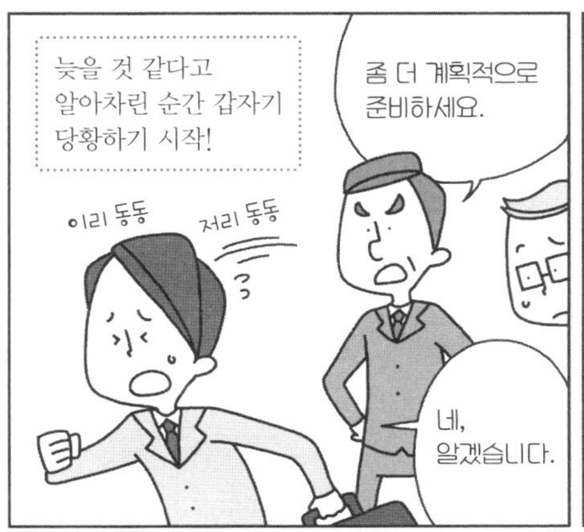

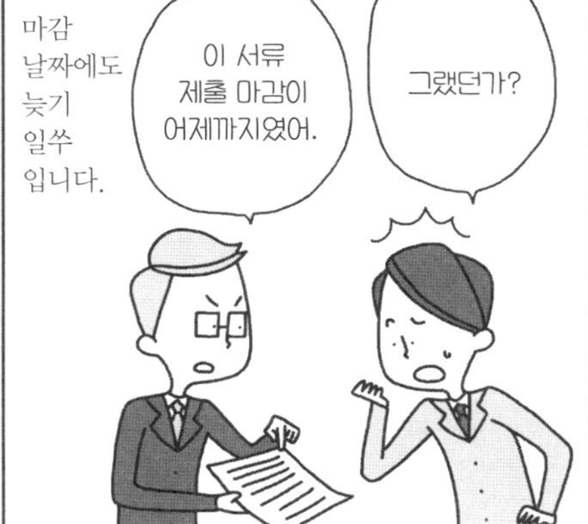

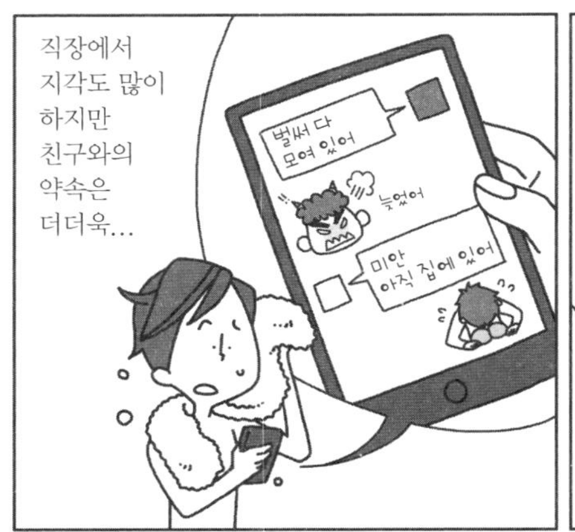
직장에서
지각도 많이
하지만
친구와의
약속은
더더욱…
벌써 다
모여 있어
늦었어
미안
아직 집에 있어

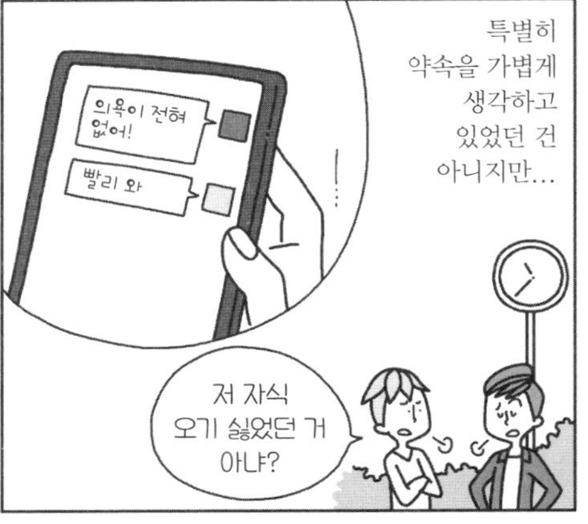
특별히
약속을 가볍게
생각하고
있었던 건
아니지만…
의욕이 전혀
없어!
빨리 와
저 자식
오기 싫었던 거
아냐?

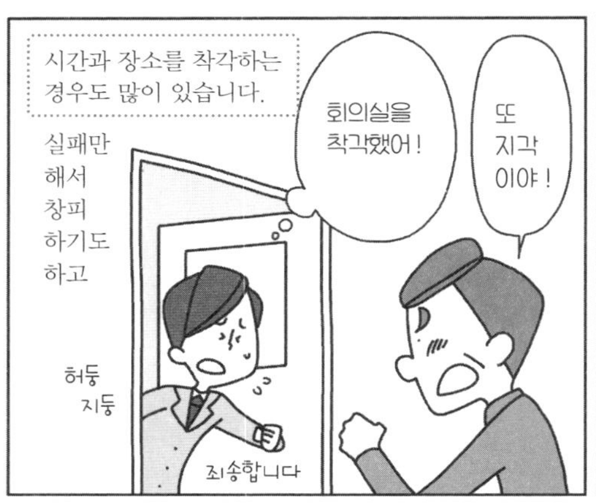
시간과 장소를 착각하는
경우도 많이 있습니다.
실패만
해서
창피
하기도
하고
회의실을
착각했어!
또
지각
이야!
허둥
지둥
죄송합니다

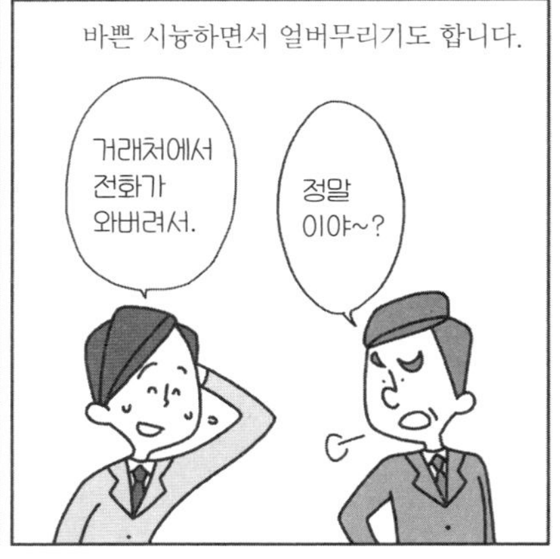
바쁜 시늉하면서 얼버무리기도 합니다.
거래처에서
전화가
와버려서.
정말
이야~?

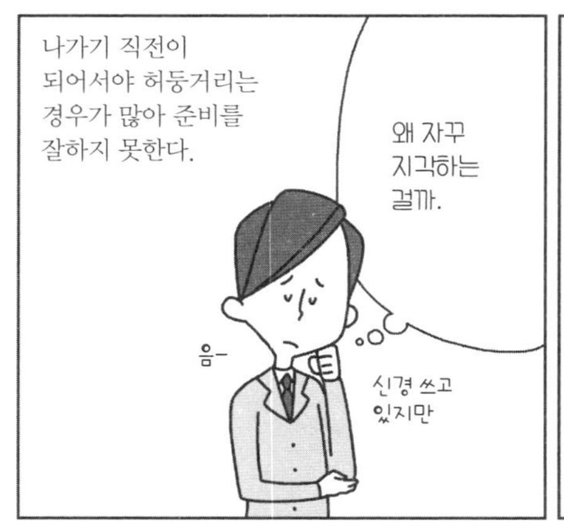
나가기 직전이
되어서야 허둥거리는
경우가 많아 준비를
잘하지 못한다.
왜 자꾸
지각하는
걸까.
음-
신경 쓰고
있지만

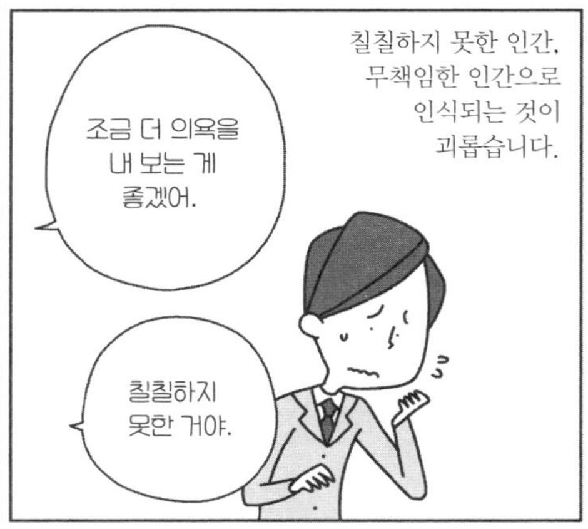
칠칠하지 못한 인간,
무책임한 인간으로
인식되는 것이
괴롭습니다.
조금 더 의욕을
내 보는 게
좋겠어.
칠칠하지
못한 거야.

해설

ADHD인 사람들의 고민 중에서도 자주 듣는 말 중에 하나로 시간 관리를 제대로 못 한다는 것입니다.

시간과 집합 장소를 잘못 알고 있거나, 약속 자체를 잊어버리는 일이나, 시간을 어림짐작해서 행동하는 것이 서툴고, 기한까지 일을 끝내는데, 얼마나 시간이 필요한지를 잘 몰라서 늦어버리는 경우가 있습니다. 주의력의 산만함도 그런 행동에 결정적인 역할을 합니다. 급한 상황에서도 다른 일에 빠져 신경 쓰기 시작하면 거기에 시간을 다 빼앗기고 맙니다.

또한, 행동으로 옮기는 데 시간이 걸리는 것도 늦게 만드는 요인입니다. 좀처럼 미리 준비하지 않고 시간이 되기 전까지 어물쩍거리고 있다가, 약속 시간에 늦을지도 모르겠다고 알아챘을 때부터 갑자기 급해지면서 행동을 취하는 경우가 있습니다. 지각이 허용되는 환경이 되면 어물쩍거리는 행동이 더욱더 굼뜨게 됩니다.

또한, 잃어버린 물건이나 지저분한 환경 등이 복합적으로 작용하여 지각하게 만드는 경우도 있습니다. '허술하다, 무책임하다, 칠칠치 못하다' 등으로 평가되기 쉬운 경향이 있어 많은 ADHD인 사람들이 이런 문제로 고민하고 있습니다.

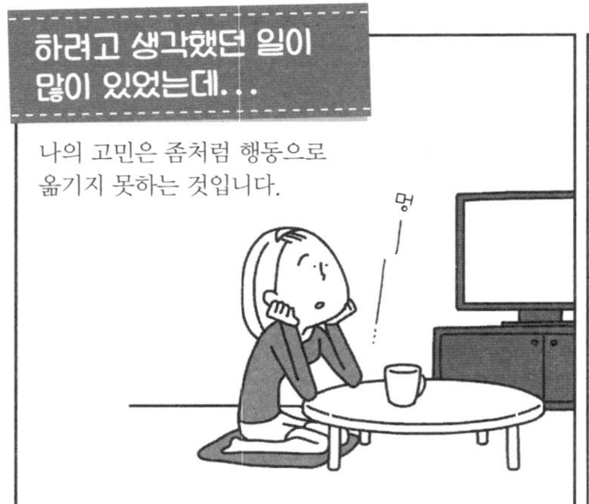
하려고 생각했던 일이
많이 있었는데...
나의 고민은 좀처럼 행동으로
옮기지 못하는 것입니다.
멍

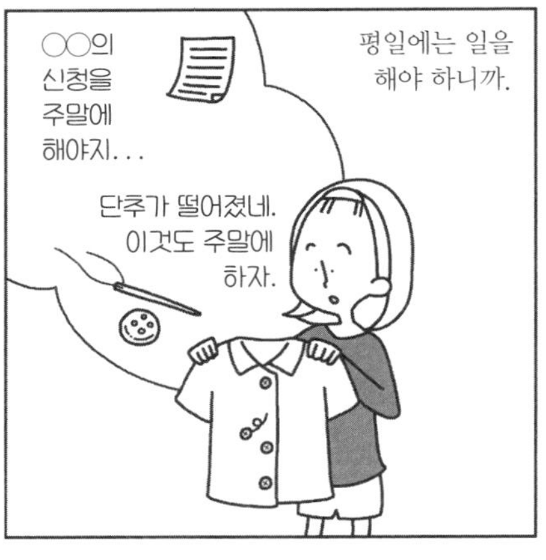
평일에는 일을
해야 하니까.
○○의
신청을
주말에
해야지...
단추가 떨어졌네.
이것도 주말에
하자.

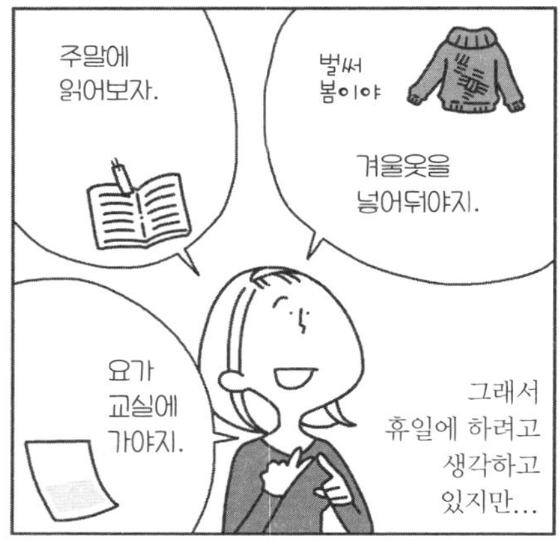
주말에
읽어보자.
벌써
봄이야
겨울옷을
넣어둬야지.
요가
교실에
가야지.
그래서
휴일에 하려고
생각하고
있지만...

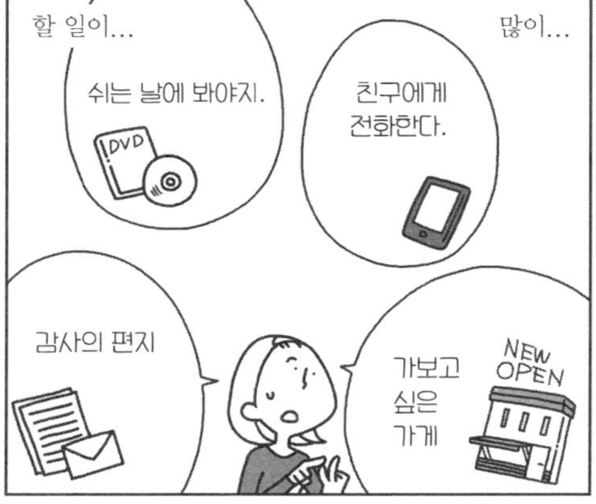
할 일이...
많이...
쉬는 날에 봐야지.
DVD
친구에게
전화한다.
감사의 편지
가보고
싶은
가게
NEW
OPEN

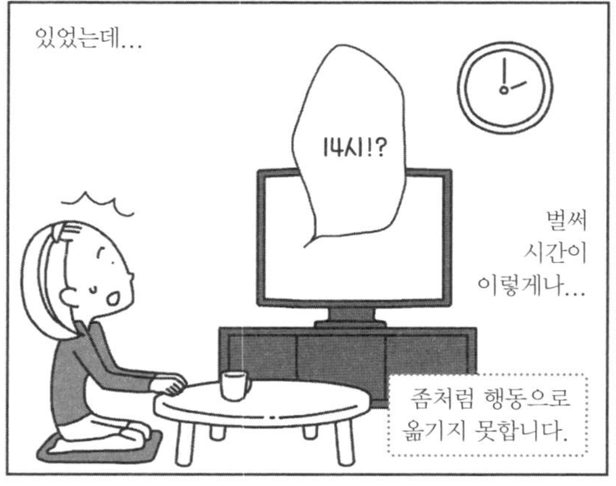
있었는데...
14시!?
벌써
시간이
이렇게나...
좀처럼 행동으로
옮기지 못합니다.

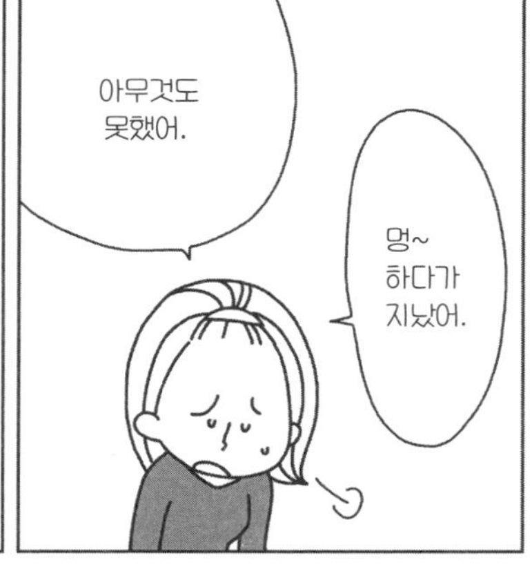
아무것도
못했어.
멍~
하다가
지났어.

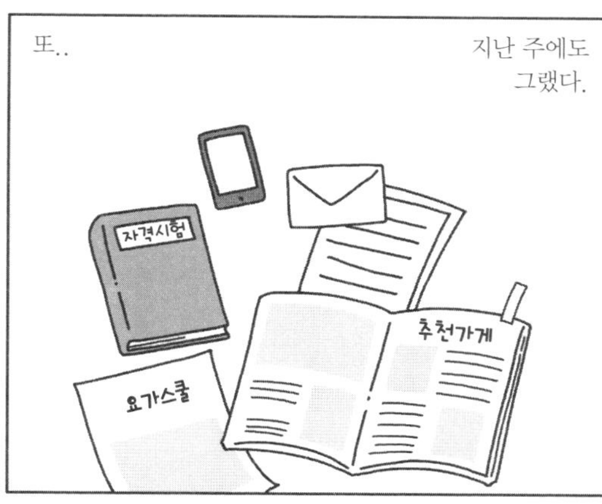
또..
지난 주에도
그랬다.
자격시험
추천가게
요가스쿨

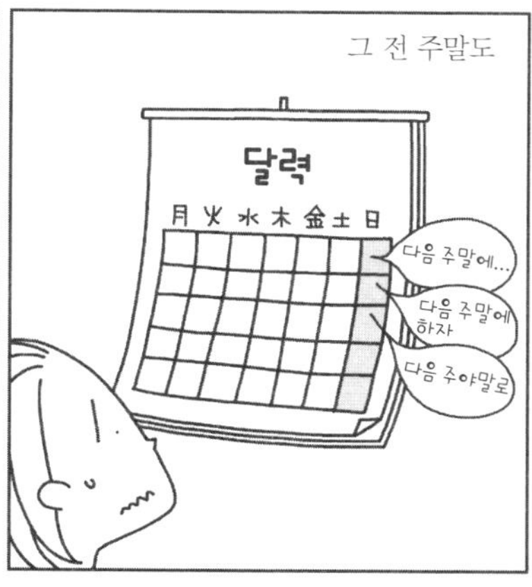
그 전 주말도
달력
月 火 水 木 金 土 日
다음 주말에...
다음 주말에 하자
다음 주야말로

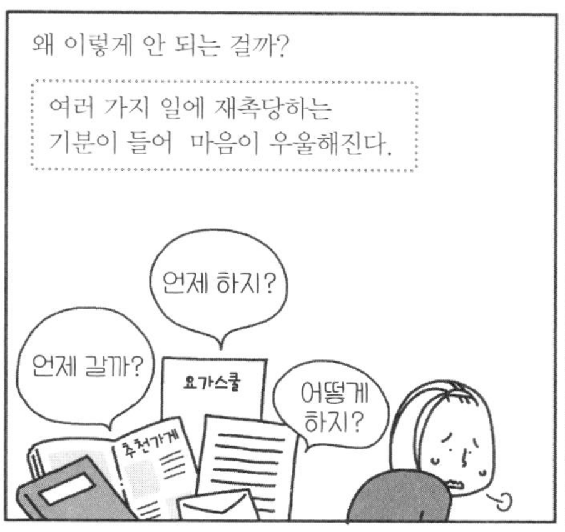
왜 이렇게 안 되는 걸까?
여러 가지 일에 재촉당하는 기분이 들어 마음이 우울해진다.
언제 하지?
언제 갈까?
요가스쿨
어떻게 하지?
추천가게

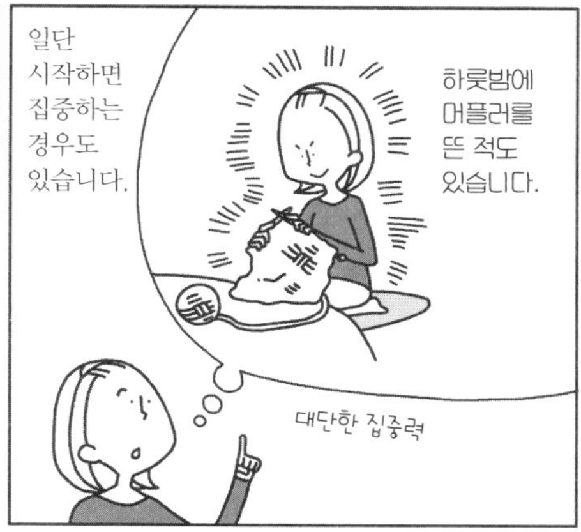
일단 시작하면 집중하는 경우도 있습니다.
하룻밤에 머플러를 뜬 적도 있습니다.
대단한 집중력

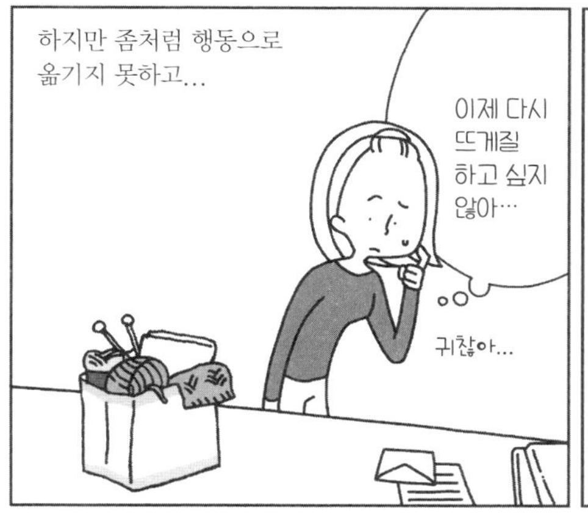
하지만 좀처럼 행동으로 옮기지 못하고...
이제 다시 뜨개질 하고 싶지 않아…
귀찮아...

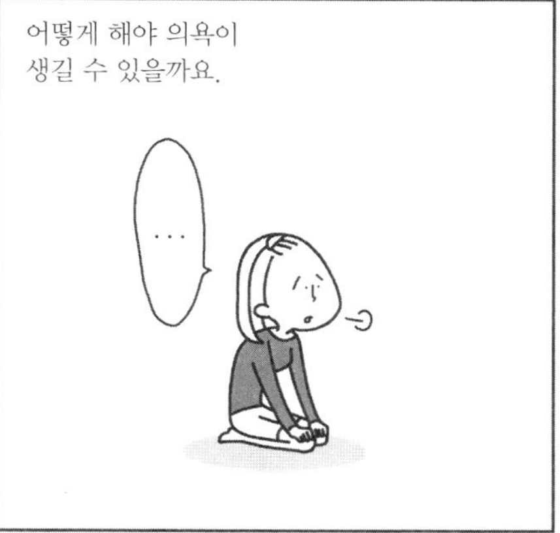
어떻게 해야 의욕이 생길 수 있을까요.
...

해설

ADHD인 사람은 쉽게 마음이 심란해지는 특징이 있으며 그것이 일을 계속할 수 없도록 방해하고 있습니다.

무엇인가 하려고 해도 다른 일이 신경 쓰여서 집중할 수 없습니다.

주변의 여기저기에서 해보다가 도중에 그만둔 작업의 흔적이 보입니다.

「하고야 말겠어 !」라고 생각한 일을 잊어버리기도 합니다.

금방 싫증을 잘 느끼는 특성도 있습니다. 뭔가에 몰두해도 도중에 싫증이 나버려 끝까지 계속하지 못합니다.

또한 의욕이 낮기 때문에 문제를 뒤로 미루기만 하고, 해야 할 일에 좀처럼 손대지 않는 경우도 많이 있습니다. 아침에 일어나지 못하고, 낮에 쓸데없는 잠만 자기도 합니다. 어쨌든 시간을 쓸데없이 보내버리거나 해야 할 일을 결국 하지 못하고 우울함에 빠지게 되거나 합니다.

한편 뭔가에 빠지게 되면 장시간 몰두해버리는 경우도 있습니다.

혹시, 게임이나 독서, 공작이나 수예 등 잠자거나 먹는 것도 잊고서 몰두한 적은 없습니까?

또 어떤 때에는 청소 등에 집중해서 유별나게 해대다가, 다른 날 같은 일을 하려면 너무 귀찮은 느낌이 들어서 못하는 경우도 있습니다.

집이 쓰레기로 넘쳐나고 있다

혼자 생활하고 있지만…

나의 방은 더럽고
지저분한 방입니다.
발 디딜 틈도
없습니다.

결혼 전
친정 부모 곁에
있을 때부터 방이
지저분했습니다.
어렸을 때부터
잘하지 못한 정리정돈
청소 좀
해~
나중에
커피가
마시고
싶네..

칠칠치 못해 청소를
싫어합니다.
하지만 더럽고
지저분한 방도
싫습니다.
커피는 어딨지~

물건도
많아서
어디에
뭐가
있는지
모르고,
일이
순조롭게
되지
않습니다.

어딘가에
있지 싶은데
찾을 수가
없네.
앗 똑같은 걸
사버렸어.
커피
커피

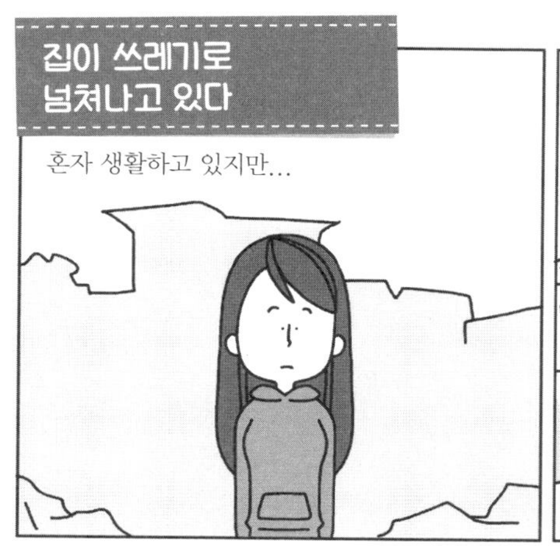

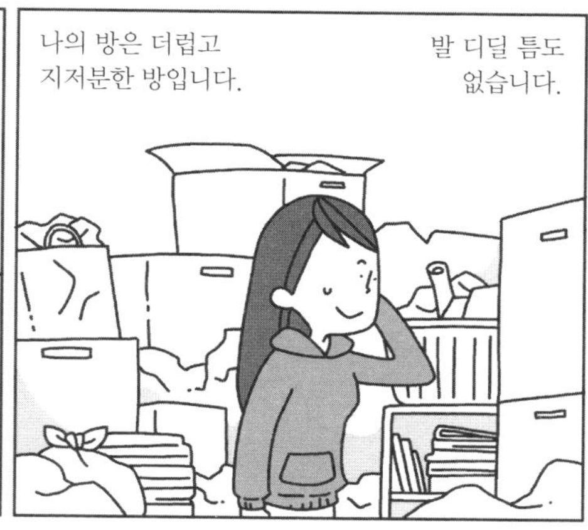

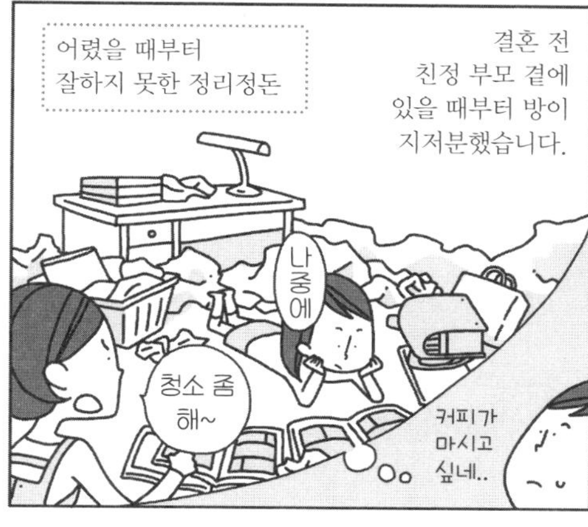

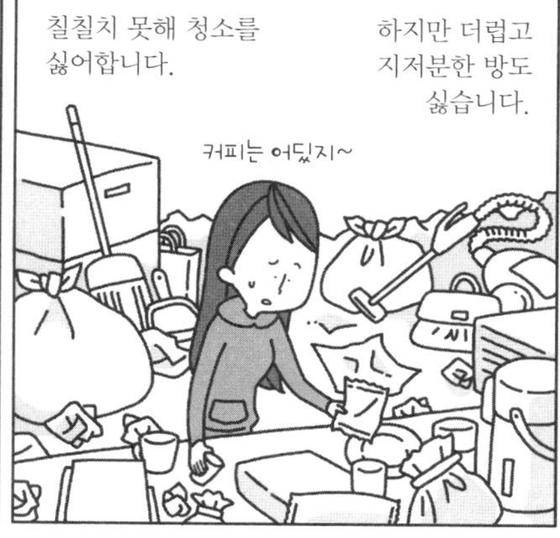

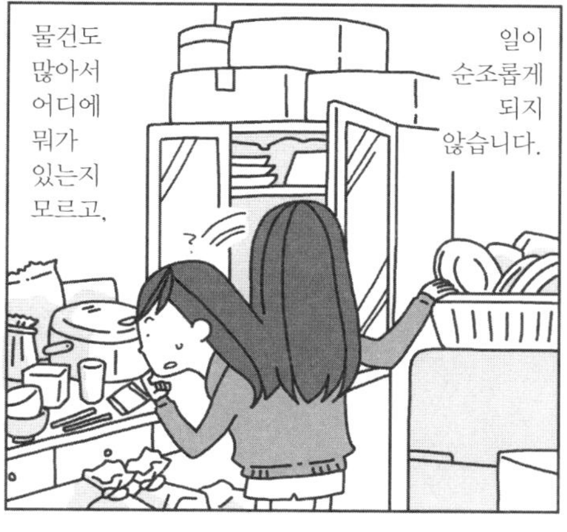

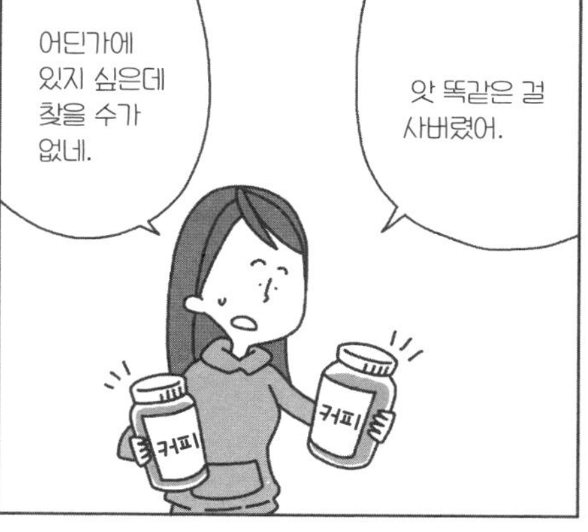

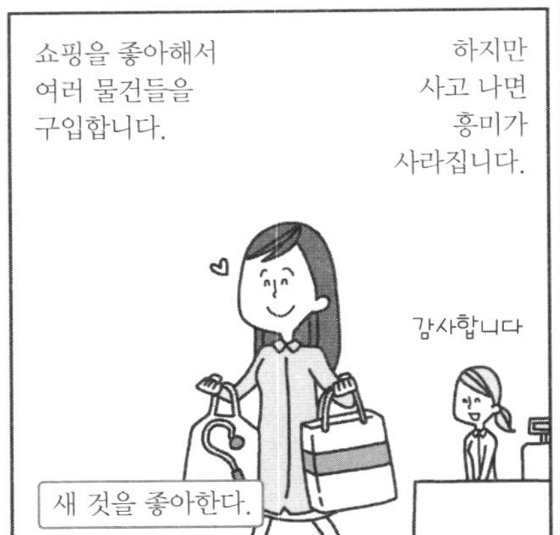
쇼핑을 좋아해서
여러 물건들을
구입합니다.
하지만
사고 나면
흥미가
사라집니다.
감사합니다
새 것을 좋아한다.

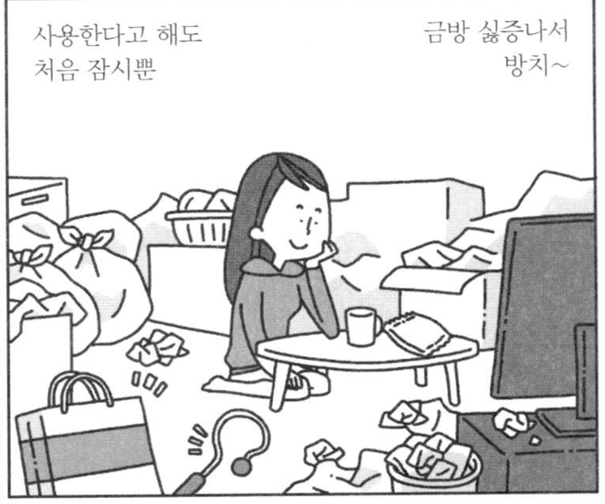
사용한다고 해도
처음 잠시뿐
금방 싫증나서
방치~

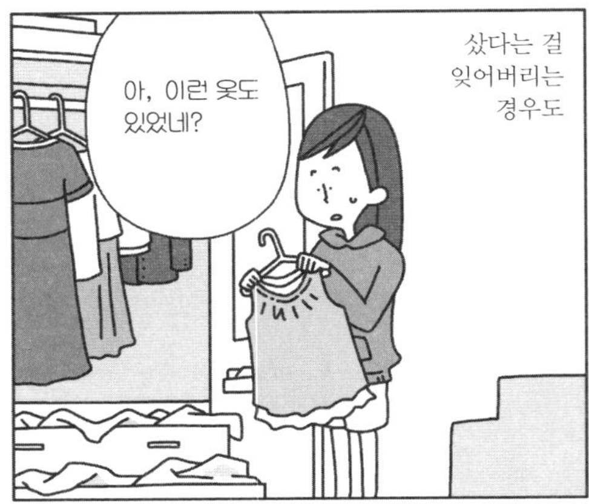
샀다는 걸
잊어버리는
경우도
아, 이런 옷도
있었네?

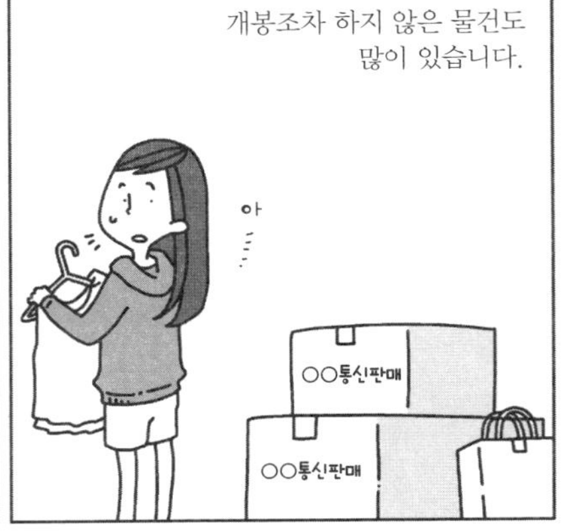
개봉조차 하지 않은 물건도
많이 있습니다.
아
○○통신판매
○○통신판매

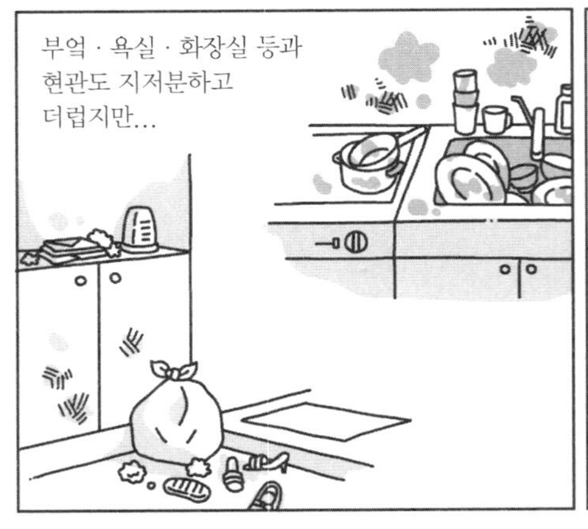
부엌 · 욕실 · 화장실 등과
현관도 지저분하고
더럽지만…

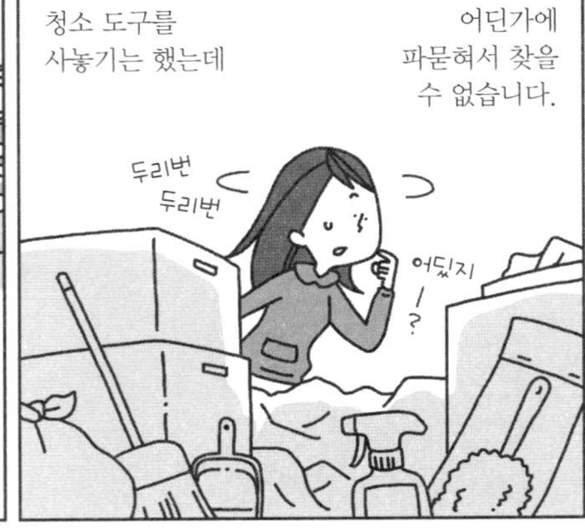
청소 도구를
사놓기는 했는데
어딘가에
파묻혀서 찾을
수 없습니다.
두리번
두리번
어딨지
?

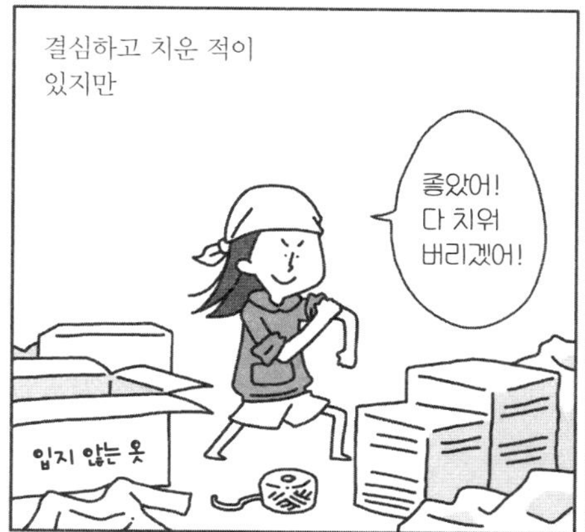
결심하고 치운 적이
있지만
좋았어!
다 치워
버리겠어!
입지 않는 옷

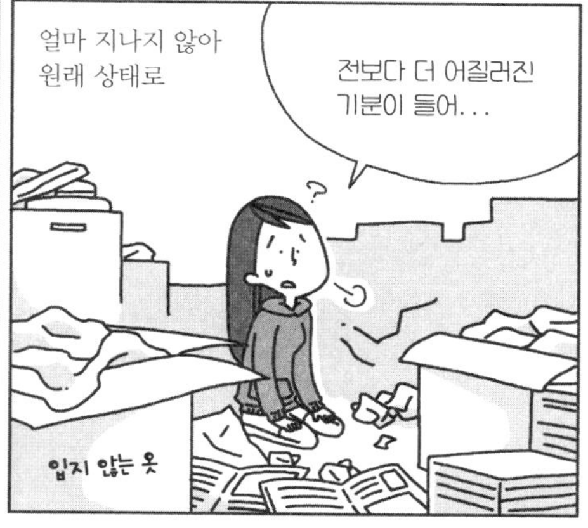
얼마 지나지 않아
원래 상태로
전보다 더 어질러진
기분이 들어...
?
입지 않는 옷

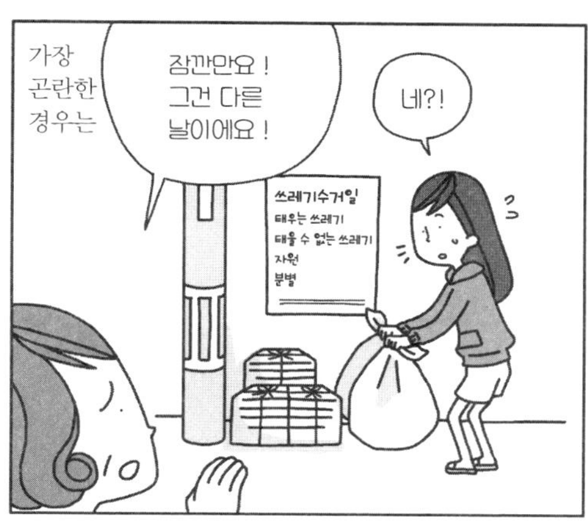
가장
곤란한
경우는
잠깐만요!
그건 다른
날이에요!
네?!
쓰레기수거일
태우는 쓰레기
태울 수 없는 쓰레기
자원
분별

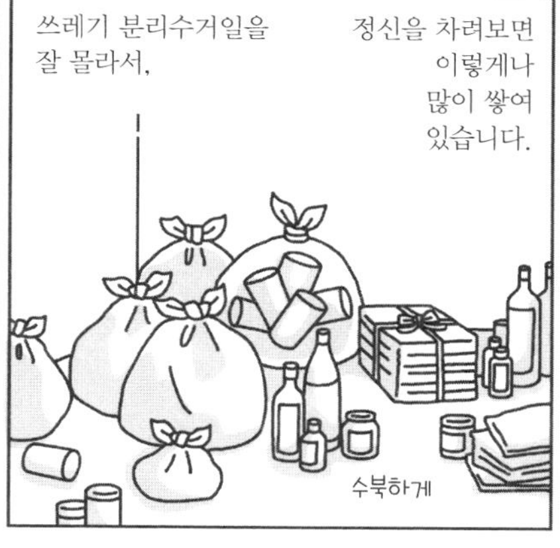
쓰레기 분리수거일을
잘 몰라서,
정신을 차려보면
이렇게나
많이 쌓여
있습니다.
수북하게

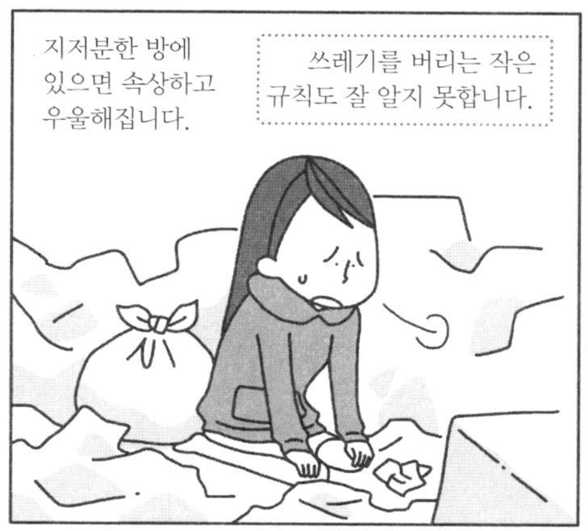
지저분한 방에
있으면 속상하고
우울해집니다.
쓰레기를 버리는 작은
규칙도 잘 알지 못합니다.

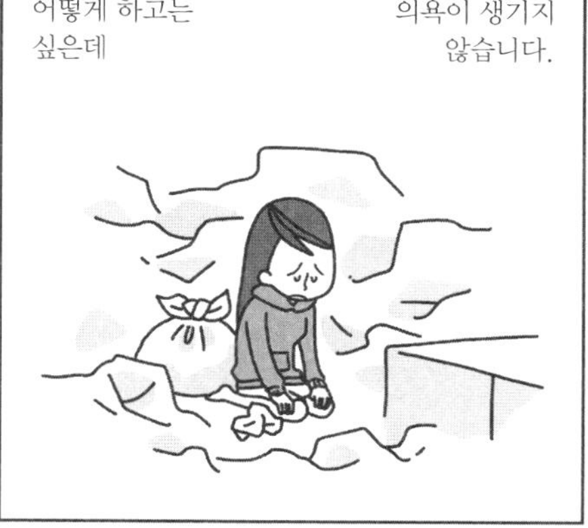
어떻게 하고는
싶은데
의욕이 생기지
않습니다.

해설

ADHD인 사람은 기본적으로 정리정돈을 잘하지 못합니다.

다른 사람들이 보기에 불필요하다고 생각되는 물건을 모아 두거나, 자신이 불필요하다고 여기는 물건조차 버리지 못하는 경우도 있습니다. 여기에 충동성에서 오는 새로운 것을 좋아하고 쇼핑을 좋아하는 점 등이 더해지면 점점 물건이 늘어나고 정리정돈이 더욱 어려워지게 됩니다.

「쇼핑중독」인 사람도 많습니다. 쇼핑중독 상태인 사람은 물건이 아니라 쇼핑이라는 행위에 중독되어 있습니다.

정신을 차려보면, 집 안은 발 디딜 틈이 없고, 어렵게 구입한 후 개봉해 보지도 않은 택배 상자가 넘쳐나고... 방이 어질러져 있는 것을 알아채도 물건을 줄이기보다, 수납 가구나 청소 용품을 사야겠다고 생각합니다.

이처럼 앞뒤 생각 없이 생활공간에다 구매한 물건을 쌓아 넣기만 해서, 관리할 수도 없게 되어 버리는 경우가 많습니다. 직장의 책상 주위에도 같은 일이 일어나고 있습니다.

「정리해야지」라고 생각해도 어디서부터 손을 대야 좋을지 모르는 경우도 있습니다.

쓰레기 구분이나 수거일 등을 잘 몰라서 쓰레기를 버리지 못하는 사람도 드물지 않게 있습니다.

또한 정리하는 중에 다른 일이 신경 쓰여 주의가 벗어나, 도중에 정리하던 것을 그만두는 경우도 있습니다. 정리정돈 자체에 의욕을 가지고 있지 않은 사람도 있습니다.

애인에게도 차였다

사귀던 여자 친구가
있었습니다.

친구의 소개로
알게 되어
귀엽고!
상냥하고!
내가 먼저
그녀에게
다가갔
습니다.
참 좋은
사람이야!

교제하기로
했습니다.
저, 사귀고 싶습니다.
네♡

처음에는 좋았지만
저기 이번엔
어디로
가볼까요?
어디든지
좋아요.
……

날이 갈수록
그런데
말이예요
얘기 듣고
있나요?
미안,
못 들었어.

익숙해져서
샌드위치
만들어왔는데
안 먹을래요?
응,
안 먹을래.

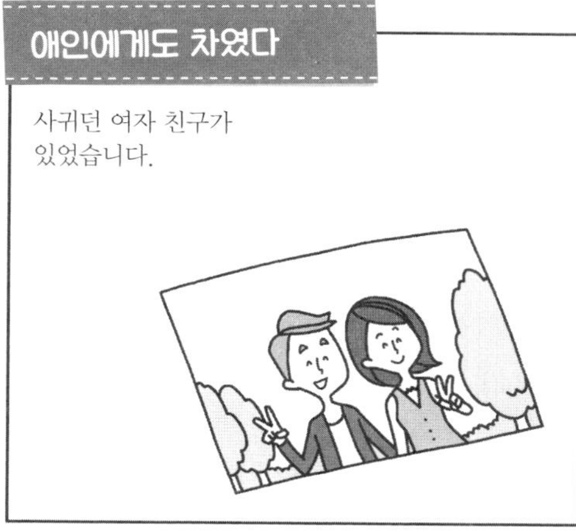

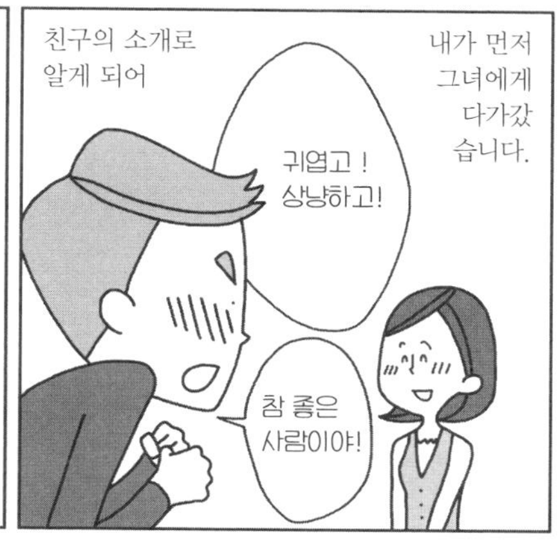

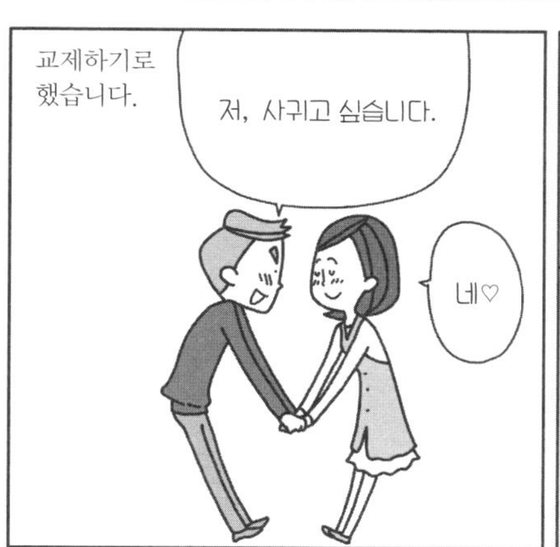

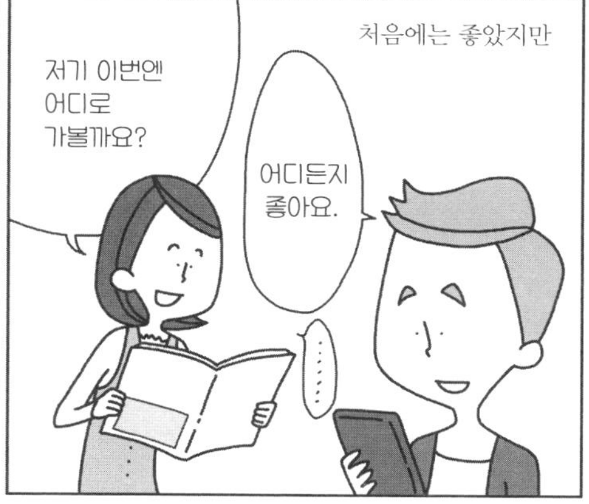

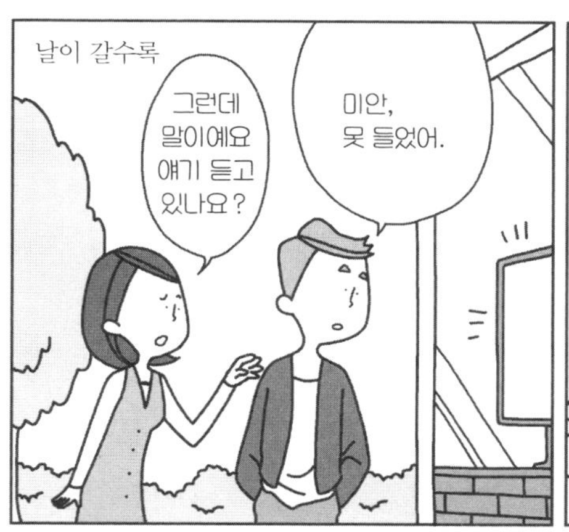

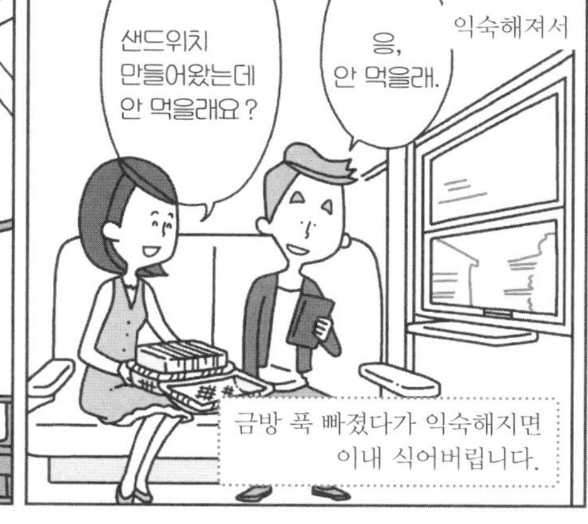

금방 푹 빠졌다가 익숙해지면
이내 식어버립니다.

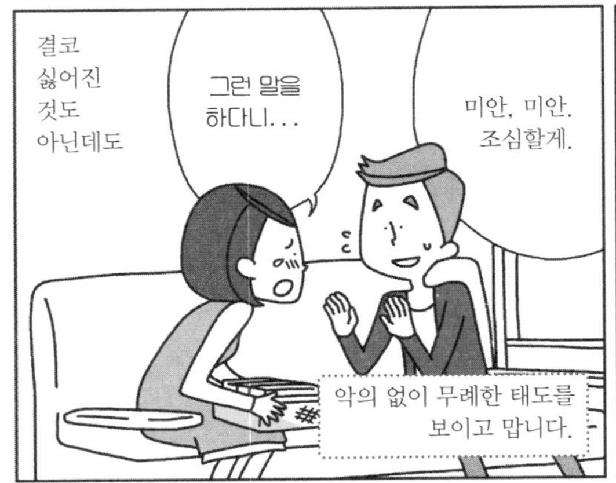
결코
싫어진
것도
아닌데도
그런 말을
하다니...
미안, 미안.
조심할게.
악의 없이 무례한 태도를
보이고 맙니다.

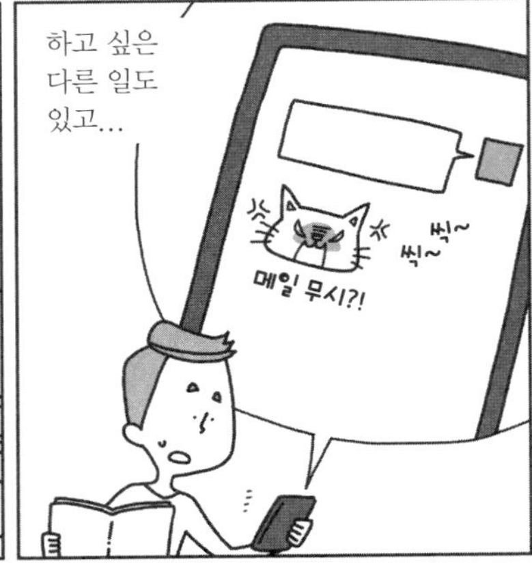
하고 싶은
다른 일도
있고...
메일 무시?!
씩씩~
씩~

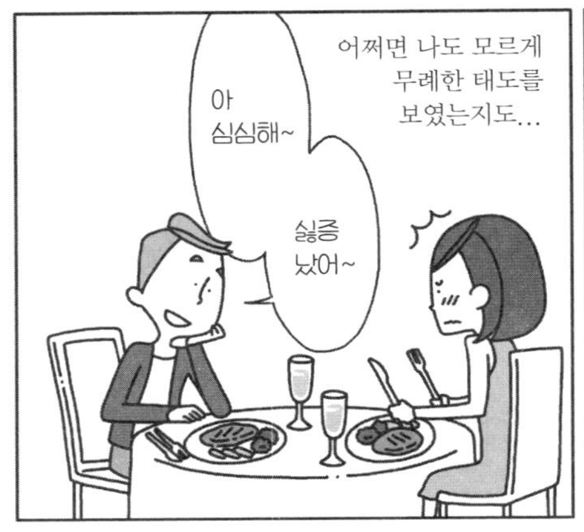
어쩌면 나도 모르게
무례한 태도를
보였는지도...
아
심심해~
싫증
났어~

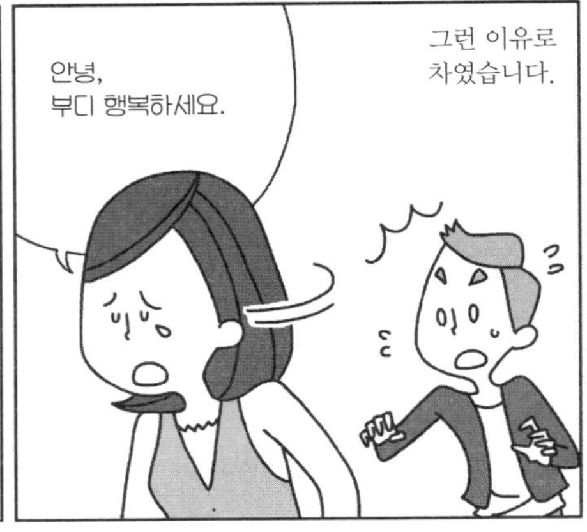
그런 이유로
차였습니다.
안녕,
부디 행복하세요.

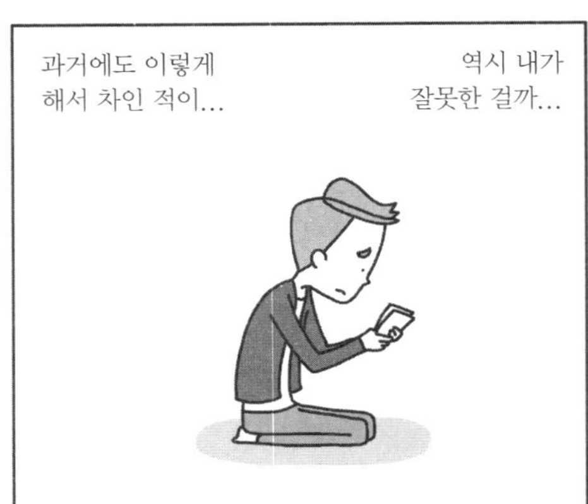
과거에도 이렇게
해서 차인 적이...
역시 내가
잘못한 걸까...

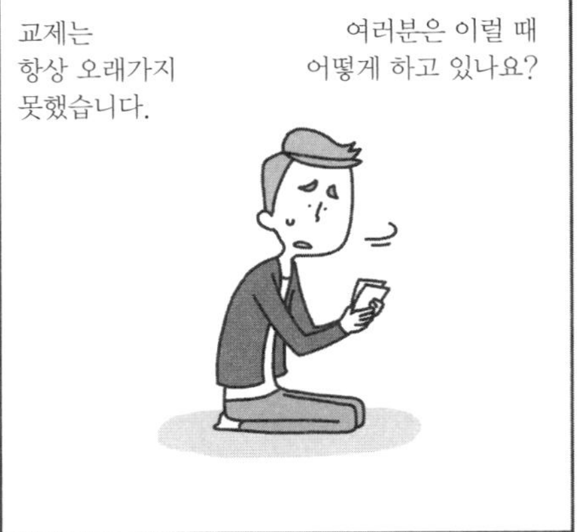
교제는
항상 오래가지
못했습니다.
여러분은 이럴 때
어떻게 하고 있나요?

해설

연인 관계로 교제가 시작될 때까지의 많은 변화나 자극의 시기에는 상대에게 푹 빠져서 몰두하지만, 일단 연인 관계로 진행되어 상대의 존재가 일상이 되면 관심이 낮아지기에 십상입니다.

상대를 좋아하는 마음은 변함이 없다 하더라도 상대방을 대하는 태도가 바뀌어 버리기 때문입니다.

연인에게 한해서 뿐만 아니라 약속을 잊어버리거나, 지각하거나, 연락을 게을리하는 것 등도 상대방을 화나게 만들어 버리는 것이지요. 상대방의 처지에서 보면 자기에게 관심이 없는 게 아닐까 하는 생각을 하게 되는 것입니다.

또한 생각한 것을 단도직입적으로 표현하기 쉬운 특성이, 상대방에게는 「다른 사람은 배려하지 않고, 이상한 사람이다」라고 보이는 경우도 있습니다.

다리를 채신없이 떠는 것이나 침착하지 못한 행동, 한창 이야기 중에 건성으로 흘려듣는 것도, 상대방의 기분을 상하게 만드는 것입니다. 그 외에 무계획적인 언동이라든가 낭비벽 등도 상대방을 놀라게 하거나 피하게 만드는 계기가 됩니다.

애인이나 결혼 상대와 좋은 관계를 계속 유지하기 위해서는 ADHD의 특징에 대해서 이해받고 함께 문제를 해결해 나가는 것이 꼭 필요합니다.

생각 없이 말을 해서 상대방을 화나게 한다

그거 재미없어.
미안 내가 너무 솔직해서
!

가식 없이 솔직하게 말하는 것이 나의 장점.
눈치가 없어.
용서해라.
잠깐만...

나를 이해해 주는 친구도 있습니다.
같이 있으면 재미있어요.
언제나 본심이라 믿을 수 있어요.
당신은 그대로의 모습이 좋아요.

하지만…. 역시
나 여배우가 되고 싶어.
허억! 무리 아니야?
잠깐.
악의 없이

에헤헤
왜 웃는 거야?
아, 미안 진지한 얼굴을 하고 있으니까 그만 웃음이 나서...
푸훗

우울해집니다...
또 화나게 해버렸네.

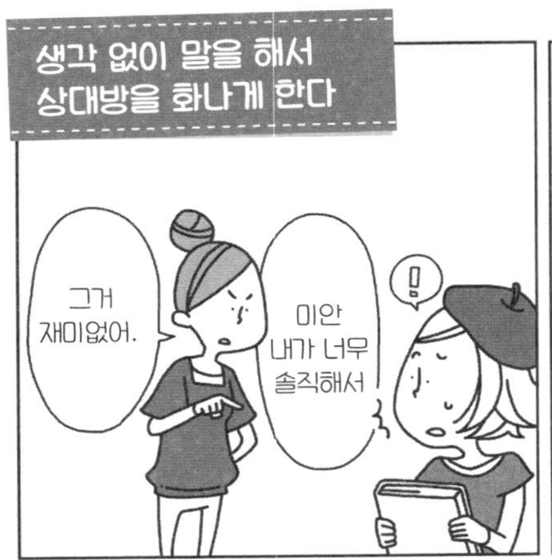

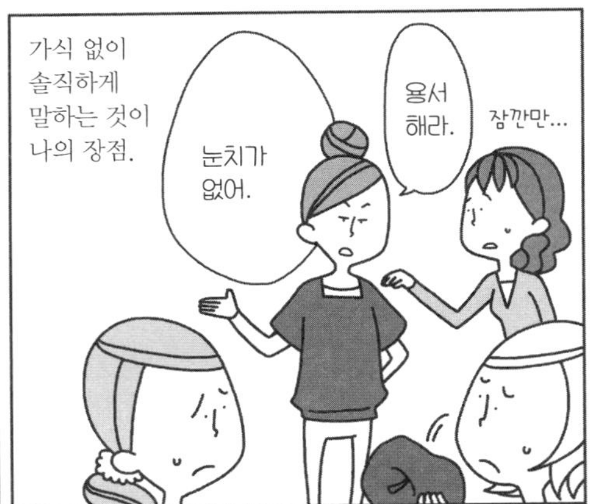

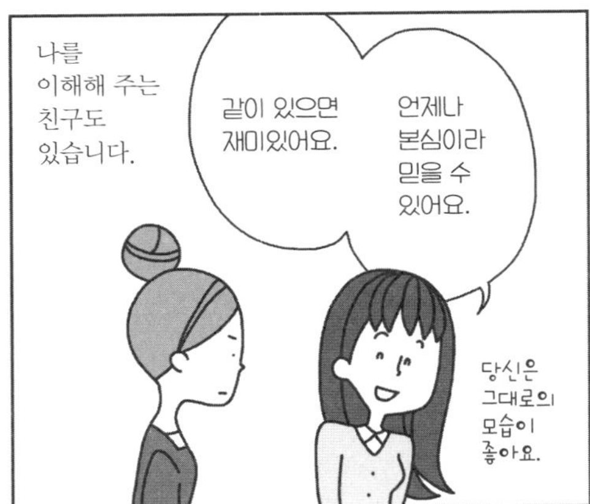

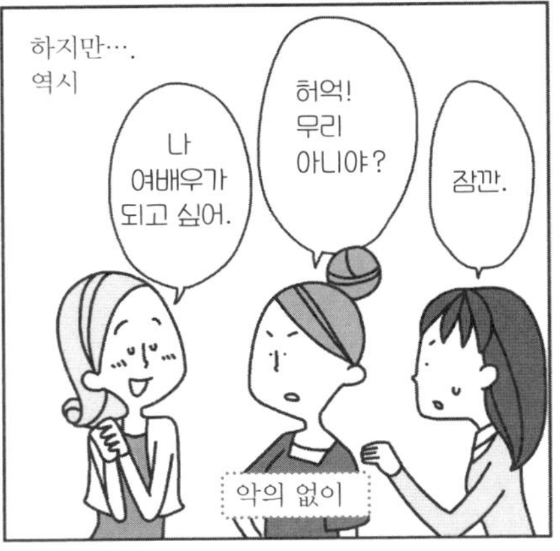

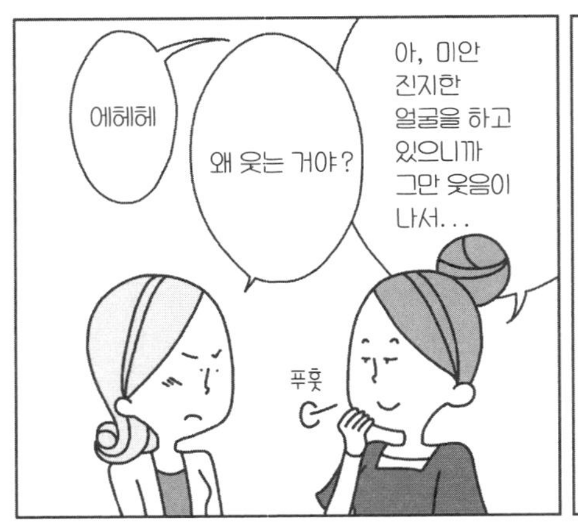

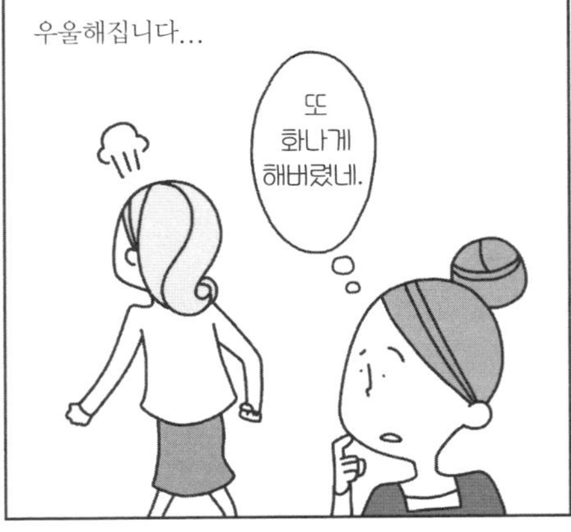

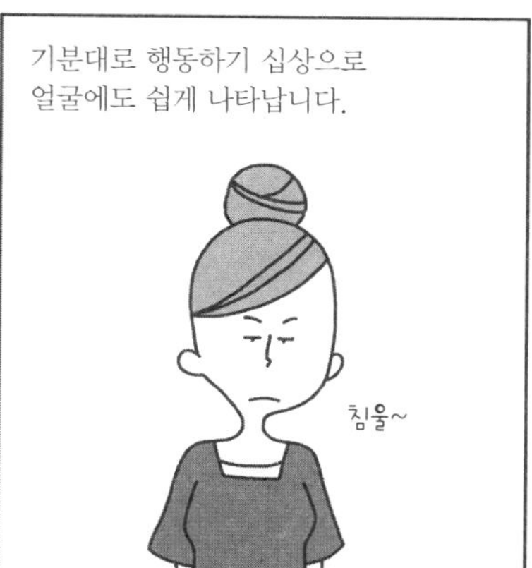
기분대로 행동하기 십상으로
얼굴에도 쉽게 나타납니다.
침울~

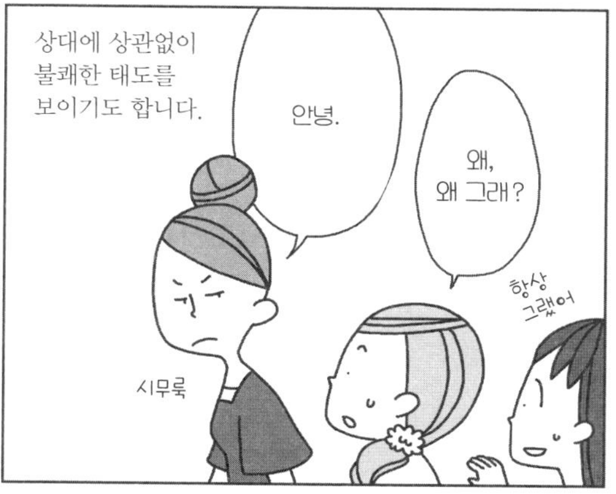
상대에 상관없이
불쾌한 태도를
보이기도 합니다.
안녕.
왜,
왜 그래?
시무룩
항상
그랬어

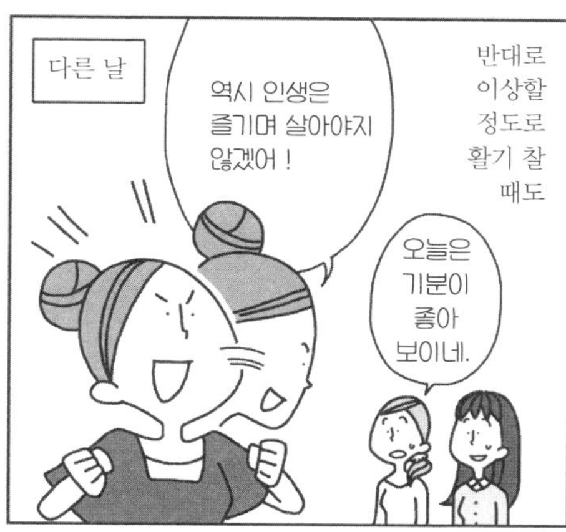
다른 날
반대로
이상할
정도로
활기 찰
때도
역시 인생은
즐기며 살아야지
않겠어!
오늘은
기분이
좋아
보이네.

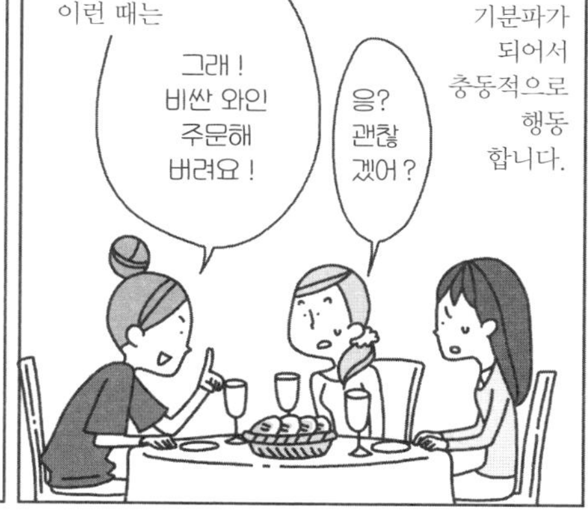
이런 때는
기분파가
되어서
충동적으로
행동
합니다.
그래!
비싼 와인
주문해
버려요!
응?
괜찮
겠어?

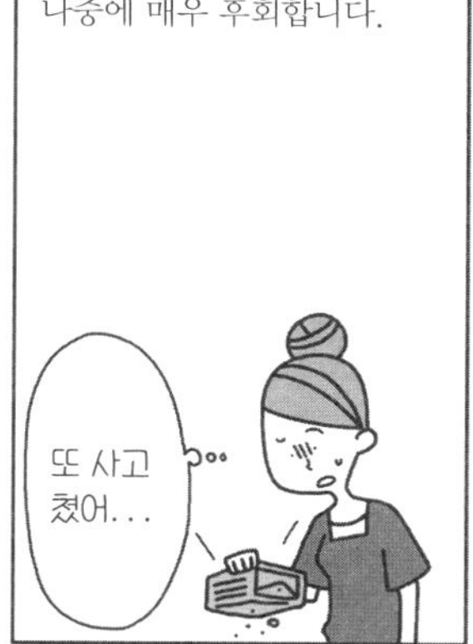
나중에 매우 후회합니다.
또 사고
쳤어...

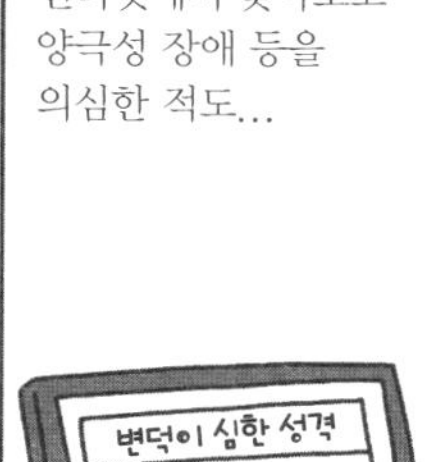
인터넷에서 찾아보고
양극성 장애 등을
의심한 적도...

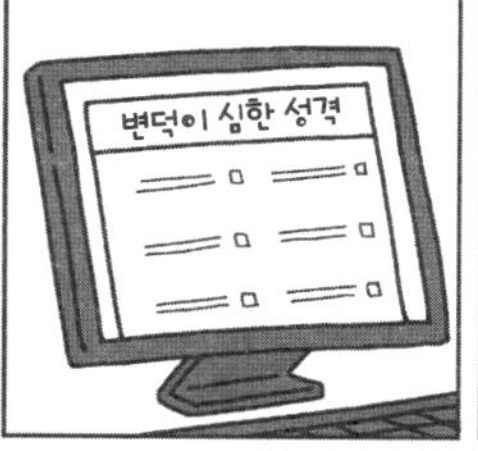
변덕이 심한 성격

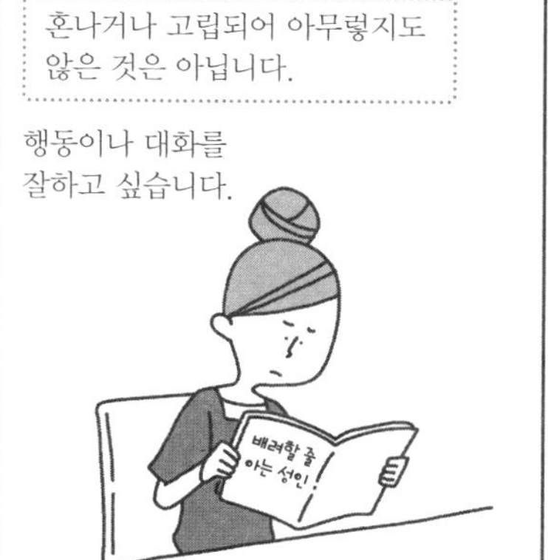
혼나거나 고립되어 아무렇지도
않은 것은 아닙니다.
행동이나 대화를
잘하고 싶습니다.
배려할 줄
아는 성인

해설

ADHD로 충동성이 강한 사람은 그 자리의 분위기나 감정으로 쉽게 행동해 버립니다.

상대의 기분이나 입장은 생각하지 않고 자기 생각만 말하거나 행동하는 경위가 있습니다. 이른바 「분위기 파악을 못 한다」라는 특성이지만, 이 특성 때문에 자폐 스펙트럼의 아스퍼거 장애와 혼동하는 경우가 있습니다. 그러나, 아스퍼거 장애인 사람은 사람의 견해 차이 등을 이해하는 것이 서툰 반면, ADHD인 사람은 견해 차이와 인간관계 등은 이해하고 있습니다. 다만 충동이나 강한 감정이 더 앞서서 이성적인 행동을 할 수 없다는 점이 다릅니다.

또한, 시무룩해지거나 시시한 듯한 태도를 보이거나 해서, 표정이나 태도로 기분을 쉽게 나타내는 경향도 있습니다. 사람들이 한 실수나 실패를 보고 웃어버려 혼나고 말았다는 사람도 있습니다. 어떤 행사장에서 무심코 경솔하게 일을 떠맡거나, 돈에 여유가 없는데 남에게 잘 퍼주거나, 앞뒤 생각하지 않는 행동이 결과적으로 평가를 떨어뜨려 버리고 말게 하는 것입니다.

나중에 후회하지 않기 위해서는 될 수 있는 한 충동적인 언동을 하지 않도록 속도를 늦출 필요가 있습니다.

충동적인 행동을 하는 사람에게는 다음과 같은 타입도 있습니다.

불쑥 화를 내는 다혈질?

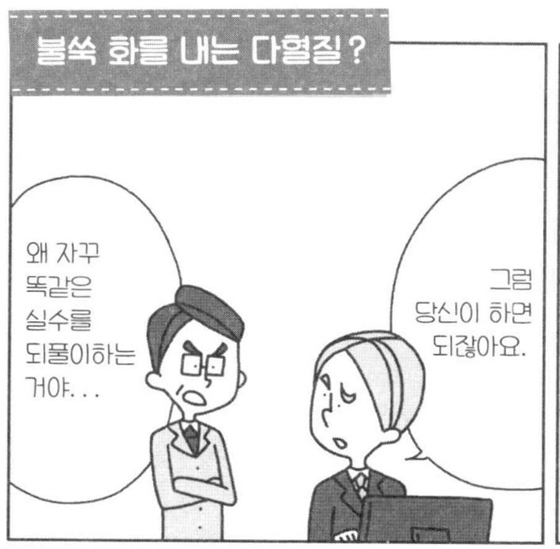

왜 자꾸 똑같은 실수를 되풀이하는 거야...
그럼 당신이 하면 되잖아요.

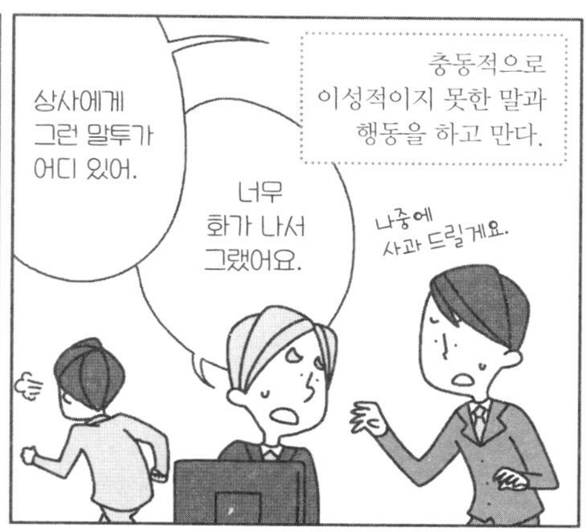

충동적으로 이성적이지 못한 말과 행동을 하고 만다.
상사에게 그런 말투가 어디 있어.
너무 화가 나서 그랬어요.
나중에 사과 드릴게요.

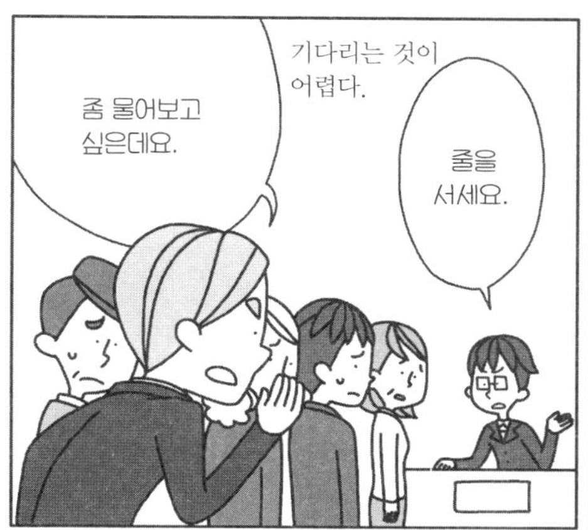

기다리는 것이 어렵다.
좀 물어보고 싶은데요.
줄을 서세요.

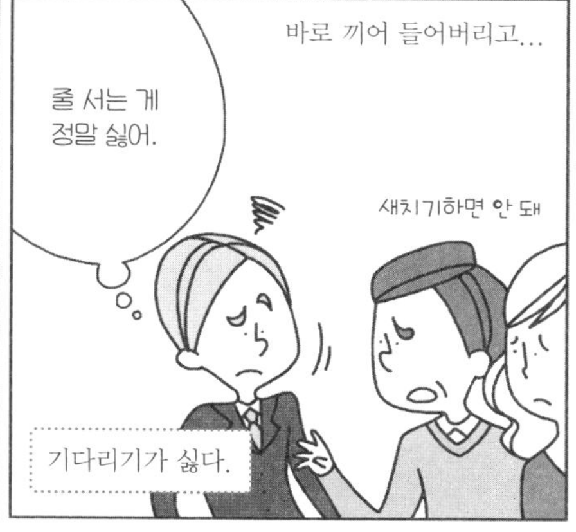

바로 끼어 들어버리고...
줄 서는 게 정말 싫어.
새치기하면 안 돼
기다리기가 싫다.

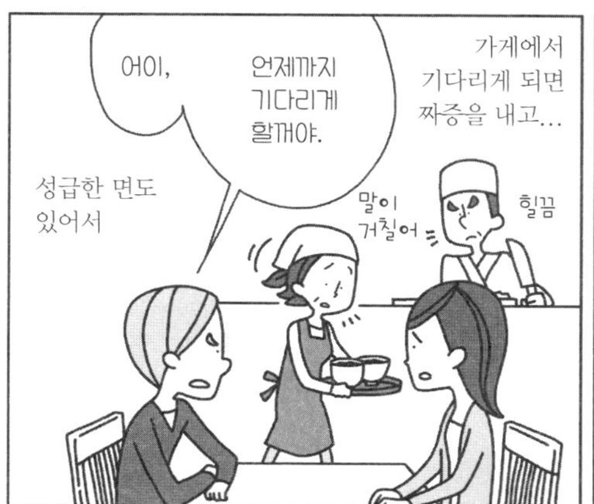

성급한 면도 있어서
어이,
언제까지 기다리게 할꺼야.
가게에서 기다리게 되면 짜증을 내고...
말이 거칠어
힐끔

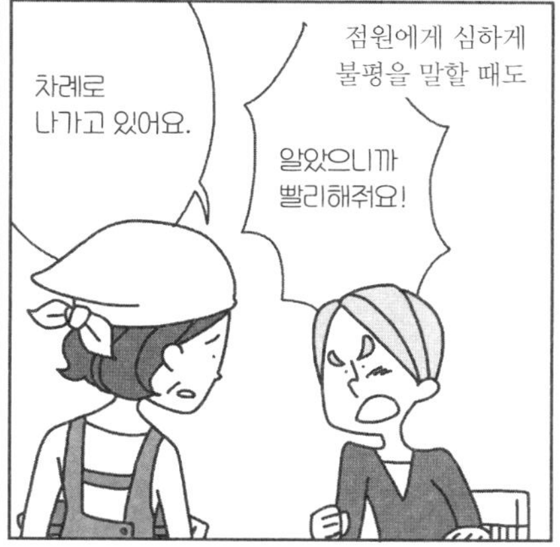

점원에게 심하게 불평을 말할 때도
차례로 나가고 있어요.
알았으니까 빨리해줘요!

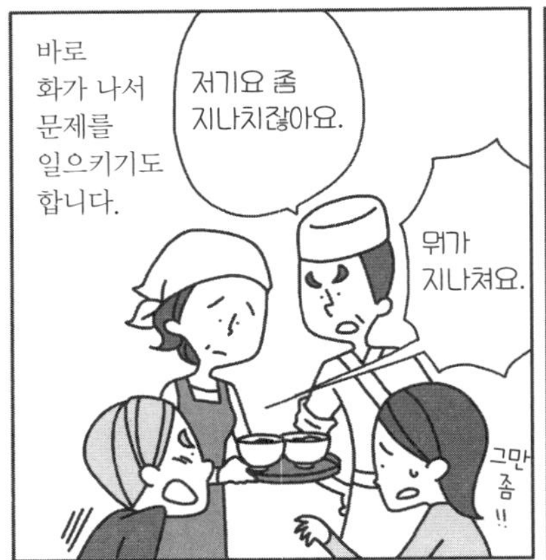
바로
화가 나서
문제를
일으키기도
합니다.
저기요 좀
지나치잖아요.
뭐가
지나쳐요.
그만
좀
!!

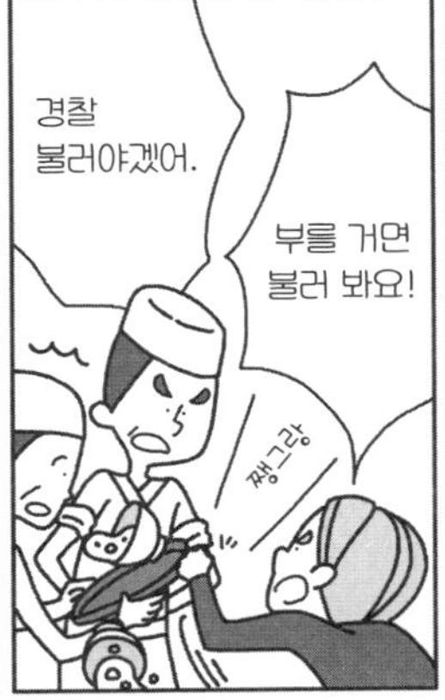
경찰
불러야겠어.
부를 거면
불러 봐요!
쨍그랑

당신도 좀
침착하세요.
죄송
합니다.

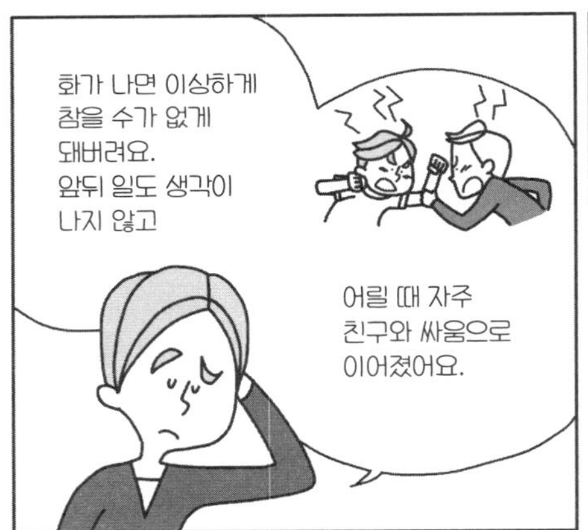
화가 나면 이상하게
참을 수가 없게
돼버려요.
앞뒤 일도 생각이
나지 않고
어릴 때 자주
친구와 싸움으로
이어졌어요.

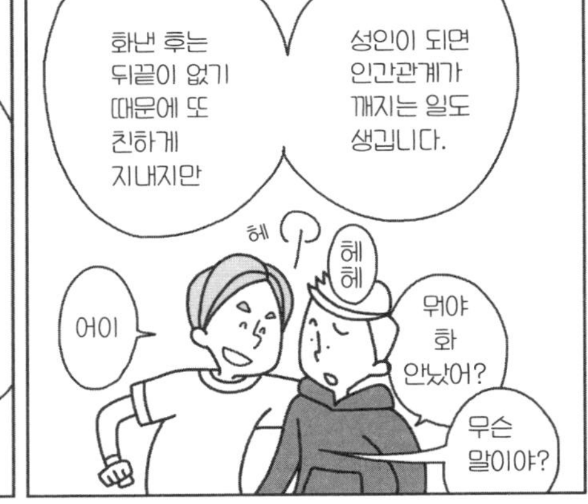
화낸 후는
뒤끝이 없기
때문에 또
친하게
지내지만
성인이 되면
인간관계가
깨지는 일도
생깁니다.
헤
헤
헤
어이
뭐야
화
안났어?
무슨
말이야?

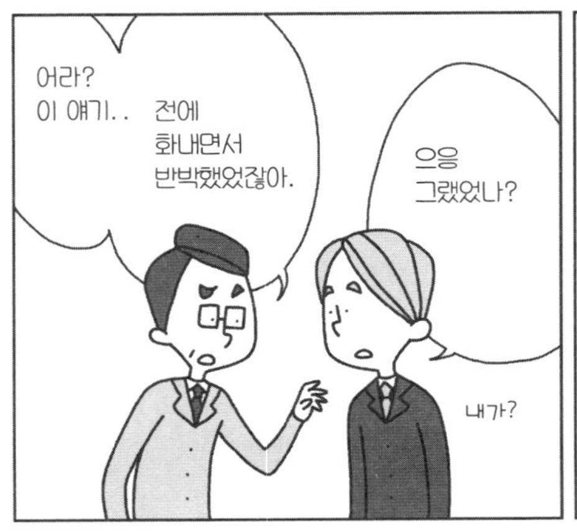
어라?
이 얘기. . 전에
화내면서
반박했었잖아.
으응
그랬었나?
내가?

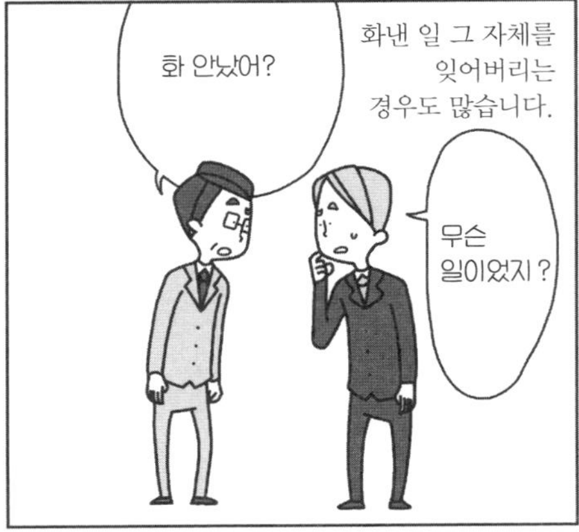
화 안났어?
화낸 일 그 자체를
잊어버리는
경우도 많습니다.
무슨
일이었지?

해설

충동성이 강하기 때문에 참을성이 없고 상대를 가리지 않고 대들거나 비판해버리는 문제가 생기게 됩니다.

이러한 특성을 재미 삼아 바람 잡는 나쁜 친구들 때문에 괴로움에 시달렸었다는 사람도 있습니다.

예를 들면, 내가 거역할 수 없는 상사에게 ADHD인 사람을 부추겨서 비판하도록 만드는 것입니다. 본인이 후회하거나 고민하고 있어도 「가식 없이 솔직한 것이 당신의 장점이다」 등으로 격려하는 척하면서 문제를 일으키는 것을 보고 즐기고 있었던 듯 생각됩니다.

그러한 나쁜 친구의 본심을 금방 알아채지 못하고 장단에 놀아나기 쉬운 것도 ADHD 특성 중 하나입니다.

강한 말투와 완력으로 요구를 관철해 온 경험이 있는 사람은 공격적인 방법의 요구가 커질 가능성도 있습니다. 마음에 안 드는 일이 있다고 소리를 지르거나 주먹을 휘두르기도 합니다. 그러나 아직 아이가 어리다면 또 모를까, 성인이 되어도 그러한 말과 행동을 한다면 사회적 평가는 나쁠 수밖에 없을 것입니다.

감정이 길게 가지 않고, 몹시 화를 낸 직후에 그것을 잊어버리고 천연덕스럽게 있는 경우도 있습니다.

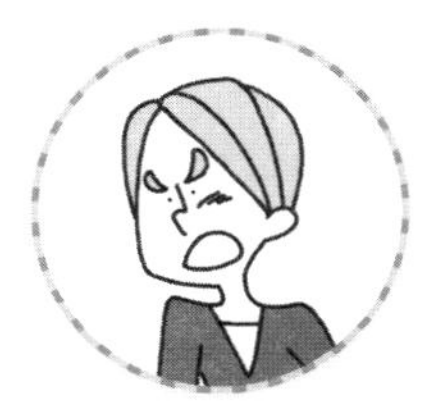

위험한 행위

이외에 ADHD로 인해 나타나는 충동성에는 위험한 행동을 위험으로 알고 하는 유형도 있습니다.

원인으로서 호기심이 강하다는 특성도 생각해 볼 수 있지만, 위험한 행동을 함으로써 새로운 자극을 찾으려는 경우도 있습니다. 어린아이의 떼쓰기와 그 근저가 상통하는 것이 있습니다. 성인이기에 쓸데없는 행동이라고 본인도 알고 있지만, 이성보다 충동성이나 호기심이 더 우세하게 되어버리는 것입니다.

ADHD인 사람은 자동차를 운전할 때에 속도위반이나 사고가 잦다고 하는 조사가 있습니다. 지나친 음주, 불법 약물 사용, 즉흥적인 성행위, 자해행위와 같은 위험한 행위를 반복하는 경우도 있습니다. 위험한 스포츠를 선호하는 경향이 있다는 보고도 있습니다.

평소에는 이성적으로 억누르고 있더라도 기분이 고양되거나 술을 마셨을 때 이러한 행위가 나타나는 경우가 있습니다.

그러한 점에서 과거에 문제를 일으킨 경험이 있는 사람은 돌이킬 수 없는 일이 생기지 않도록 위험한 행동을 통제하지 않으면 안 되는 것입니다.

새것을 좋아하고 잘 꽂히기 쉽다

스마트폰에 편리한 상품이라 샀어.
그전에도 뭔가 샀었지.

그건 역시 불편해서 사용 안 해.
자랑해 놓고서는 . . .

새 상품이 나오면 바로 사야 해.
새 것을 좋아하는구나.

배우는 것도 이것저것 손을 대고... 집중적으로 시간을 할애하거나
금방 싫증나겠지만. . .

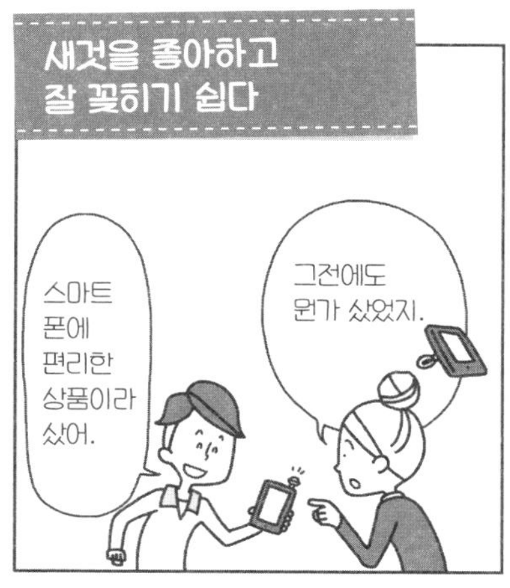

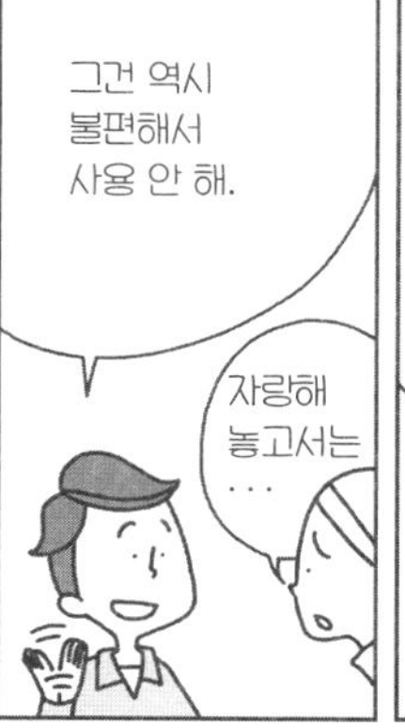

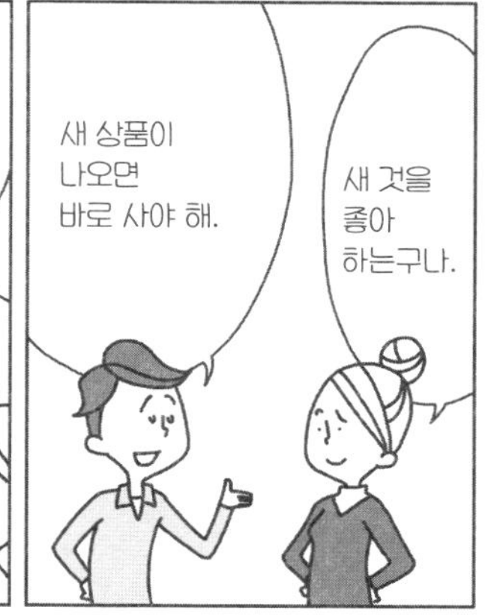

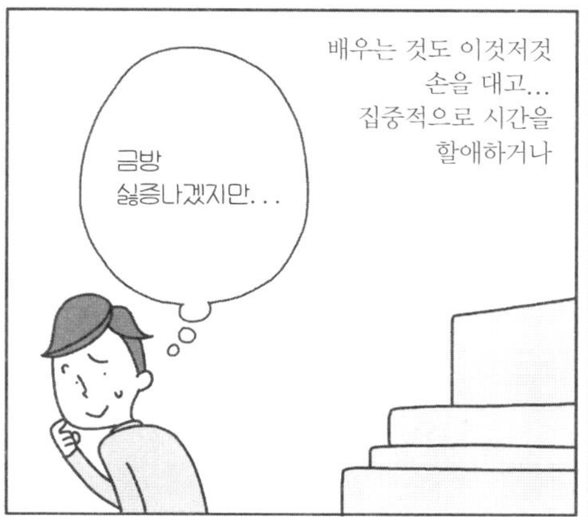

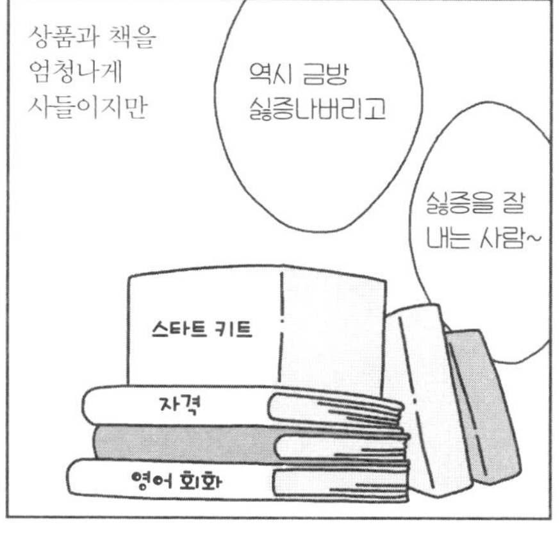

취미도 이것저것... 손을 대지만
낚시? 일찍 못 일어나기에. . .

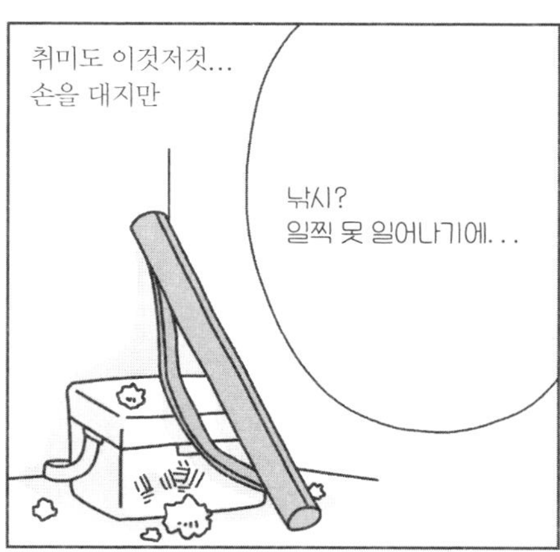

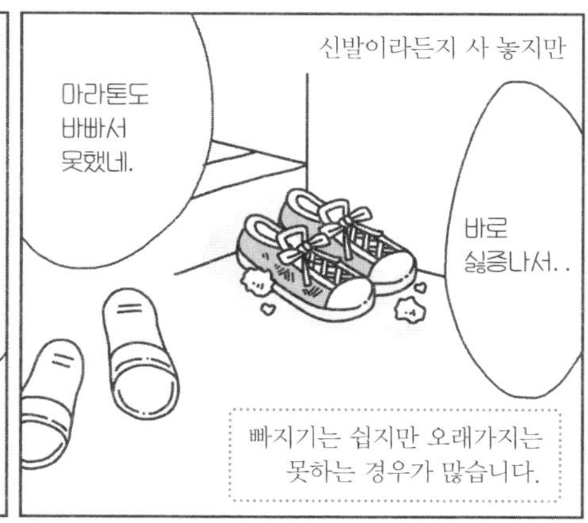

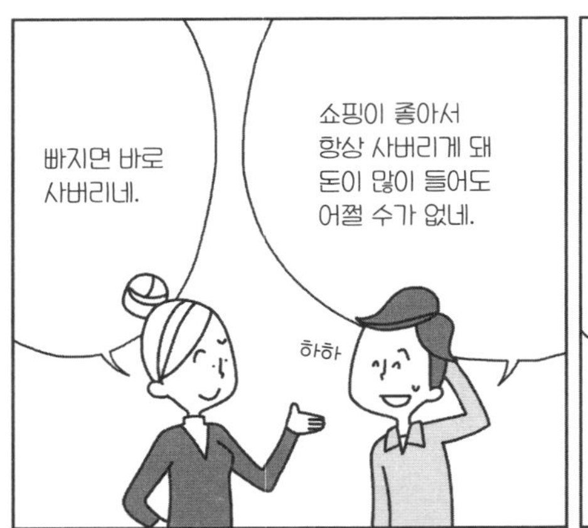
빠지면 바로
사버리네.
쇼핑이 좋아서
항상 사버리게 돼
돈이 많이 들어도
어쩔 수가 없네.
하하

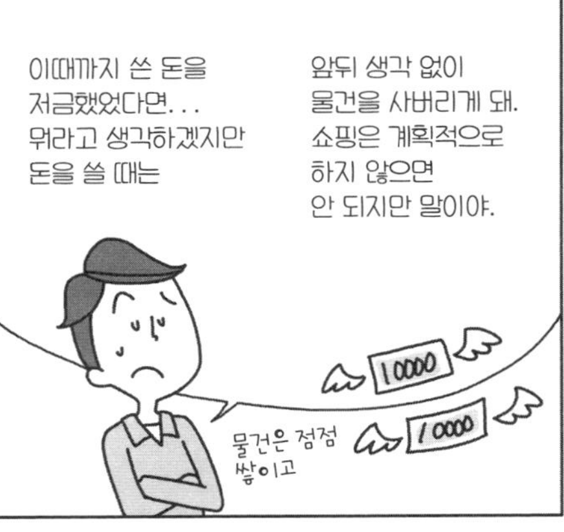
이때까지 쓴 돈을
저금했었다면...
뭐라고 생각하겠지만
돈을 쓸 때는
앞뒤 생각 없이
물건을 사버리게 돼.
쇼핑은 계획적으로
하지 않으면
안 되지만 말이야.
물건은 점점
쌓이고
10000
10000

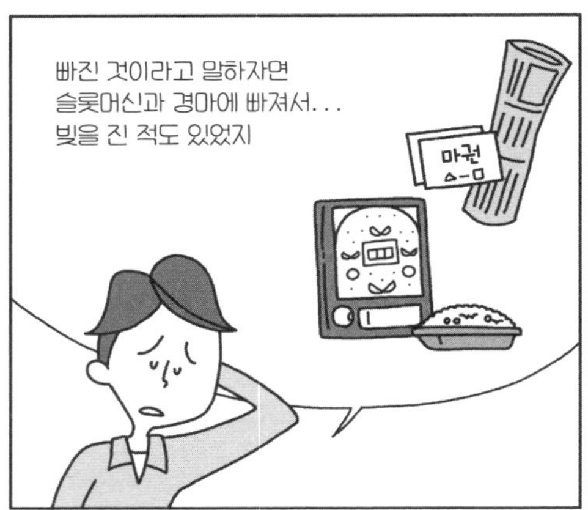
빠진 것이라고 말하자면
슬롯머신과 경마에 빠져서...
빚을 진 적도 있었지
마권

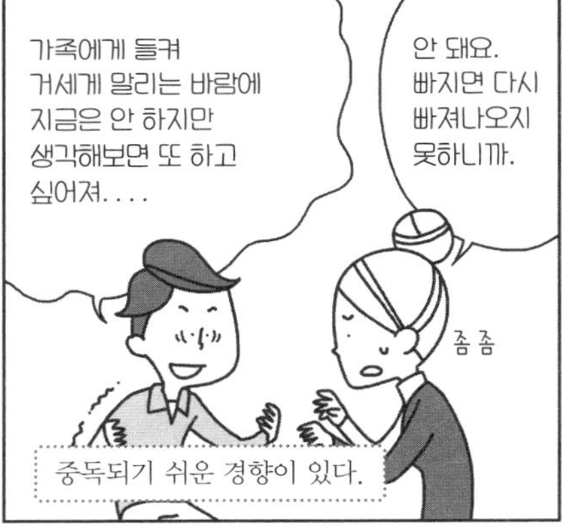
가족에게 들켜
거세게 말리는 바람에
지금은 안 하지만
생각해보면 또 하고
싶어져....
안 돼요.
빠지면 다시
빠져나오지
못하니까.
좀 좀
중독되기 쉬운 경향이 있다.

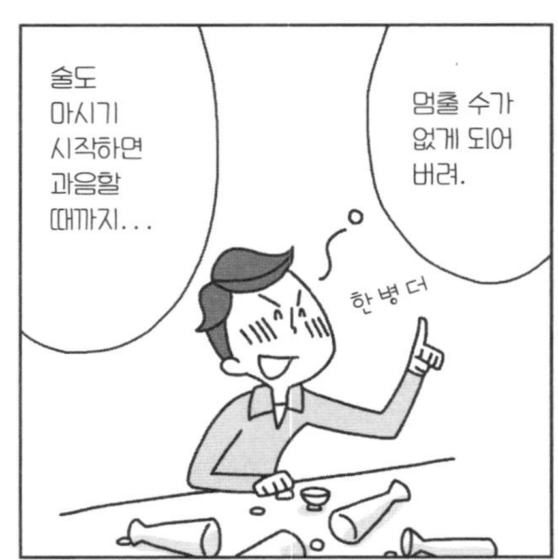
술도
마시기
시작하면
과음할
때까지...
멈출 수가
없게 되어
버려.
한 병 더

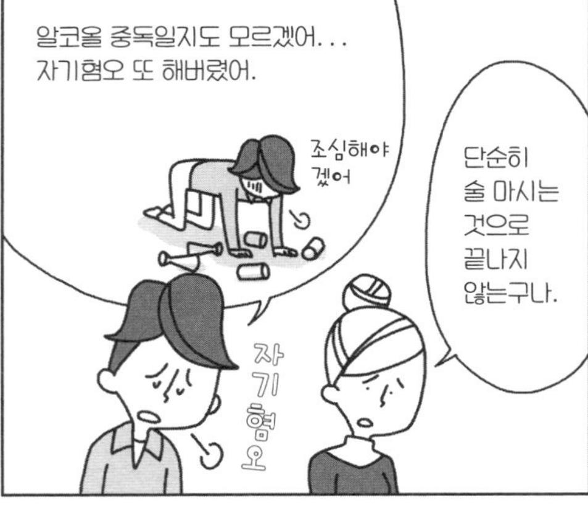
알코올 중독일지도 모르겠어...
자기혐오 또 해버렸어.
조심해야
겠어
단순히
술 마시는
것으로
끝나지
않는구나.
자기혐오

해설

ADHD인 사람은 새로운 것에 흥미를 느끼기 쉬운 특성이 있습니다. 이것을 '신기함 추구 경향, 신기함 탐색 경향'이라고 합니다.

예를 들면, 가게에서 새로운 상품을 보거나 신상품 광고가 눈에 띄면 흥미 있는 물건에 흠뻑 빠져들어 갑자기 사버리고 맙니다. 사고 싶다는 충동이 강해 돈에 여유가 없어도 카드빚을 내서라도 물건을 삽니다. 그렇게까지 해서 손에 넣은 후 이내 싫증을 내버리고, 존재 자체를 잊어버리는 경우가 있습니다.

호기심이 왕성하고 취미나 배우는 것이 많은 사람도 있습니다. 그러나 싫증 내기 쉽고, 처음에는 파고들어도 계속하지 못하고 귀찮게 되어 버립니다. 역시 마찬가지로, 도구만 미리 준비해서 잔뜩 사 놓고, 사용하지 않은 채 그대로 수중에 남게 됩니다.

비교적 간단하게 자극이나 북돋움을 받을 수 있는 습관에는 쉽게 빠지기 쉽고, 중독으로 발전하게 되는 경우가 있습니다. 예를 들면, 약물이나, 도박, 게임 등입니다. 게임에 너무 빠져서 먹고 자는 것조차 잊고 몸을 상하게 한다거나 회사를 그만둬 버린다거나 하는 예도 있습니다. 강한 자극이 지속되기 때문에 헤어나지 못하게 되는 것입니다.

새로운 것을 좋아한다는 것이 나쁜 것은 아니지만, 이러한 문제로 이어진다는 사실이 걱정입니다.

침착성이 없다

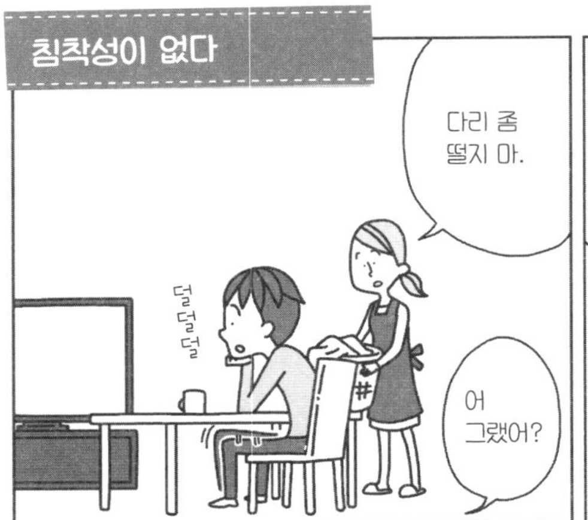
덜덜덜
다리 좀 떨지 마.
어 그랬어?

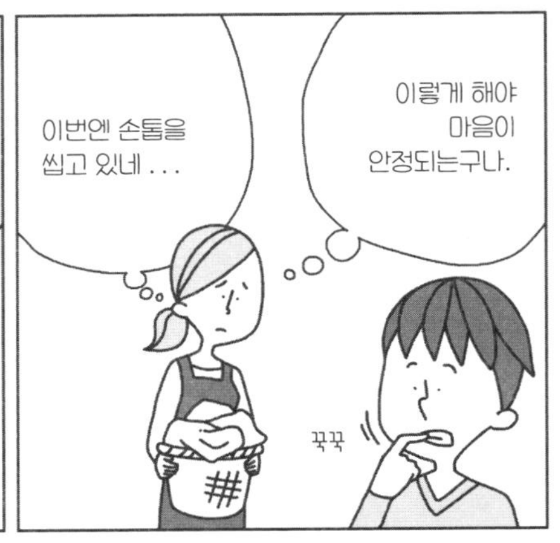
이번엔 손톱을 씹고 있네 . . .
이렇게 해야 마음이 안정되는구나.
꾹꾹

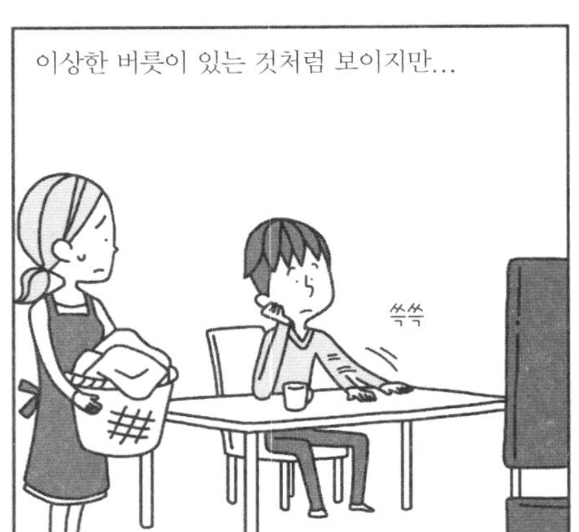
이상한 버릇이 있는 것처럼 보이지만…
쓱쓱

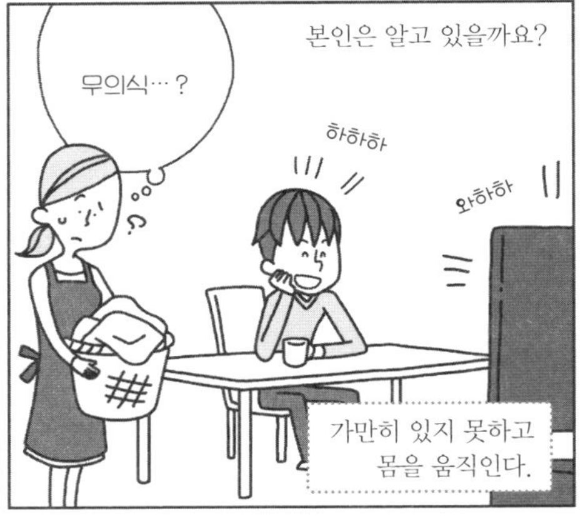
본인은 알고 있을까요?
무의식…?
하하하
와하하
가만히 있지 못하고 몸을 움직인다.

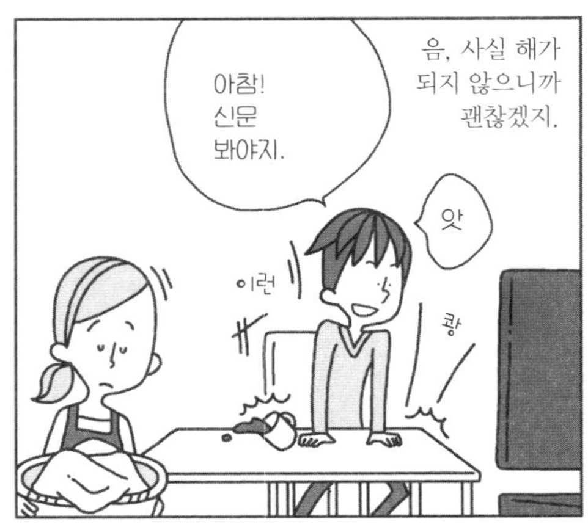
음, 사실 해가 되지 않으니까 괜찮겠지.
아참! 신문 봐야지.
앗
이런
쾅

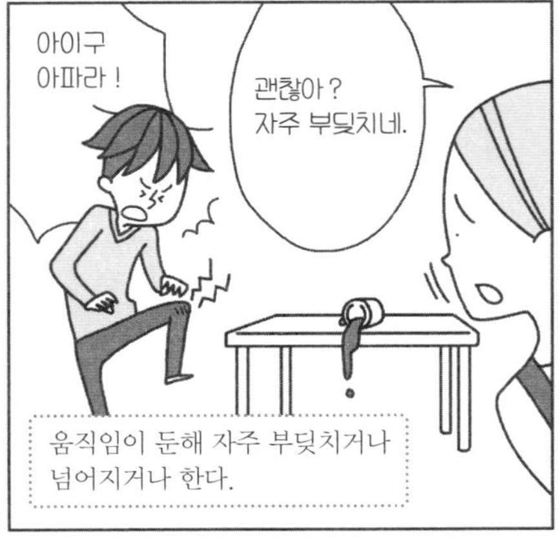
아이구 아파라 !
괜찮아? 자주 부딪치네.
움직임이 둔해 자주 부딪치거나 넘어지거나 한다.

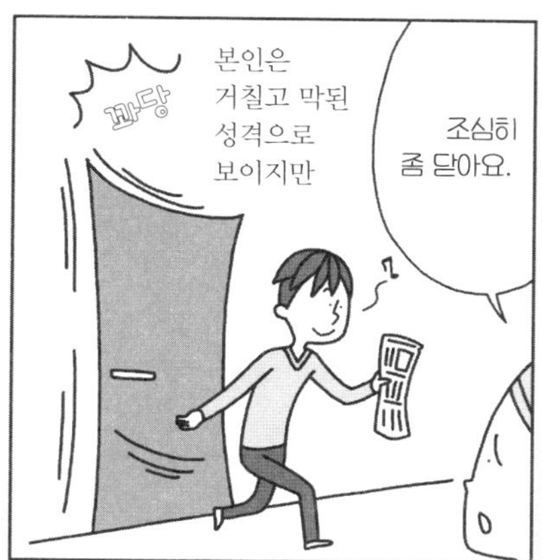
본인은
거칠고 막된
성격으로
보이지만
꽈당
조심히
좀 닫아요.

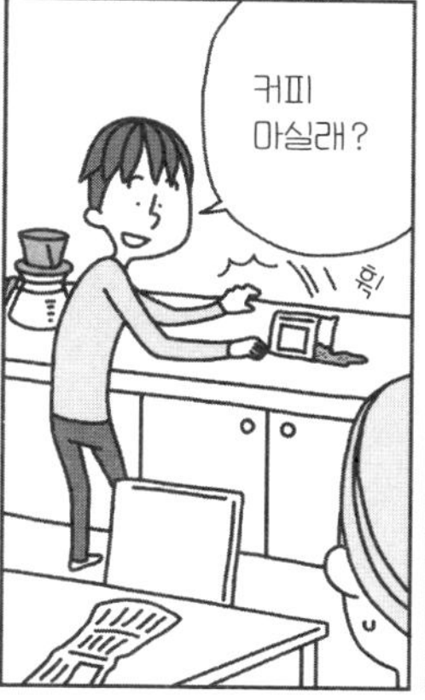
커피
마실래?
휙

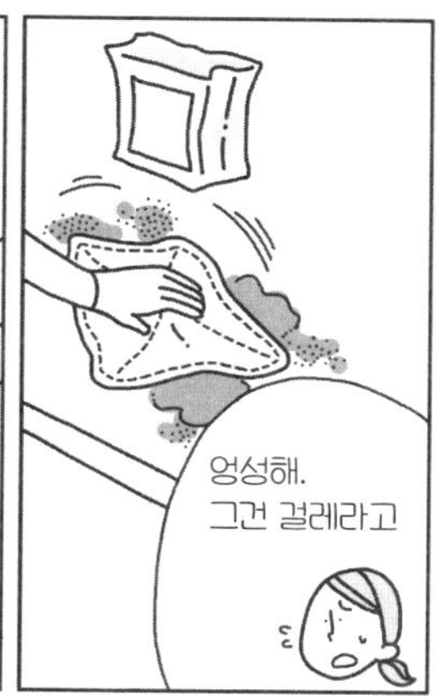
엉성해.
그건 걸레라고

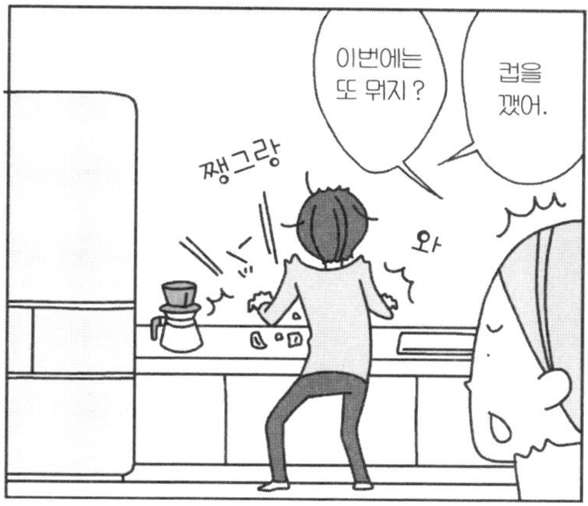
쨍그랑
와
이번에는
또 뭐지?
컵을
깼어.

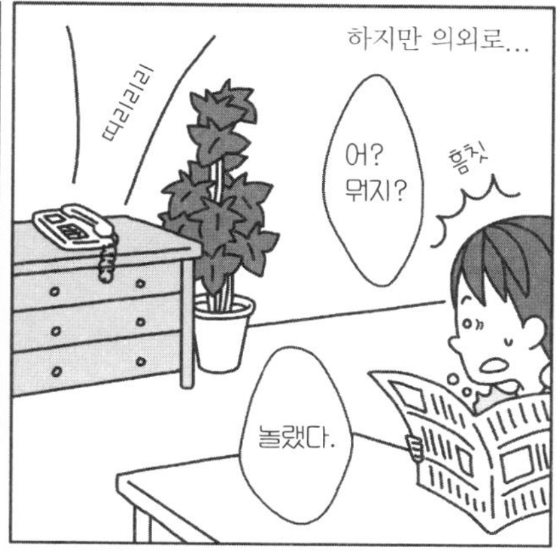
하지만 의외로…
따리리리
어?
뭐지?
흠칫
놀랬다.

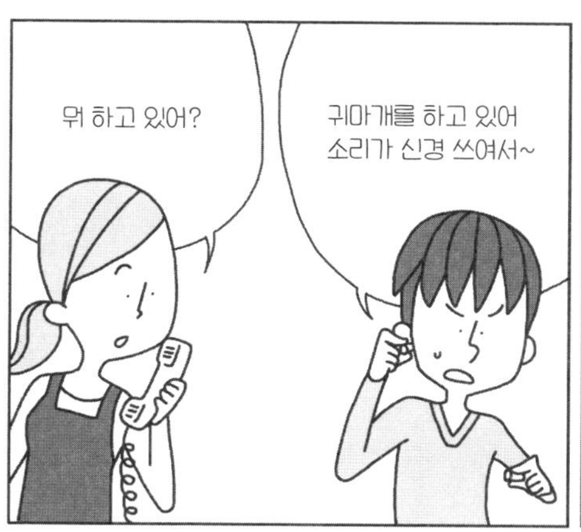
뭐 하고 있어?
귀마개를 하고 있어
소리가 신경 쓰여서~

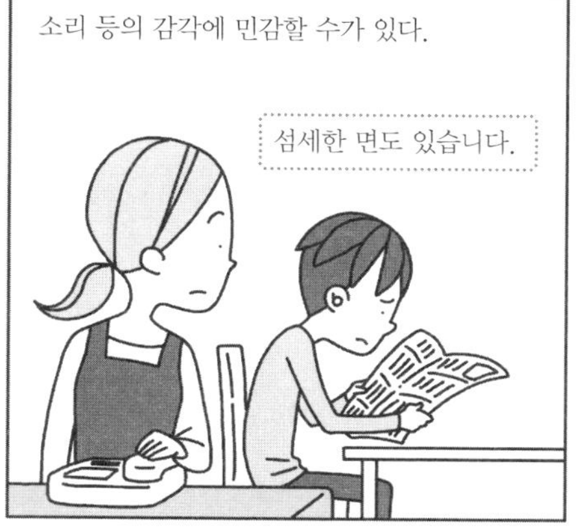
소리 등의 감각에 민감할 수가 있다.
섬세한 면도 있습니다.

해설

ADHD의 특징인 과잉 행동은 9살 무렵을 정점으로 점점 침착하게 됩니다. 그러나 성인이 되어서도 가만히 앉아있는 것을 싫어하고, 안절부절 침착하지 못하고, 다리를 방정맞게 떨거나 손에 가지고 있는 것을 만지작거리고 소리를 내는 등의 버릇이 남아 있는 사람이 많이 있습니다.

차를 타거나 영화나 콘서트 등을 앉아서 본다거나 하는 것을 잘하지 못하는 사람도 있습니다. 행렬로 줄을 서거나 기다리게 되거나 하는 것도 고통입니다. 조용히 해야 하는 장면에서 잡담을 참는 것이 괴롭다는 사람도 있습니다.

성급함에 부주의한 행동으로 어딘가에 몸을 부딪치거나 넘어지거나 물건을 떨어뜨리거나 하기 쉽습니다. 갑자기 움직이거나 달리거나 하는 경우도 많습니다. 주위에서 거칠다거나 난폭하다거나 하는 인상을 받기도 합니다.

하지만, 다른 한편으로 사람들의 이야기 소리나 소음 등 소리에 민감하거나 감각의 예민함에 시달리는 경우도 있습니다. 옷의 촉감이나 음식의 맛과 감촉, 냄새, 눈부심 등이 신경 쓰이는 측면도 있고, 아주 섬세한 특징도 있습니다. 이것은 뇌 안의 전두전야에서 행하는 불필요한 정보를 배제하는 기능이 약하기 때문으로 보입니다.

말을 이해하기 어렵다

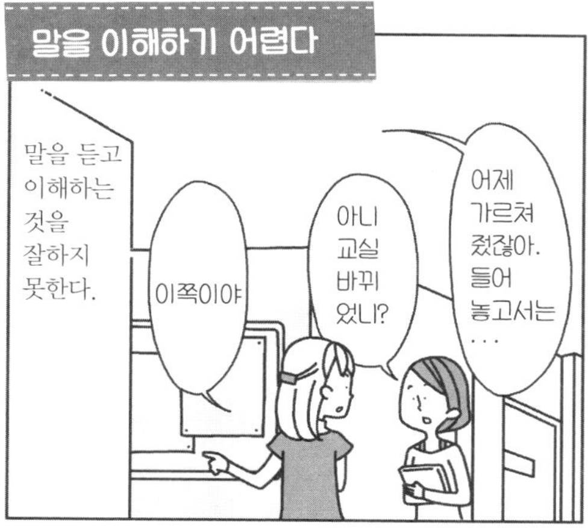
말을 듣고
이해하는
것을
잘하지
못한다.
어제
가르쳐
줬잖아.
들어
놓고서는
...
아니
교실
바뀌
었니?
이쪽이야

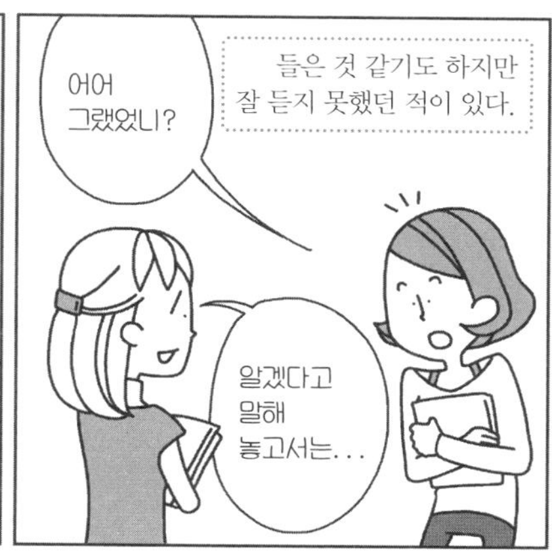
들은 것 같기도 하지만
잘 듣지 못했던 적이 있다.
어어
그랬었니?
알겠다고
말해
놓고서는...

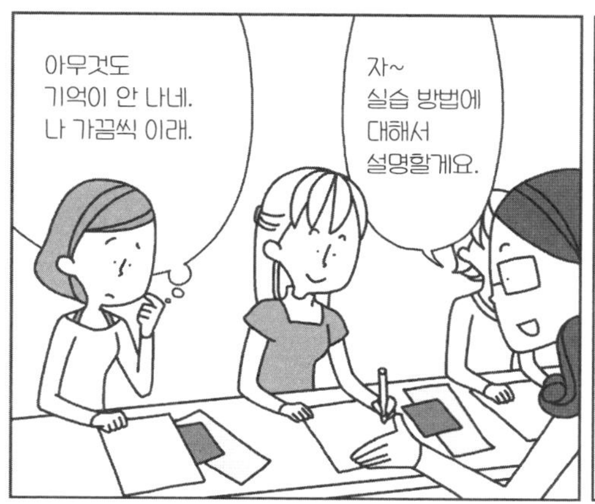
자~
실습 방법에
대해서
설명할게요.
아무것도
기억이 안 나네.
나 가끔씩 이래.

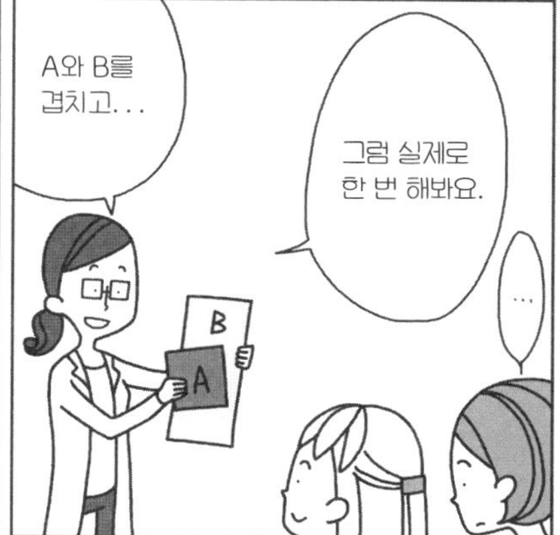
A와 B를
겹치고...
그럼 실제로
한 번 해봐요.
...
B
A

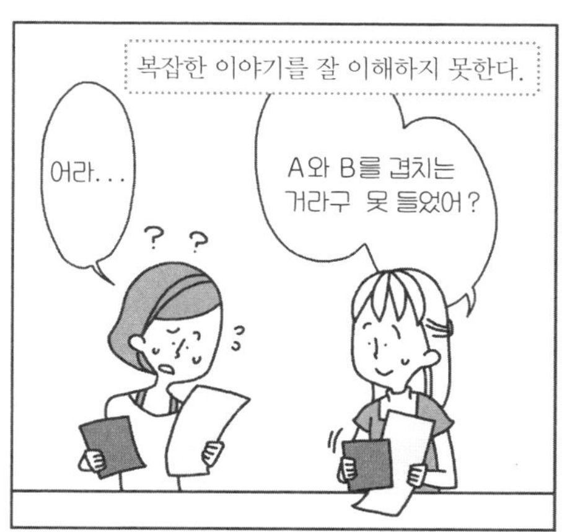
복잡한 이야기를 잘 이해하지 못한다.
A와 B를 겹치는
거라구 못 들었어?
어라...
? ?

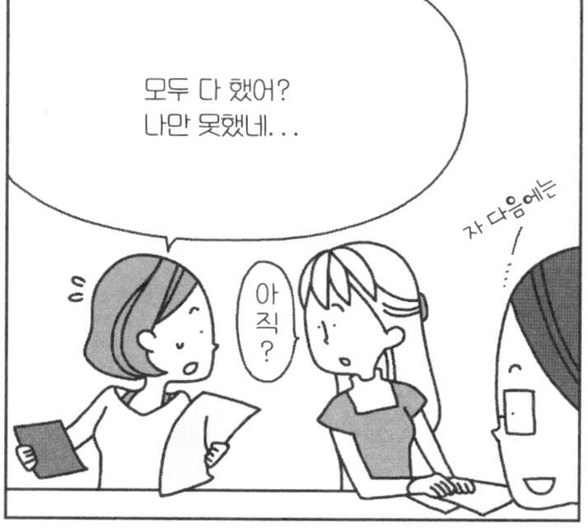
모두 다 했어?
나만 못했네...
아직?
자 다음에는

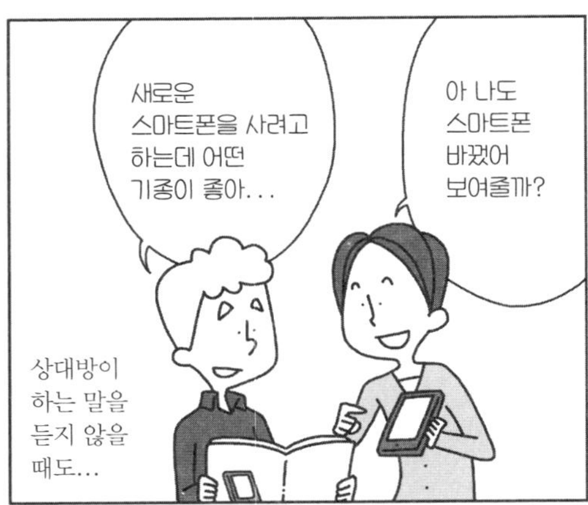
새로운
스마트폰을 사려고
하는데 어떤
기종이 좋아...
아 나도
스마트폰
바꿨어
보여줄까?
상대방이
하는 말을
듣지 않을
때도...

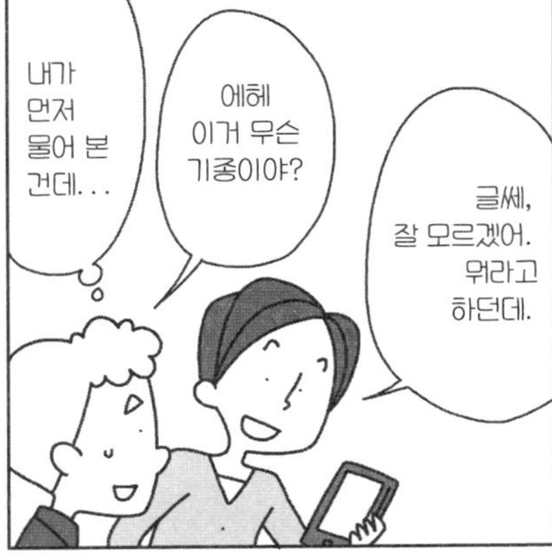
내가
먼저
물어 본
건데...
에헤
이거 무슨
기종이야?
글쎄,
잘 모르겠어.
뭐라고
하던데.

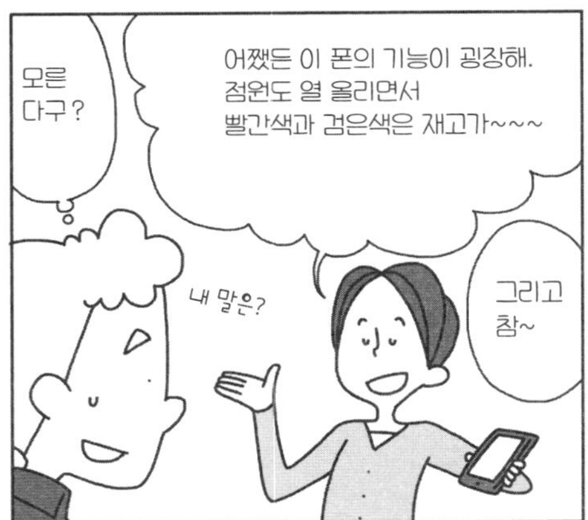
모른
다구?
어쨌든 이 폰의 기능이 굉장해.
점원도 열 올리면서
빨간색과 검은색은 재고가~~~
내 말은?
그리고
참~

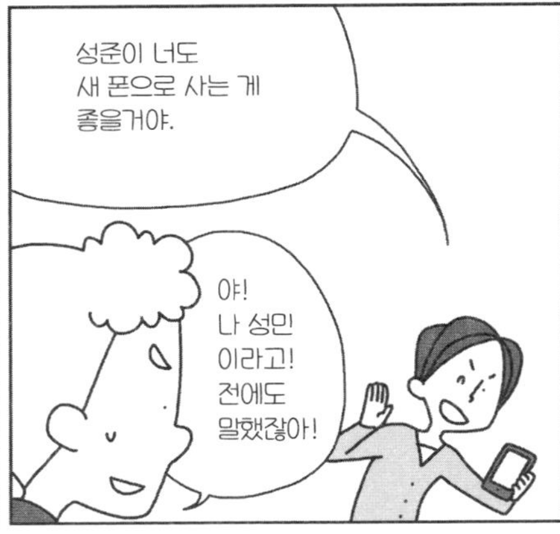
성준이 너도
새 폰으로 사는 게
좋을거야.
야!
나 성민
이라고!
전에도
말했잖아!

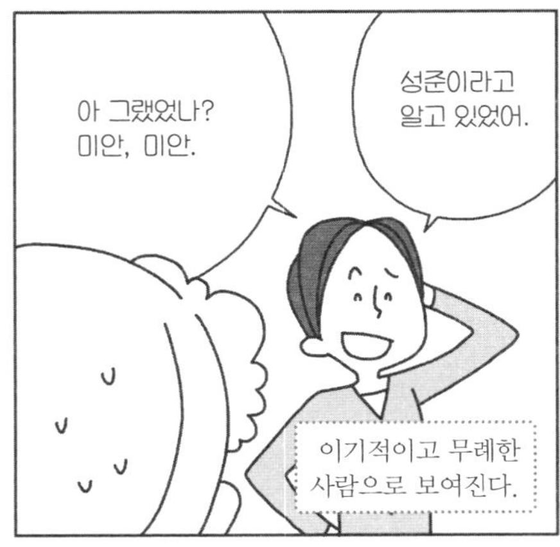
아 그랬었나?
미안, 미안.
성준이라고
알고 있었어.
이기적이고 무례한
사람으로 보여진다.

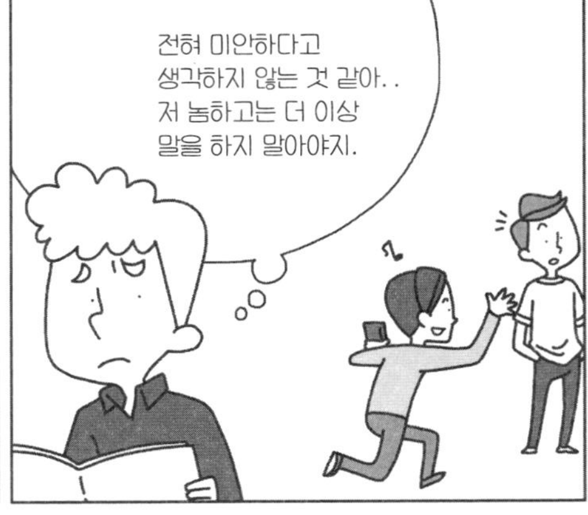
전혀 미안하다고
생각하지 않는 것 같아..
저 놈하고는 더 이상
말을 하지 말아야지.

해설

ADHD 경향이 있는 사람에게는 타인의 말을 잘 이해하지 못해 어려움을 겪는 사람이 있습니다.

원인으로, 이야기를 듣는 동안에도 다른 것에 정신이 팔려서 집중할 수 없는 것으로 보입니다. 또한 성급함 때문에 이야기가 끝날 때까지 기다리지 못하고 중간까지만 듣고 마는 경우도 있습니다.

또한 상대가 무슨 의도로 말하는지 머릿속으로 생각하는 것을 싫어하기 때문에 말을 잘 이해하지 못하는 경우도 있습니다. 빈정대는 말이나 농담도 통하지 않습니다. 특히 복잡한 일이나 주위의 지루할 정도로 장황한 이야기는 질색합니다. 상대의 본심을 읽지 못해 속기 쉬운 사람도 있습니다.

들은 내용을 기억하는 것도 잘하지 못합니다. 부분적으로 잊어버릴 뿐만 아니라, 이야기했었던 것조차 잊어버리는 경우도 있습니다.

어떤 상황에서 어떤 것을 이해하기 어려운지 지금까지의 경험으로 미루어 생각해 봅시다. 이해를 돕는 방법도 대충이 아니라 책이나 그림 등 눈으로 보는 방법이 이해하기 쉬운 '시각 우위형'과 이야기를 주고받는 방법이 이해하기 쉬운 '청각 우위형'으로 나눌 수 있습니다.

참을성이 없어서 이야기에 집중할 수 없는 경우는 가만히 있으면 오히려 마음이 산만해지기 때문에 낙서하거나 머리카락을 만지작거리거나 하면서 대화에 집중하기도 합니다.

환경이 바뀌면...

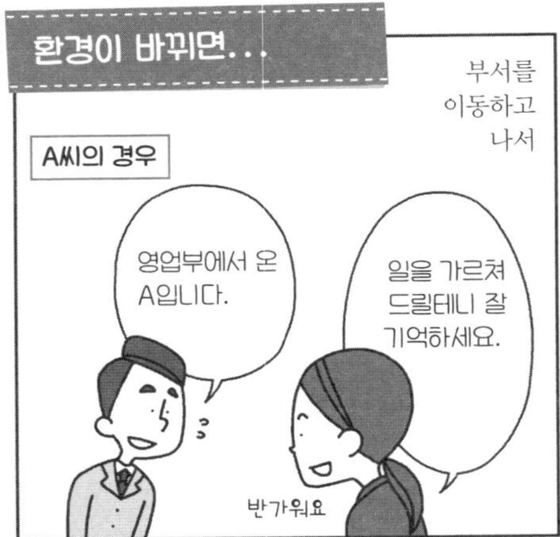

부서를 이동하고 나서
A씨의 경우
영업부에서 온 A입니다.
일을 가르쳐 드릴테니 잘 기억하세요.
반가워요

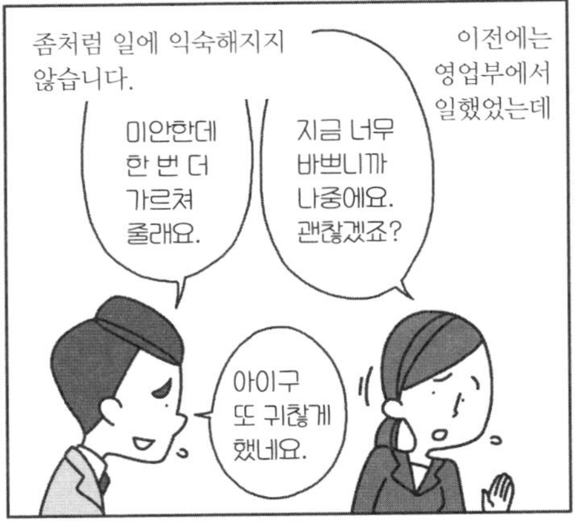

이전에는 영업부에서 일했었는데
좀처럼 일에 익숙해지지 않습니다.
지금 너무 바쁘니까 나중에요. 괜찮겠죠?
미안한데 한 번 더 가르쳐 줄래요.
아이구 또 귀찮게 했네요.

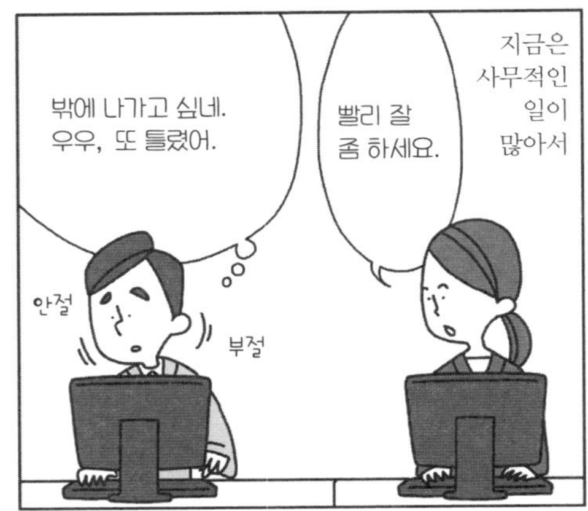

지금은 사무적인 일이 많아서
빨리 잘 좀 하세요.
밖에 나가고 싶네. 우우, 또 틀렸어.
안절
부절

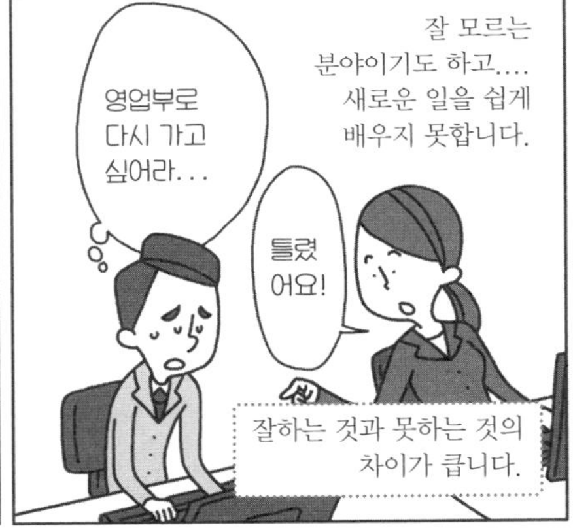

잘 모르는 분야이기도 하고.... 새로운 일을 쉽게 배우지 못합니다.
영업부로 다시 가고 싶어라...
틀렸어요!
잘하는 것과 못하는 것의 차이가 큽니다.

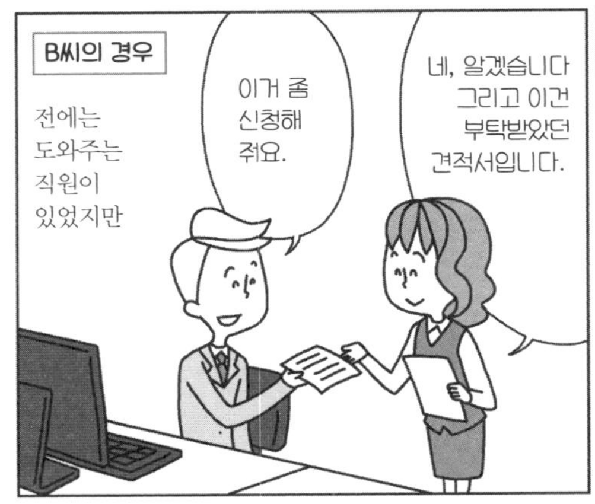

B씨의 경우
전에는 도와주는 직원이 있었지만
네, 알겠습니다 그리고 이건 부탁받았던 견적서입니다.
이거 좀 신청해 줘요.

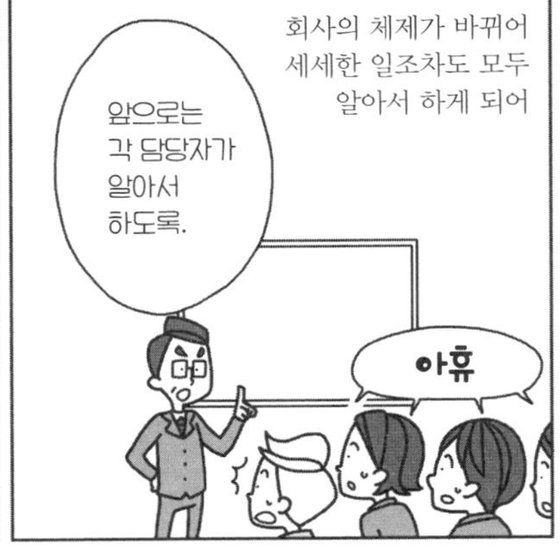

회사의 체제가 바뀌어 세세한 일조차도 모두 알아서 하게 되어
앞으로는 각 담당자가 알아서 하도록.
아휴

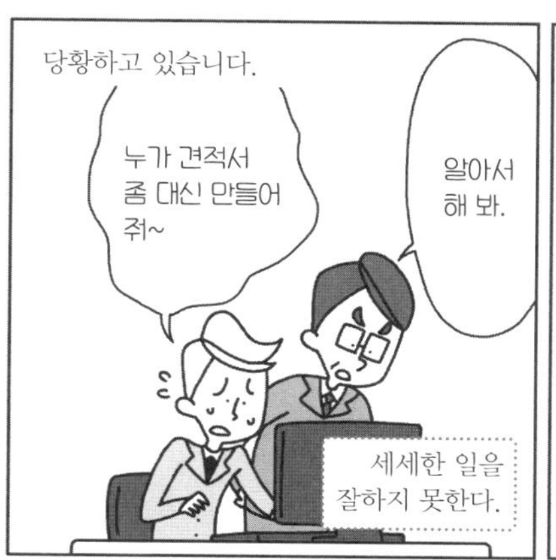
당황하고 있습니다.
누가 견적서 좀 대신 만들어 줘~
알아서 해 봐.
세세한 일을 잘하지 못한다.

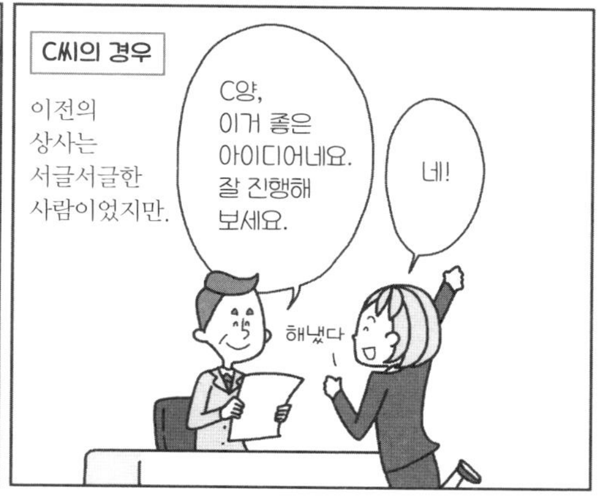
C씨의 경우
이전의 상사는 서글서글한 사람이었지만.
C양, 이거 좋은 아이디어네요. 잘 진행해 보세요.
네!
해냈다

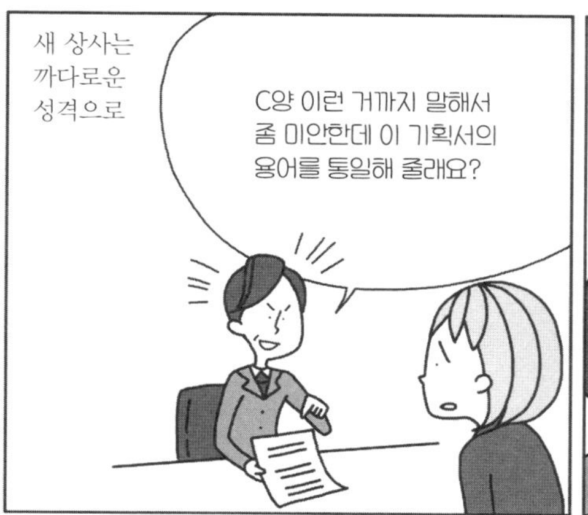
새 상사는 까다로운 성격으로
C양 이런 거까지 말해서 좀 미안한데 이 기획서의 용어를 통일해 줄래요?

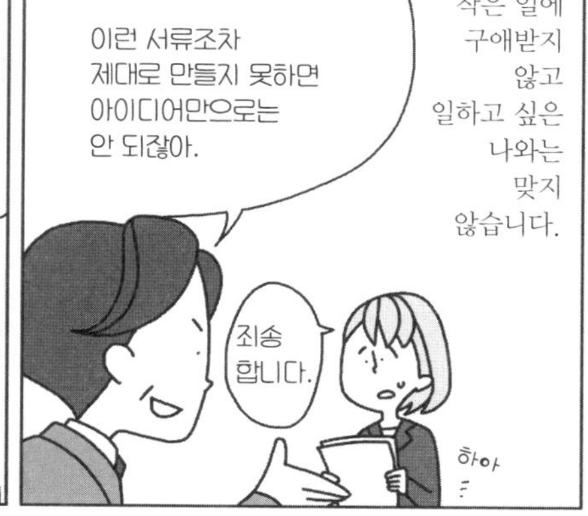
작은 일에 구애받지 않고 일하고 싶은 나와는 맞지 않습니다.
이런 서류조차 제대로 만들지 못하면 아이디어만으로는 안 되잖아.
죄송합니다.
하아

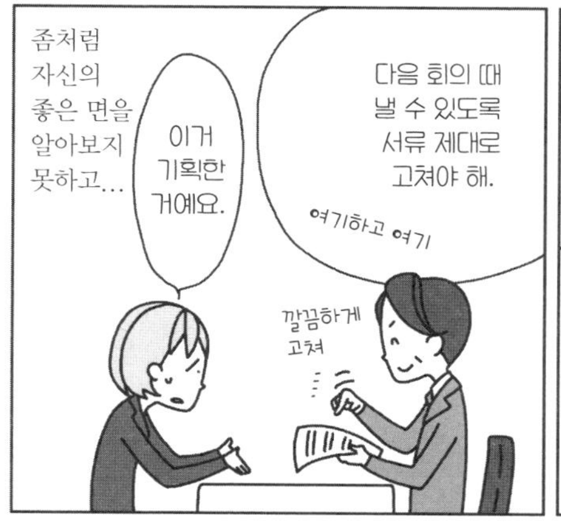
좀처럼 자신의 좋은 면을 알아보지 못하고...
이거 기획한 거예요.
다음 회의 때 낼 수 있도록 서류 제대로 고쳐야 해.
여기하고 여기
깔끔하게 고쳐

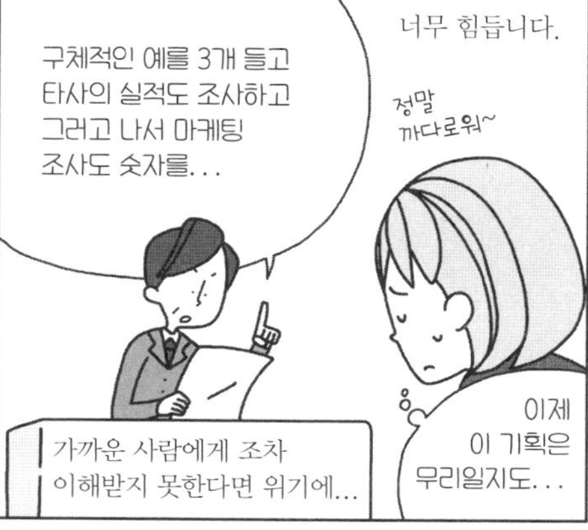
너무 힘듭니다.
구체적인 예를 3개 들고 타사의 실적도 조사하고 그러고 나서 마케팅 조사도 숫자를...
정말 까다로워~
이제 이 기획은 무리일지도...
가까운 사람에게 조차 이해받지 못한다면 위기에...

해설

ADHD인 사람은 적절한 지원을 받거나 ADHD 특성이 문제가 되지 않는 환경에서는 큰 지장 없이 생활해 나갈 수 있습니다.

그래서 그것까지도 이해해 주는 협력자나, 서툰 분야를 지원해 주는 사람이 있어서, 자신에게 맞는 일을 지금까지는 잘했었다는 사람이라도 일의 내용이 달라지거나, 관리자나 보조인이 없게 되거나, 상사가 바뀌게 되거나 하는 것으로 갑자기 적응할 수 없게 되는 경우가 있습니다.

특히 최근에는 기업에서도 인원을 줄이는 경향에 있어서, 그것이 계기가 되어 ADHD가 드러나는 경우도 많습니다. 예를 들어, 판매 담당인 사람의 예에서 직장의 인원이 줄어 지금까지 보조자에게 받았던 견적서나 청구서 작성 등의 업무를 스스로 하지 않으면 안 되게 되어, 서툰 서류 작업에 시간을 다 뺏겨버려 여태껏 잘 해내던 판매 업무도 제대로 돌아가지 않게 되었다는 이야기를 자주 듣습니다.

또한 너그럽고 관대한 상사가 신경질적이고 까다로운 상사로 바뀌자마자 충돌이 많아져 평가가 내려가는 경우도 있습니다.

3장

스스로 할 수 있는 ADHD 대처법

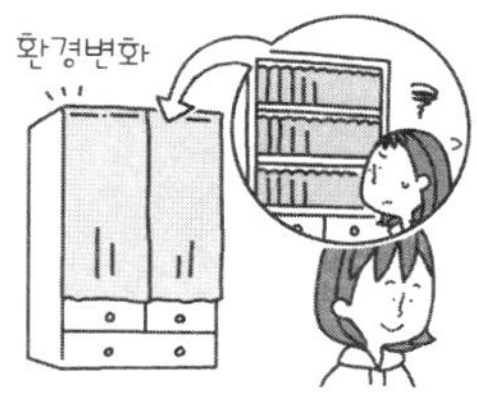

여기에서는 ADHD인 사람이 어려움에
대응하기 위해서, ADHD의
특성을 고려한 극복법을 소개합니다.
ADHD인 사람이 실제로 해보고 효과가 있었던
방법과 미국의 하버드 메디컬 스쿨의
임상 현장에서 효과를 보고 있는
방법 등을 바탕으로 소개하고 있습니다.
ADHD에 의한 어려움은 사람마다
각기 다르기는 하지만,
참고하여 생활을 개선할 수 있는
힌트를 찾기 바랍니다.

ADHD 극복법

자신의 ADHD를 잘 파악하자

여기에서는 자신의 ADHD를 통제해 나가기 위한 실천적인 방법에 대해 생각해 봅시다.

자신이 문제를 극복하기 위한 작전을 세울 때는 자신이 가지고 있는 ADHD의 특성을 고려해서 세워 봅시다. 30쪽에 있는「어려움을 겪고 있는 상황 체크 시트」도 도움이 될 것입니다.

예를 들어, 지각하지 않기 위한 작전을 세운다면 그 밑바탕에 '제시간에 맞게 잘하지 못한다, 막판에 당황하기 쉽다' 등 어떤 ADHD의 특성이 있어서 지각을 하는지 알아야만 합니다. 단지 서두르기만 하고 쉽고 빠른 방법만으로 하는 작전은 잘 안 됩니다.

또한 모든「어려움을 겪고 있는 상황」에 대한 대처법으로, 공통으로 도움이 되는 생각하는 방법을 몇 가지 알려드립니다.

ADHD인 사람은 앞으로의 상황을 추측하고 판단하는 것을 잘하지 못합니다. 그래서 앞으로의 상황을 추측하고 쉽게 판단하려는 방법은 여러 상황에 부딪혀 직접 경험을 많이 해 보는 것입니다. 그런 경험이 쌓이면 ADHD 통제에 도움이 될 수 있습니다.

어려운 일을 겪게 되었을 때, 패닉 상태에 빠지지 말고 문제를 써보거나 리스트 업 한다거나 해서 상황을 정리하고 앞으로 어떻게 할 것인가를 생각하고 판단하기 쉽게 해봅시다.

또한, ADHD의 뇌는 관심의 대상을 아주 빠르게 바뀌게 만들고, 보이지 않는 것은 인식하기도 어렵게 한다는 것입니다. 잊어서는 안 되는 물건은 보기 쉽게 해 두는 것이 실수와 실패를 줄일 수 있는 요령입니다.

또한 의도적으로 느긋하게 행동함으로써 실수를 줄일 수 있습니다. 충동적으로 행동하고 발언하는 일로 수많은 실패를 불러일으킨 경험이 있는 사람들은 특히나 한 번 숨을 쉬고 난 후에 행동합시다.

그리고 중요한 것이 「선수필승(先手必勝)」이라는 것입니다. 사실은 문제를 일으킬 것인가, 피할 수 있을 것인가의 분기점은 문제가 발생하기 훨씬 전에 있습니다. 예를 들면, 거래처에 가져갈 중요한 서류를 잊을지 말지는 거래처의 접수 창구를 다녀왔을 때 결정되는 것도, 당황해서 회사를 뛰쳐나온 순간도 아닙니다. 전화로 약속을 받고 '다음 방문 때에 이 서류를 가지고 가야한다'라고 결정된 순간에 있다는 것입니다. 이 순간이야말로 문제를 피하기 위해 「여러 가지 방법을 궁리해 볼 수 있는 가장 중요한 순간」입니다.

이 결정적 순간을 잘 판단해서, 잊지 않도록 적절한 주의 환기나 준비를 하면 문제를 방지할 수 있습니다. 많은 것을 경험해 온 성인이어야만 가질 수 있는 강점이라고 말할 수 있습니다.

결정적인 순간에 대하여

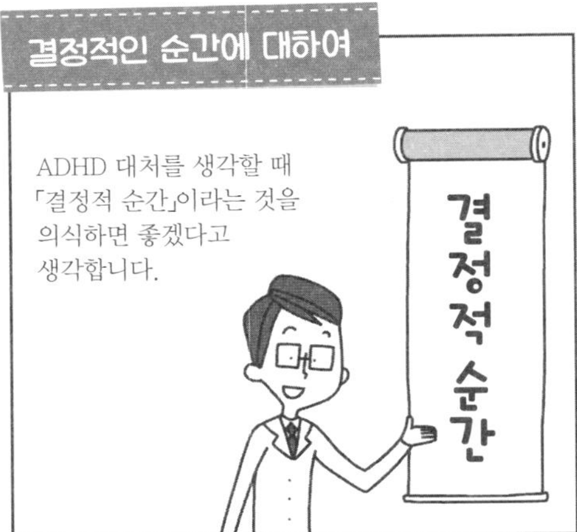

ADHD 대처를 생각할 때
「결정적 순간」이라는 것을
의식하면 좋겠다고
생각합니다.
결정적 순간

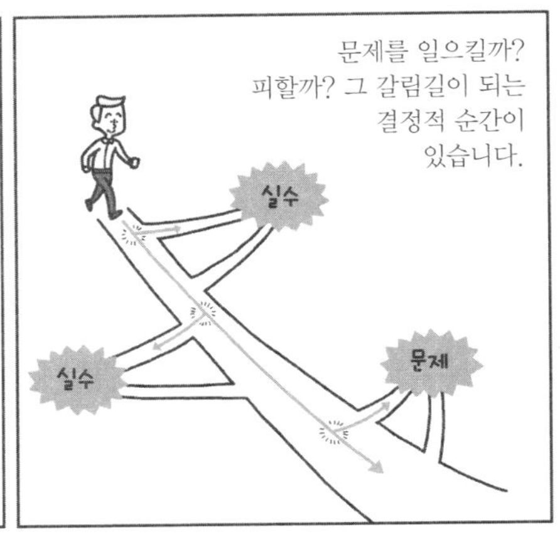

문제를 일으킬까?
피할까? 그 갈림길이 되는
결정적 순간이
있습니다.
실수
실수
문제

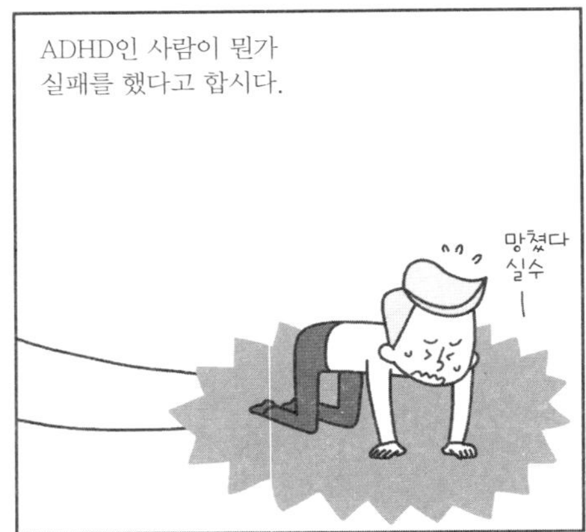

ADHD인 사람이 뭔가
실패를 했다고 합시다.
망쳤다
실수

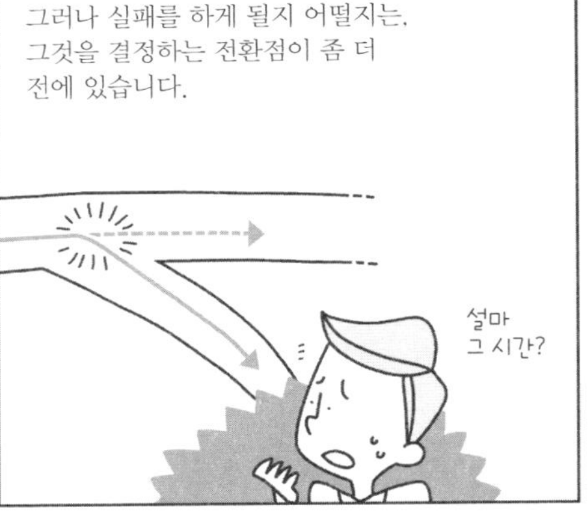

그러나 실패를 하게 될지 어떨지는,
그것을 결정하는 전환점이 좀 더
전에 있습니다.
설마
그 시간?

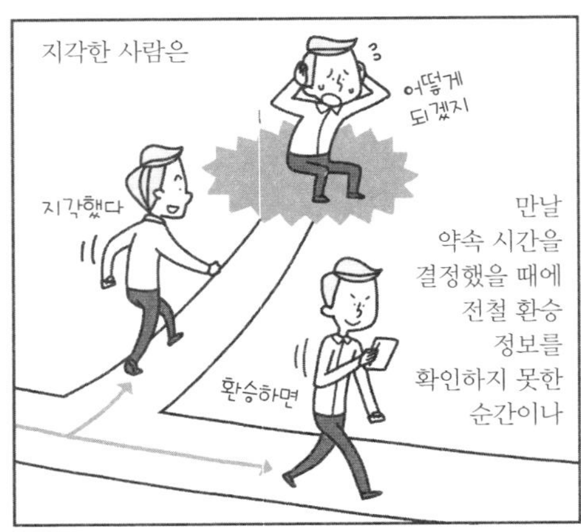

지각한 사람은
어떻게
되겠지
지각했다
만날
약속 시간을
결정했을 때에
전철 환승
정보를
확인하지 못한
순간이나
환승하면

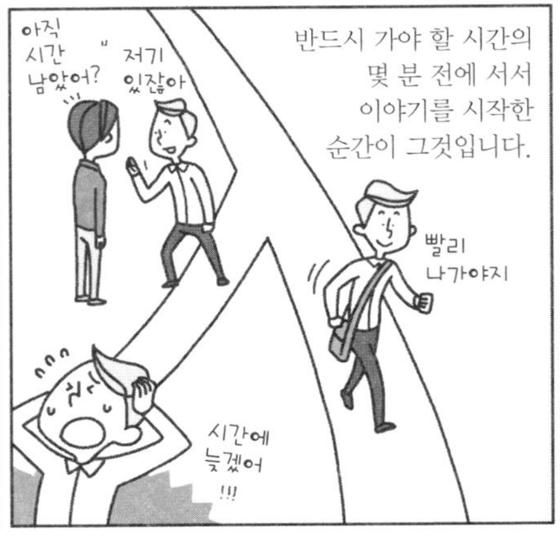

아직
시간
남았어?
저기
있잖아
반드시 가야 할 시간의
몇 분 전에 서서
이야기를 시작한
순간이 그것입니다.
빨리
나가야지
시간에
늦겠어
!!!

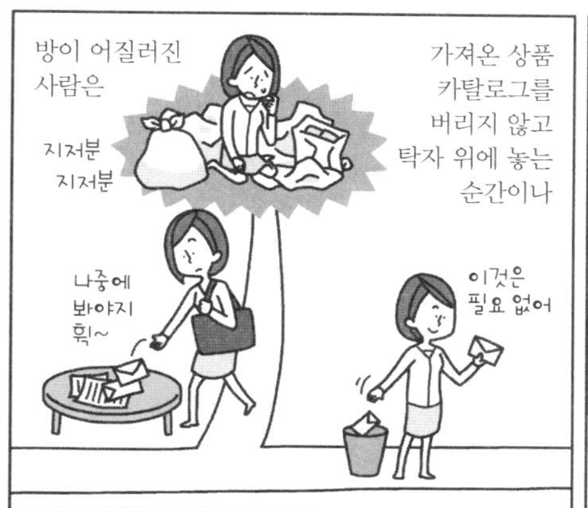
방이 어질러진
사람은
가져온 상품
카탈로그를
버리지 않고
탁자 위에 놓는
순간이나
지저분
지저분
나중에
봐야지
휙~
이것은
필요 없어

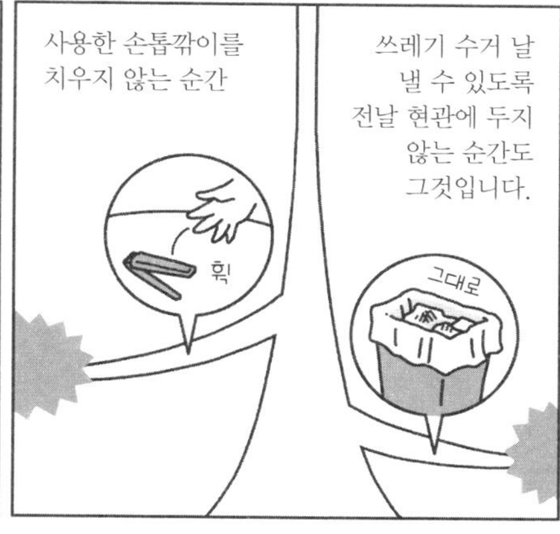
사용한 손톱깎이를
치우지 않는 순간
휙
쓰레기 수거 날
낼 수 있도록
전날 현관에 두지
않는 순간도
그것입니다.
그대로

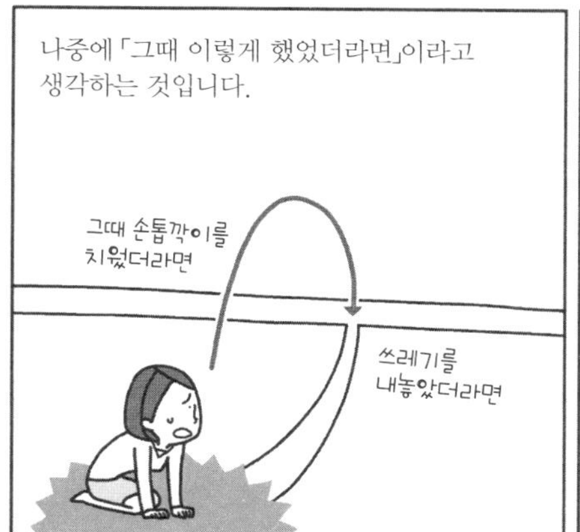
나중에 「그때 이렇게 했었더라면」이라고
생각하는 것입니다.
그때 손톱깎이를
치웠더라면
쓰레기를
내놓았더라면

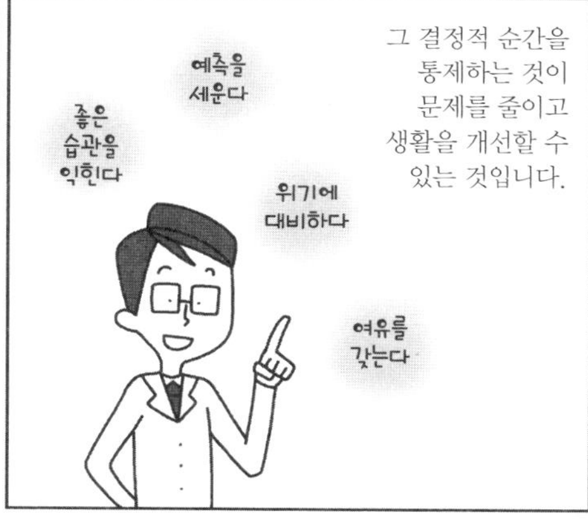
그 결정적 순간을
통제하는 것이
문제를 줄이고
생활을 개선할 수
있는 것입니다.
예측을
세운다
좋은
습관을
익힌다
위기에
대비하다
여유를
갖는다

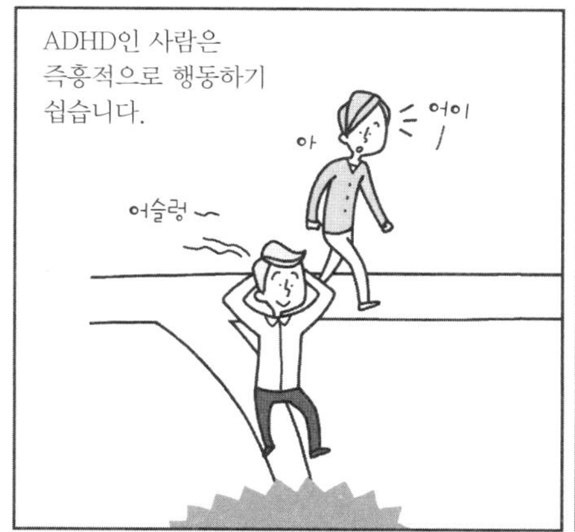
ADHD인 사람은
즉흥적으로 행동하기
쉽습니다.
아
어이
어슬렁~

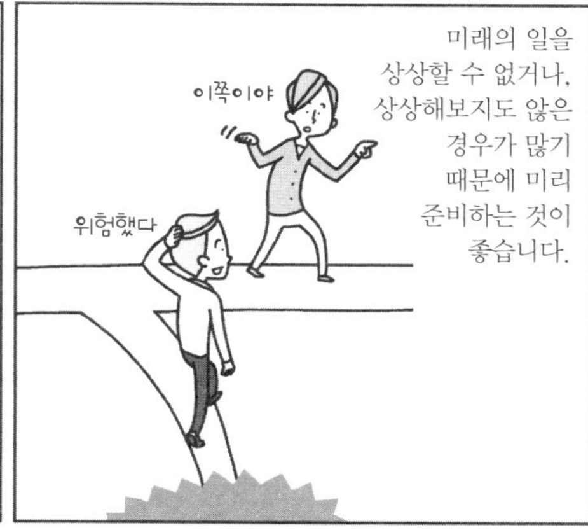
미래의 일을
상상할 수 없거나,
상상해보지도 않은
경우가 많기
때문에 미리
준비하는 것이
좋습니다.
이쪽이야
위험했다

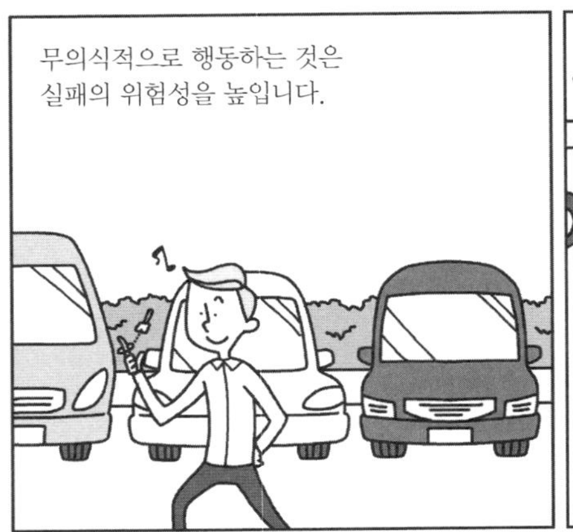
무의식적으로 행동하는 것은
실패의 위험성을 높입니다.

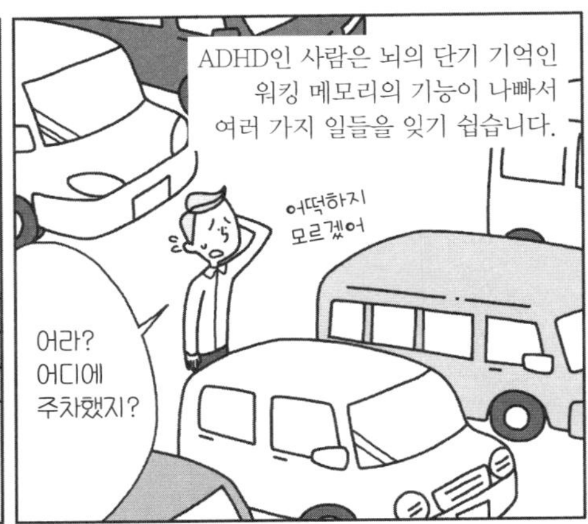
ADHD인 사람은 뇌의 단기 기억인
워킹 메모리의 기능이 나빠서
여러 가지 일들을 잊기 쉽습니다.
어떡하지
모르겠어
어라?
어디에
주차했지?

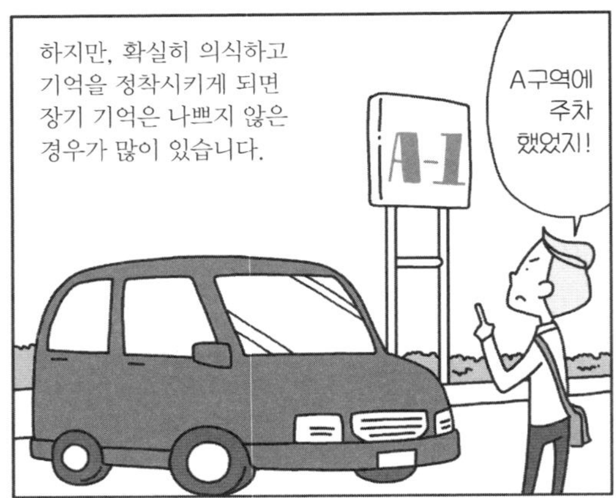
하지만, 확실히 의식하고
기억을 정착시키게 되면
장기 기억은 나쁘지 않은
경우가 많이 있습니다.
A구역에
주차
했었지!
A-1

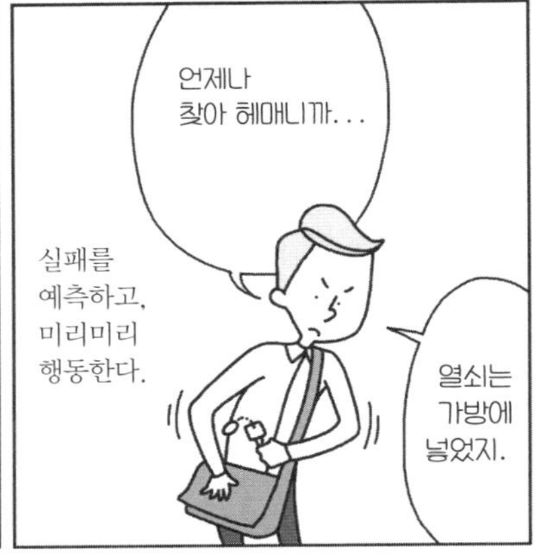
언제나
찾아 헤매니까...
실패를
예측하고,
미리미리
행동한다.
열쇠는
가방에
넣었지.

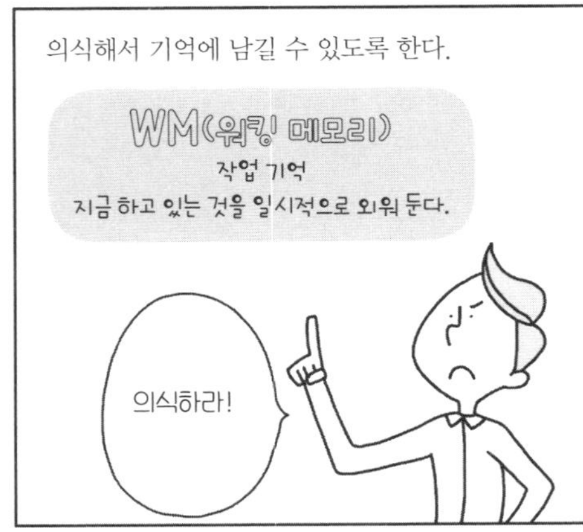
의식해서 기억에 남길 수 있도록 한다.
WM(워킹 메모리)
작업 기억
지금 하고 있는 것을 일시적으로 외워 둔다.
의식하라!

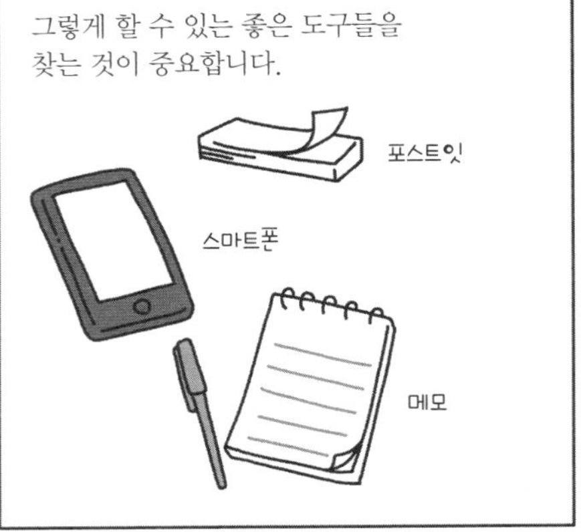
그렇게 할 수 있는 좋은 도구들을
찾는 것이 중요합니다.
포스트잇
스마트폰
메모

ADHD의 대책을 생각하는 데 중요한 각 과제에 공통되는 마음가짐과 「결정적 순간」이라는 개념에 대해서 말씀드렸습니다.

그럼, 여기서부터는 더 구체적인 대처법을 소개하겠습니다. 이 장에서 소개하는 아이디어는 ADHD를 겪는 많은 사람에게 도움을 주는 힌트가 되겠지요.

그러나 ADHD 특성의 나타나는 형태가 사람마다 다르듯이 생활하고 있는 환경이나 입장도 다릅니다. 다른 사람에게는 효과적인 방법이, 반드시 자신의 일상생활에 맞지 않겠지요. 나름의 좋은 방법을 찾아 확립시켜 나갈 때의 생각으로 참고해 주세요.

- 어려움을 겪고 있는 것(어려움을 겪고 있지 않으면 고칠 필요는 없습니다)
- 잘하는 것, 할 수 있는 것
- 일이 잘될 때의 상황
- 주위의 협력을 얻을 수 있는 것

이들을 종합적으로 생각하여 스스로 「할 수 있다」라고 생각하는 구체적인 방법을 생각합시다.

ADHD적 시간 관리법

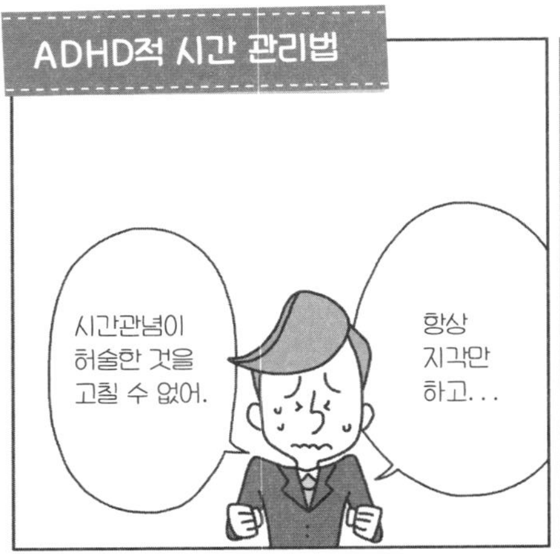
시간관념이
허술한 것을
고칠 수 없어.
항상
지각만
하고...

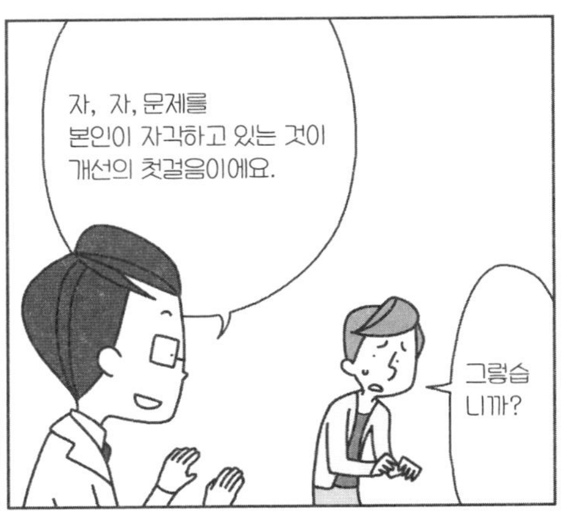
자, 자, 문제를
본인이 자각하고 있는 것이
개선의 첫걸음이에요.
그렇습
니까?

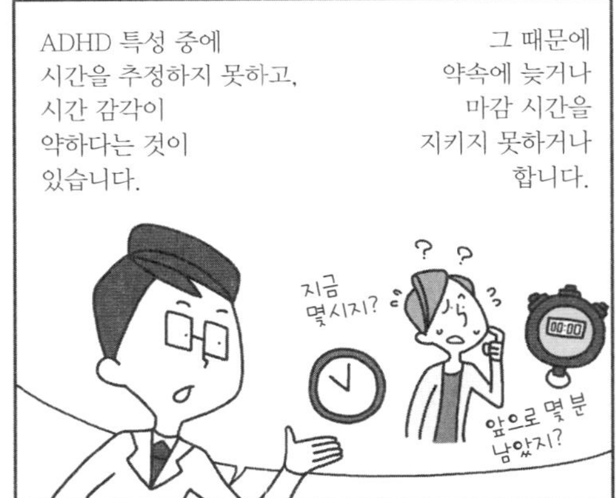
ADHD 특성 중에
시간을 추정하지 못하고,
시간 감각이
약하다는 것이
있습니다.
그 때문에
약속에 늦거나
마감 시간을
지키지 못하거나
합니다.
지금
몇시지?
00:00
앞으로 몇 분
남았지?

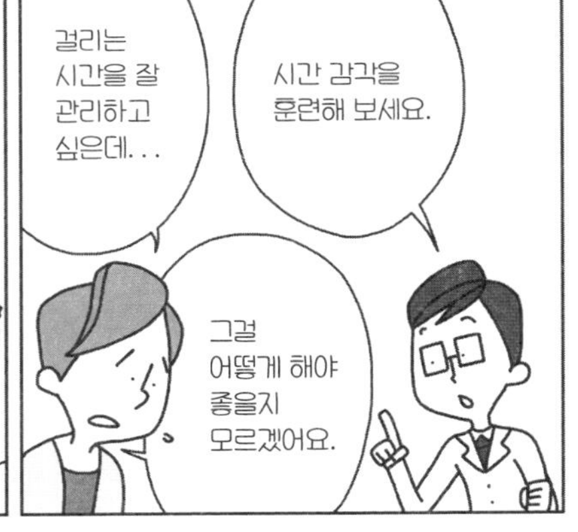
걸리는
시간을 잘
관리하고
싶은데...
시간 감각을
훈련해 보세요.
그걸
어떻게 해야
좋을지
모르겠어요.

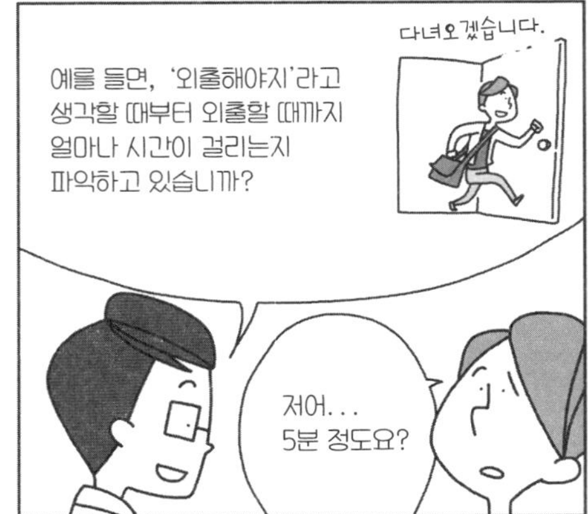
예를 들면, '외출해야지'라고
생각할 때부터 외출할 때까지
얼마나 시간이 걸리는지
파악하고 있습니까?
다녀오겠습니다.
저어...
5분 정도요?

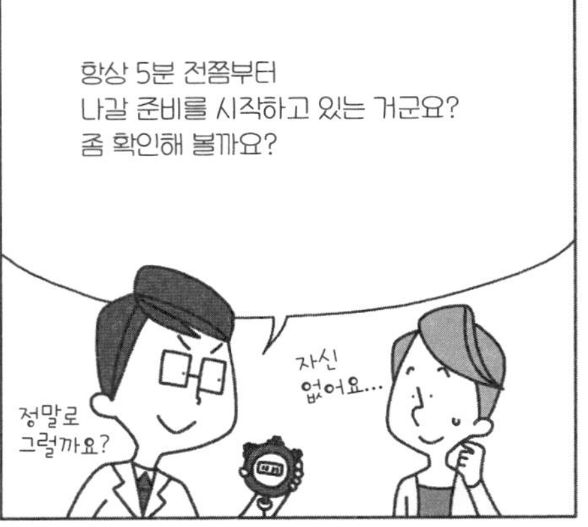
항상 5분 전쯤부터
나갈 준비를 시작하고 있는 거군요?
좀 확인해 볼까요?
정말로
그럴까요?
자신
없어요...

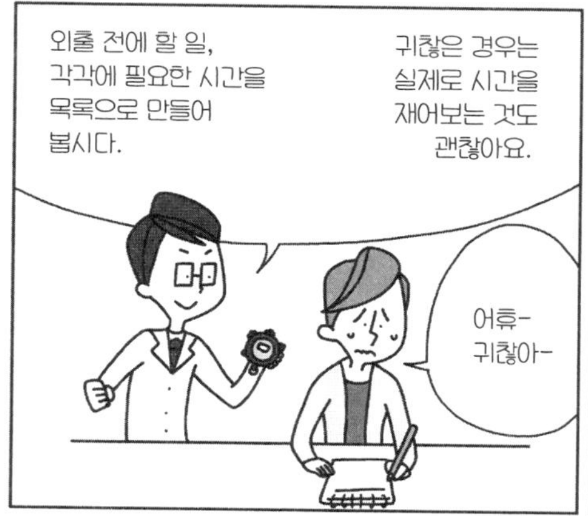
외출 전에 할 일,
각각에 필요한 시간을
목록으로 만들어
봅시다.
귀찮은 경우는
실제로 시간을
재어보는 것도
괜찮아요.
어휴-
귀찮아-

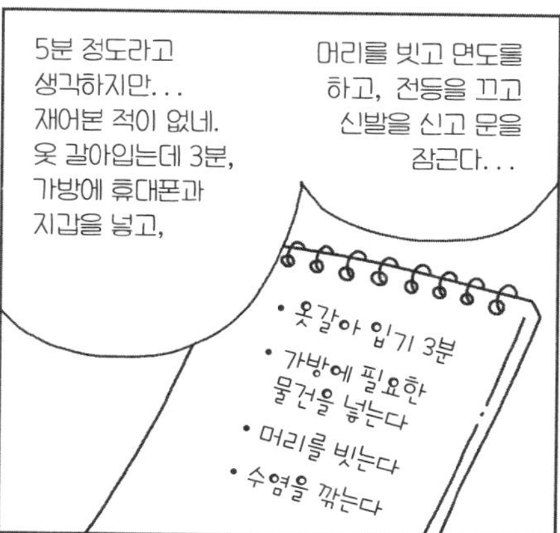
5분 정도라고
생각하지만...
재어본 적이 없네.
옷 갈아입는데 3분,
가방에 휴대폰과
지갑을 넣고,
머리를 빗고 면도를
하고, 전등을 끄고
신발을 신고 문을
잠근다...
• 옷갈아 입기 3분
• 가방에 필요한
물건을 넣는다
• 머리를 빗는다
• 수염을 깎는다

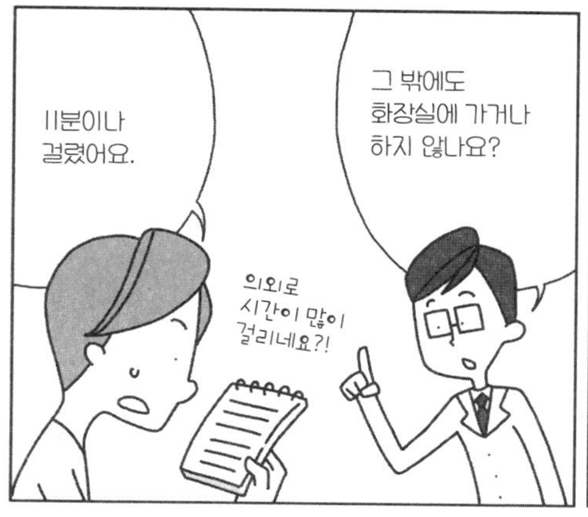
11분이나
걸렸어요.
그 밖에도
화장실에 가거나
하지 않나요?
의외로
시간이 많이
걸리네요?!

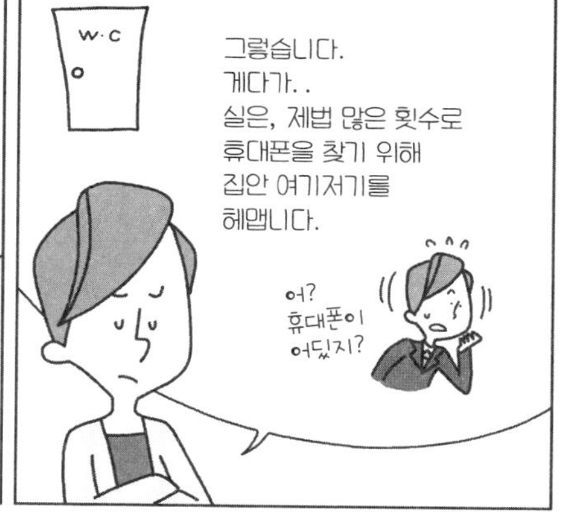
W·C
그렇습니다.
게다가..
실은, 제법 많은 횟수로
휴대폰을 찾기 위해
집안 여기저기를
헤맵니다.
어?
휴대폰이
어딨지?

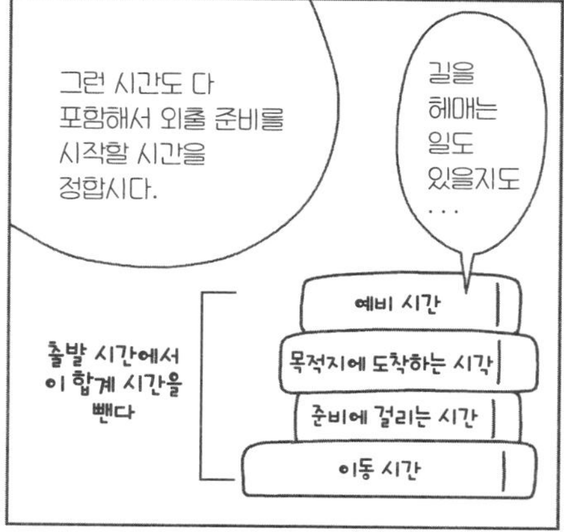
그런 시간도 다
포함해서 외출 준비를
시작할 시간을
정합시다.
길을
헤매는
일도
있을지도
...
예비 시간
목적지에 도착하는 시각
준비에 걸리는 시간
이동 시간
출발 시간에서
이 합계 시간을
뺀다

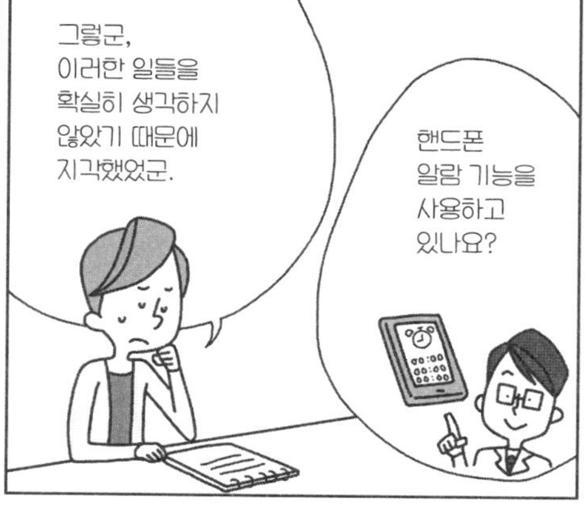
그렇군,
이러한 일들을
확실히 생각하지
않았기 때문에
지각했었군.
핸드폰
알람 기능을
사용하고
있나요?

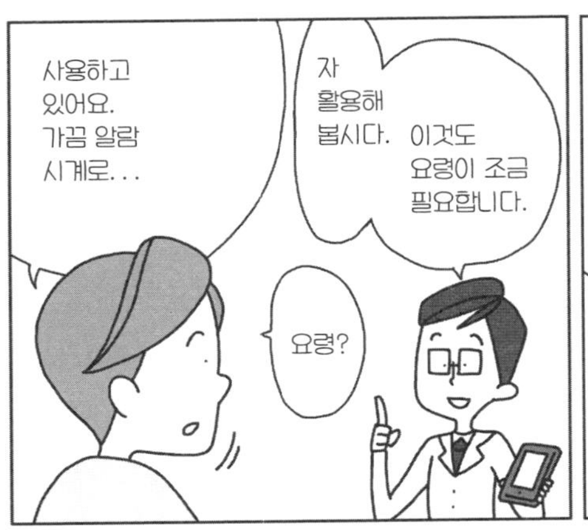
사용하고
있어요.
가끔 알람
시계로...
자
활용해
봅시다.
이것도
요령이 조금
필요합니다.
요령?

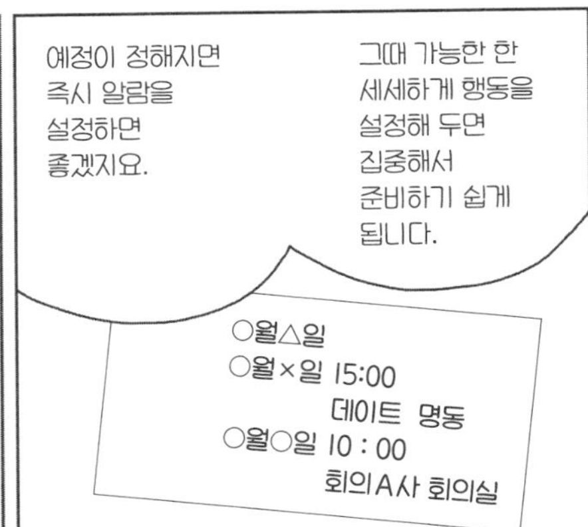
예정이 정해지면
즉시 알람을
설정하면
좋겠지요.
그때 가능한 한
세세하게 행동을
설정해 두면
집중해서
준비하기 쉽게
됩니다.
○월△일
○월×일 15:00
데이트 명동
○월○일 10 : 00
회의A사 회의실

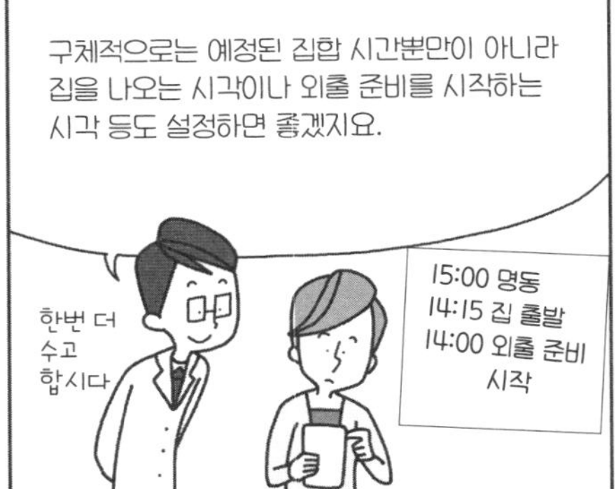
구체적으로는 예정된 집합 시간뿐만이 아니라
집을 나오는 시각이나 외출 준비를 시작하는
시각 등도 설정하면 좋겠지요.
한번 더
수고
합시다
15:00 명동
14:15 집 출발
14:00 외출 준비
시작

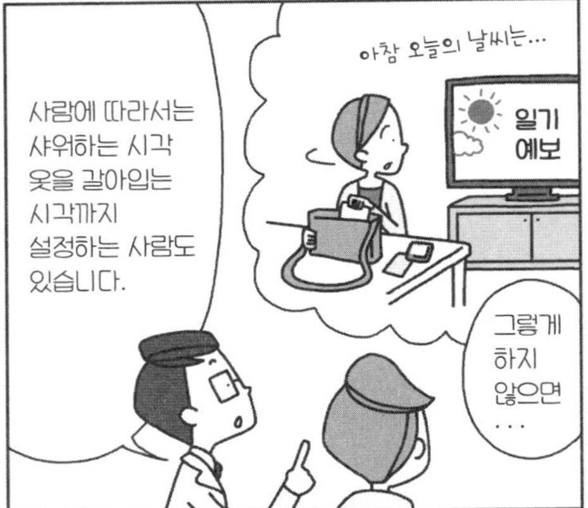
사람에 따라서는
샤워하는 시각
옷을 갈아입는
시각까지
설정하는 사람도
있습니다.
아참 오늘의 날씨는...
일기
예보
그렇게
하지
않으면
...

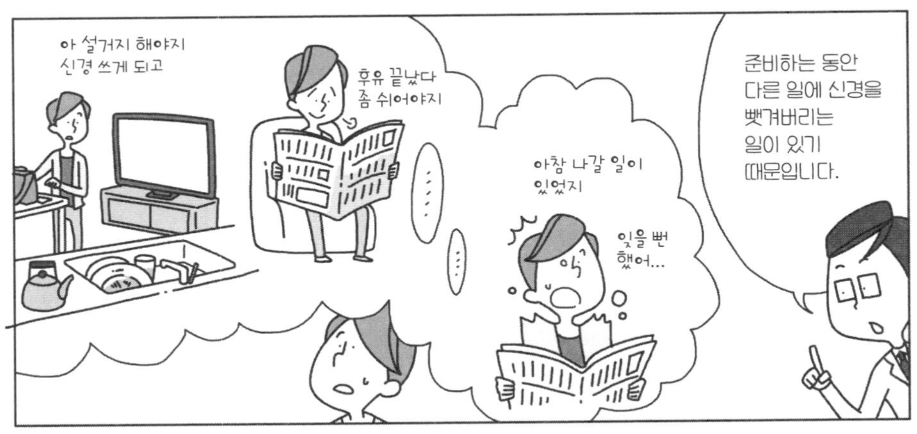
아 설거지 해야지
신경 쓰게 되고
후유 끝났다
좀 쉬어야지
아참 나갈 일이
있었지
잊을 뻔
했어...
준비하는 동안
다른 일에 신경을
뺏겨버리는
일이 있기
때문입니다.

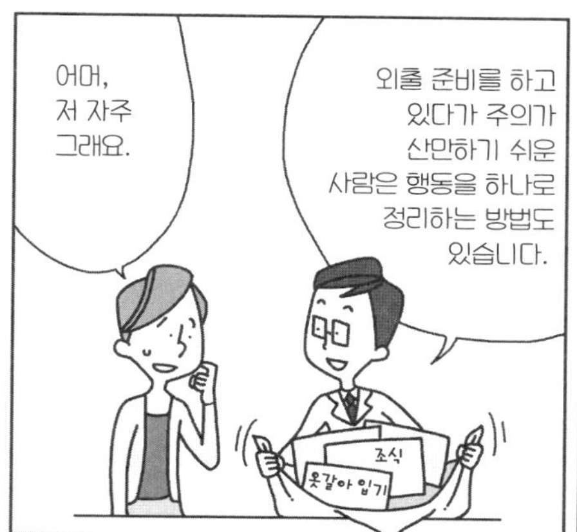
외출 준비를 하고 있다가 주의가 산만하기 쉬운 사람은 행동을 하나로 정리하는 방법도 있습니다.
어머, 저 자주 그래요.
조식
옷갈아 입기

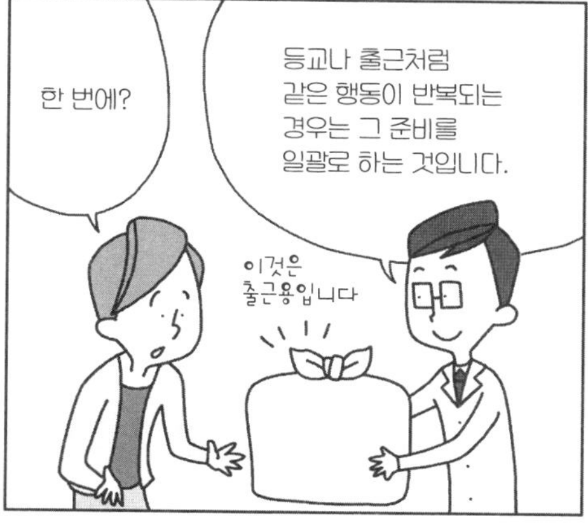
등교나 출근처럼 같은 행동이 반복되는 경우는 그 준비를 일괄로 하는 것입니다.
한 번에?
이것은 출근용입니다

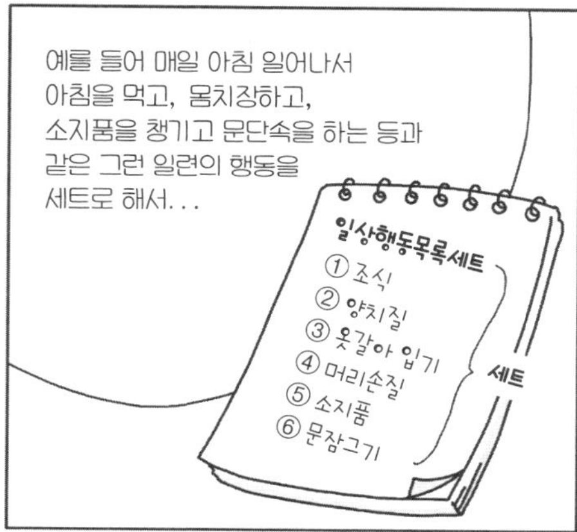
예를 들어 매일 아침 일어나서 아침을 먹고, 몸치장하고, 소지품을 챙기고 문단속을 하는 등과 같은 그런 일련의 행동을 세트로 해서...
일상행동목록세트
① 조식
② 양치질
③ 옷갈아 입기
④ 머리손질
⑤ 소지품
⑥ 문잠그기
세트

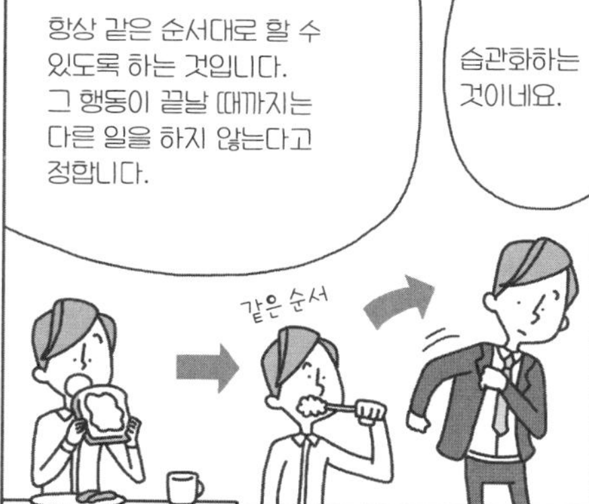
습관화하는 것이네요.
항상 같은 순서대로 할 수 있도록 하는 것입니다. 그 행동이 끝날 때까지는 다른 일을 하지 않는다고 정합니다.
같은 순서

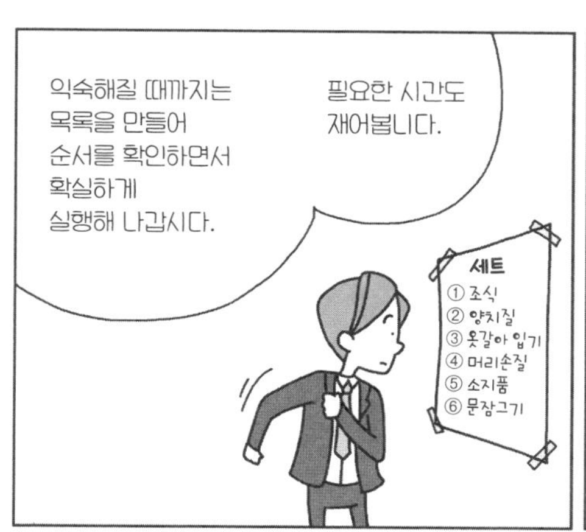
필요한 시간도 재어봅니다.
익숙해질 때까지는 목록을 만들어 순서를 확인하면서 확실하게 실행해 나갑시다.
세트
① 조식
② 양치질
③ 옷갈아 입기
④ 머리손질
⑤ 소지품
⑥ 문잠그기

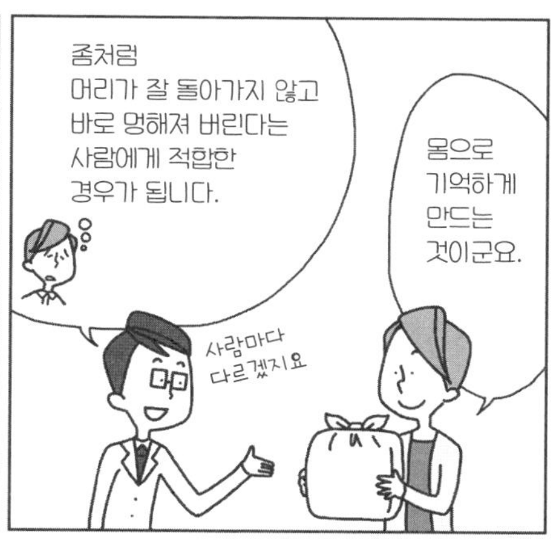
몸으로 기억하게 만드는 것이군요.
좀처럼 머리가 잘 돌아가지 않고 바로 멍해져 버린다는 사람에게 적합한 경우가 됩니다.
사람마다 다르겠지요

항상 어떨 때 시간이 부족합니까?

- 일을 시작하는 것이 너무 늦다
- 예정된 일을 잊어버린다
- 시간과 장소를 잘못 안다
- 준비하는 데 시간이 걸린다 / 집중을 잘하지 못하고 주의가 산만하다

지각하는 데에도 사람마다 각각 다른 여러 가지 패턴이 있습니다. 복수로 해당하는 경우의 사람도 많이 있겠지요. 자신의 패턴을 분석해 봅시다.

우선, 예정된 일, 일시와 장소, 소지품을 잊지 않도록 기록하는 것이 중요합니다. 수첩을 사용한다면, 모든 예정된 일은 수첩 한 권에다 집약시키고 매일 확인하는 습관과 잘 짜서 맞추는 것이 필요합니다. 여기저기 수첩에 나눠서 쓴다거나 가끔 보는 수첩으로는 불충분합니다. 스마트폰의 알람 기능을 사용하거나, 써서 붙여두는 것도 예정된 일을 나중에 잊지 않도록 하는 방법입니다.

준비와 과제를 더욱 세세하게 몇 가지의 공정으로 나누고 각각에 기한을 설정합니다.

예를 들어, 기획서를 만들어야 하는 작업이 있다면 '●날까지 자료를 읽는다', 'ㅇ날까지 비용을 산출한다', 'ㅁ날까지 기획서를 쓴다'라고 하는 방식입니다. 그리고, 각각의 작업에 지연이 없는지를 확인합시다.

시간은 항상 여유가 있도록 합시다. 예를 들어 10일 정도 필요한 과제가 있다면 20일 정도 그 과제를 위한 시간으로 정해 놓고, 빨리 착수할 수 있도록 해 봅시다.

다른 사람과의 약속으로 만날 때에도 여유 있게 행동하는 것이 매우 중요합니다. 기다리는 것은 싫겠지만, 일찍 도착해서 할 수 있는 것을 생각해 보세요. 당황해서 뛰쳐나가는 일이 일상이면 예측 못 했던 문제가 생겼을 때 대처할 수가 없습니다. 잊은 물건이나, 몸가짐의 흐트러짐, 교통사고 등도 걱정입니다.

외출 준비를 시작하고 나서 몇 분 정도 후에 실제로 나갈 수 있게 되었는지 파악하고 있습니까? 실제로 필요한 시간에 플러스해서, 소지품을 재점검하는 시간, 전철을 타기 전에 목적지를 확인하는 시간, 도착해서 한번 화장실에 갈 수 있는 시간, 잔액이 부족한 교통카드에 현금을 충전할 수 있는 시간 등 여유 시간이 필요합니다.

과거의 경험을 생각하면서 작전을 세워 보세요.

포인트

- 예정된 일은 기록해서 확인할 수 있도록 한다.
- 준비와 과제는 세분해서 진척시키고 관리한다.
- 시간에는 여유를 가진다.

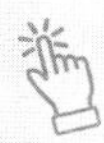

ADHD적 직무 관리법

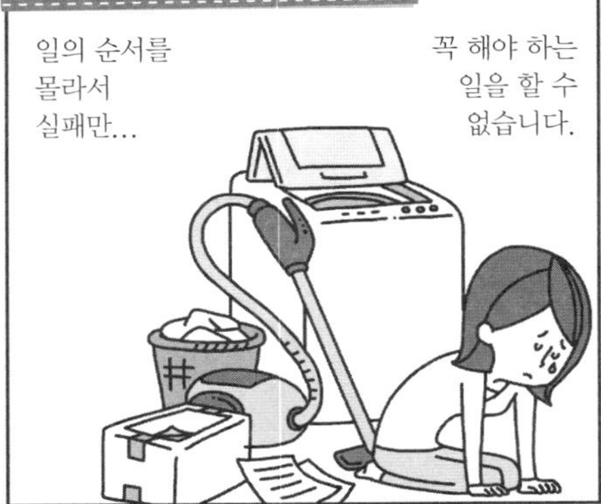
꼭 해야 하는 일을 할 수 없습니다.
일의 순서를 몰라서 실패만…

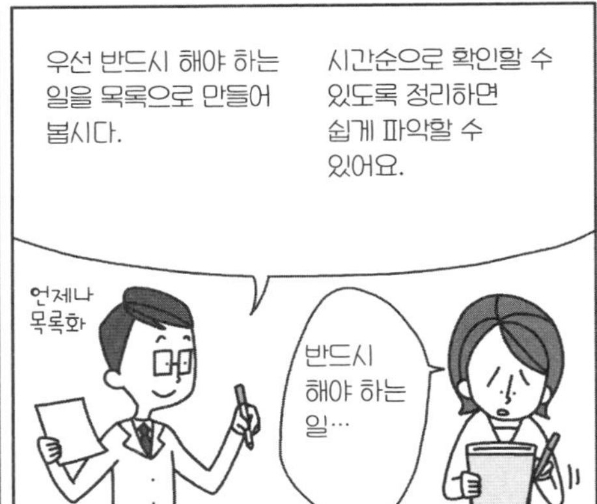
시간순으로 확인할 수 있도록 정리하면 쉽게 파악할 수 있어요.
우선 반드시 해야 하는 일을 목록으로 만들어 봅시다.
언제나 목록화
반드시 해야 하는 일…

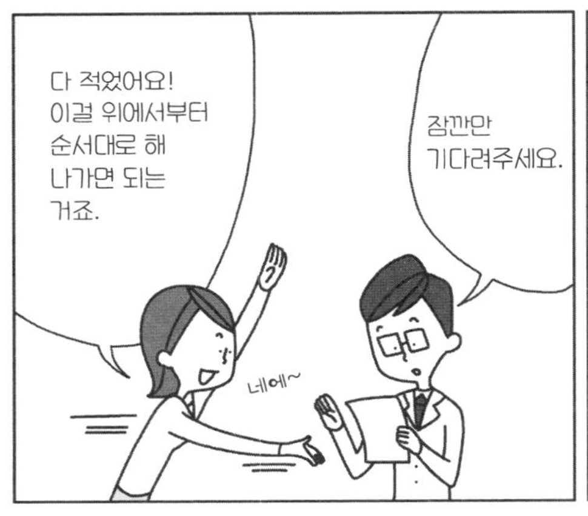
잠깐만 기다려주세요.
다 적었어요! 이걸 위에서부터 순서대로 해 나가면 되는 거죠.
네에~

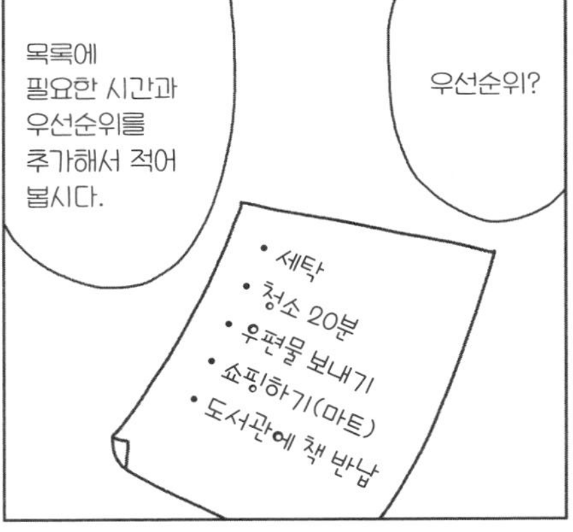
우선순위?
목록에 필요한 시간과 우선순위를 추가해서 적어 봅시다.
• 세탁
• 청소 20분
• 우편물 보내기
• 쇼핑하기(마트)
• 도서관에 책 반납

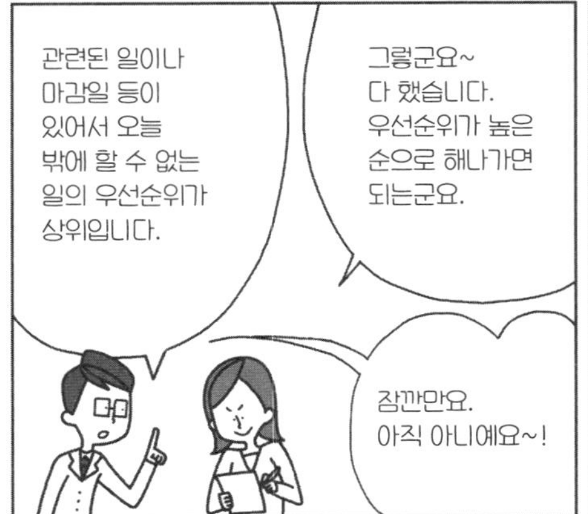
그렇군요~ 다 했습니다. 우선순위가 높은 순으로 해나가면 되는군요.
관련된 일이나 마감일 등이 있어서 오늘 밖에 할 수 없는 일의 우선순위가 상위입니다.
잠깐만요. 아직 아니예요~!

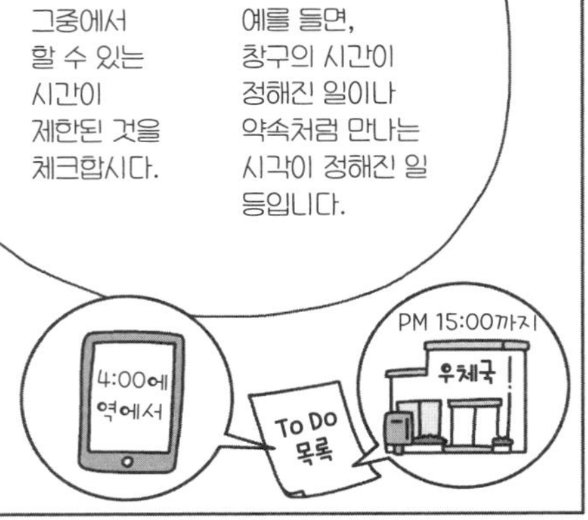
예를 들면, 창구의 시간이 정해진 일이나 약속처럼 만나는 시각이 정해진 일 등입니다.
그중에서 할 수 있는 시간이 제한된 것을 체크합시다.
4:00에 역에서
To Do 목록
PM 15:00까지
우체국

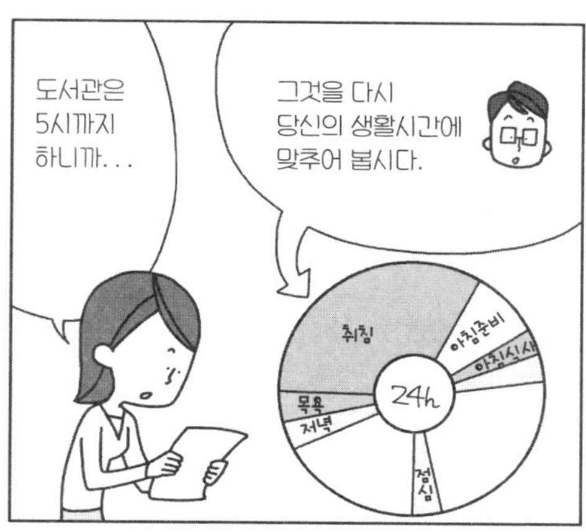

도서관은
5시까지
하니까...
그것을 다시
당신의 생활시간에
맞추어 봅시다.
취침
아침준비
아침식사
24h
목욕
저녁
점심

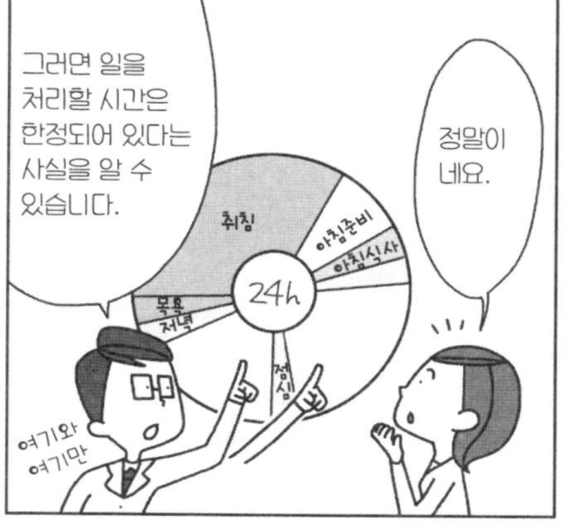

그러면 일을
처리할 시간은
한정되어 있다는
사실을 알 수
있습니다.
정말이
네요.
취침
아침준비
아침식사
24h
목욕
저녁
점심
여기와
여기만

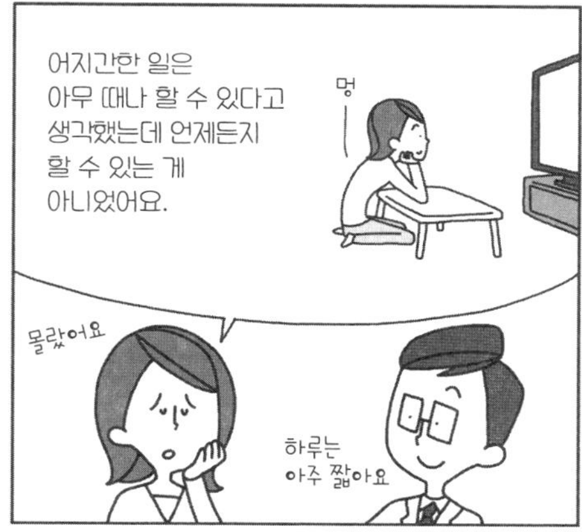

어지간한 일은
아무 때나 할 수 있다고
생각했는데 언제든지
할 수 있는 게
아니었어요.
멍
몰랐어요
하루는
아주 짧아요

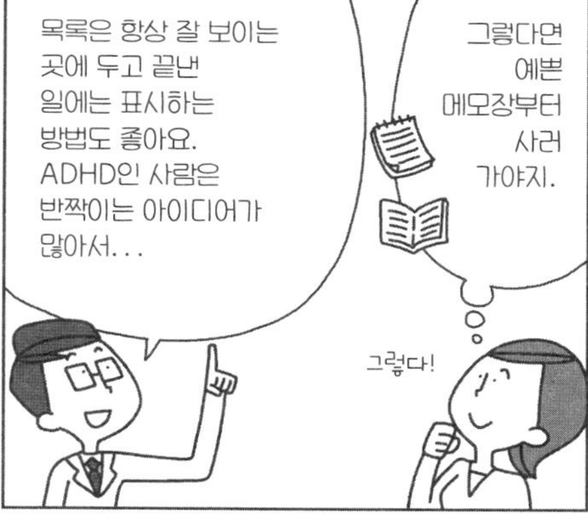

목록은 항상 잘 보이는
곳에 두고 끝낸
일에는 표시하는
방법도 좋아요.
ADHD인 사람은
반짝이는 아이디어가
많아서...
그렇다면
예쁜
메모장부터
사러
가야지.
그렇다!

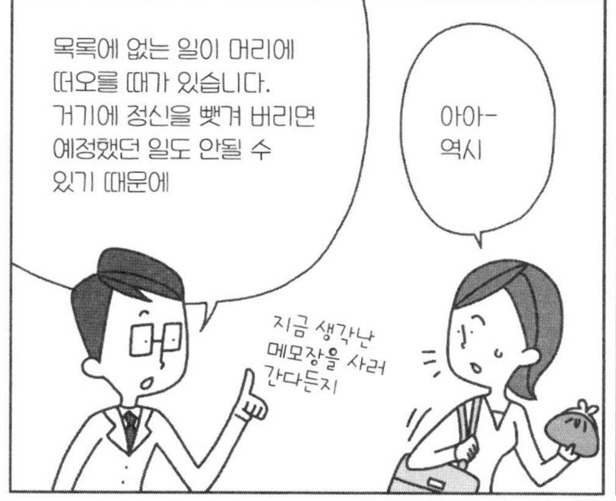

목록에 없는 일이 머리에
떠오를 때가 있습니다.
거기에 정신을 뺏겨 버리면
예정했던 일도 안될 수
있기 때문에
아아-
역시
지금 생각난
메모장을 사러
간다든지

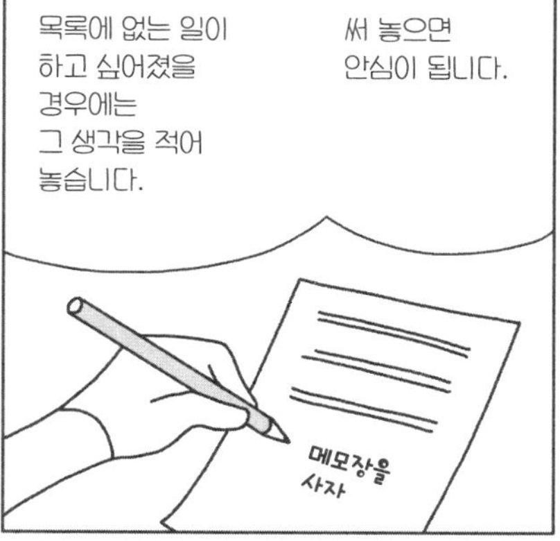

목록에 없는 일이
하고 싶어졌을
경우에는
그 생각을 적어
놓습니다.
써 놓으면
안심이 됩니다.
메모장을
사자

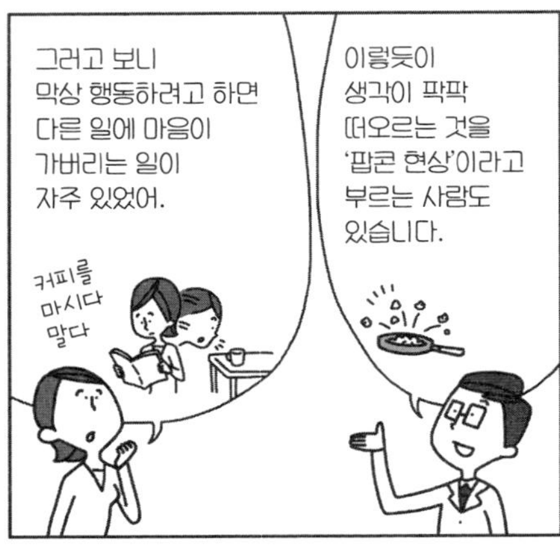
그러고 보니
막상 행동하려고 하면
다른 일에 마음이
가버리는 일이
자주 있었어.
커피를
마시다
말다

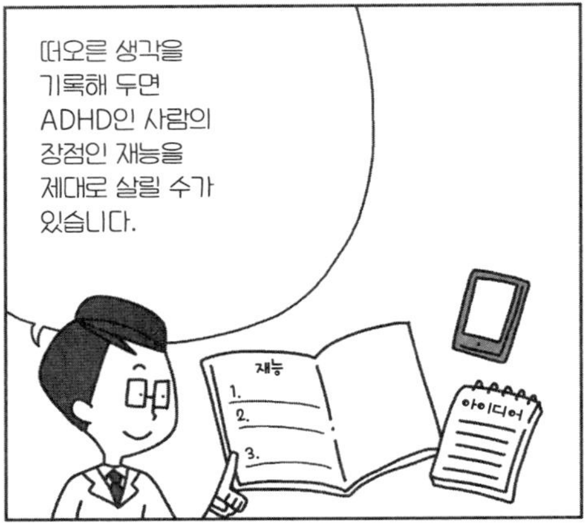
이렇듯이
생각이 팍팍
떠오르는 것을
'팝콘 현상'이라고
부르는 사람도
있습니다.
떠오른 생각을
기록해 두면
ADHD인 사람의
장점인 재능을
제대로 살릴 수가
있습니다.
재능
1.
2.
3.
아이디어

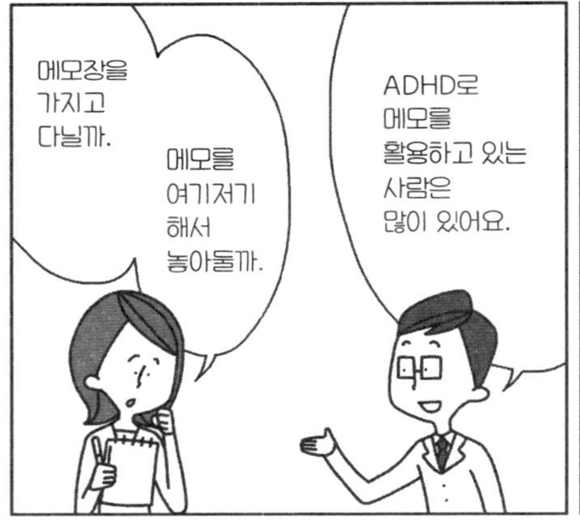
메모장을
가지고
다닐까.
메모를
여기저기
해서
놓아둘까.
ADHD로
메모를
활용하고 있는
사람은
많이 있어요.

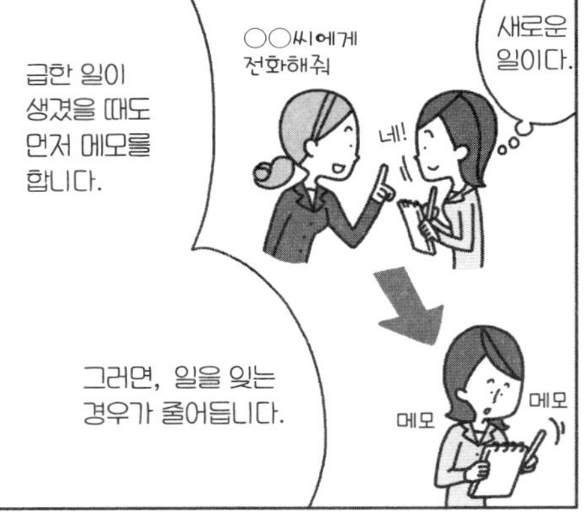
급한 일이
생겼을 때도
먼저 메모를
합니다.
○○씨에게
전화해줘
네!
새로운
일이다.
그러면, 일을 잊는
경우가 줄어듭니다.
메모
메모

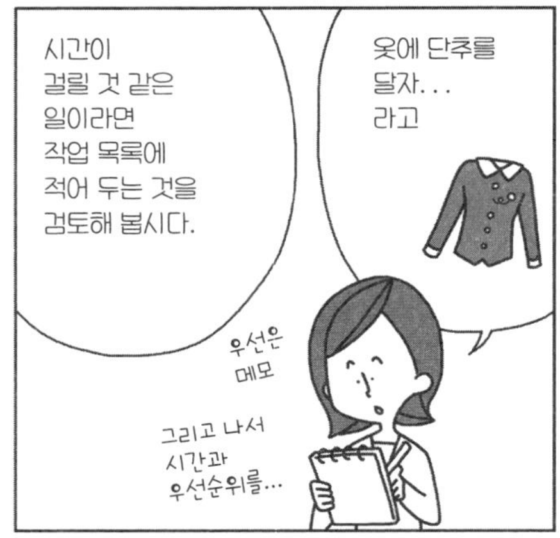
시간이
걸릴 것 같은
일이라면
작업 목록에
적어 두는 것을
검토해 봅시다.
옷에 단추를
달자...
라고
우선은
메모
그리고 나서
시간과
우선순위를...

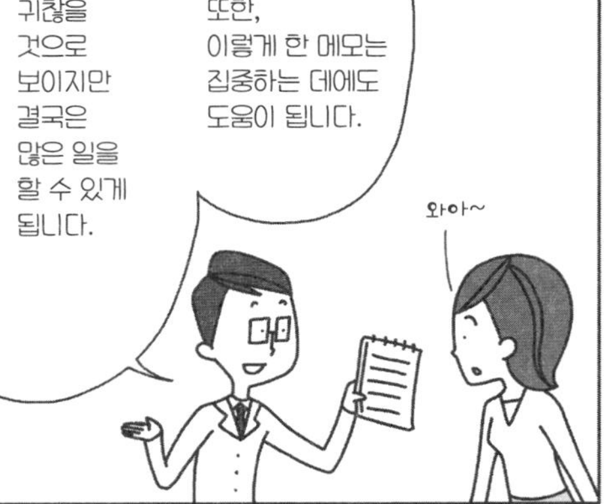
귀찮을
것으로
보이지만
결국은
많은 일을
할 수 있게
됩니다.
또한,
이렇게 한 메모는
집중하는 데에도
도움이 됩니다.
와아~

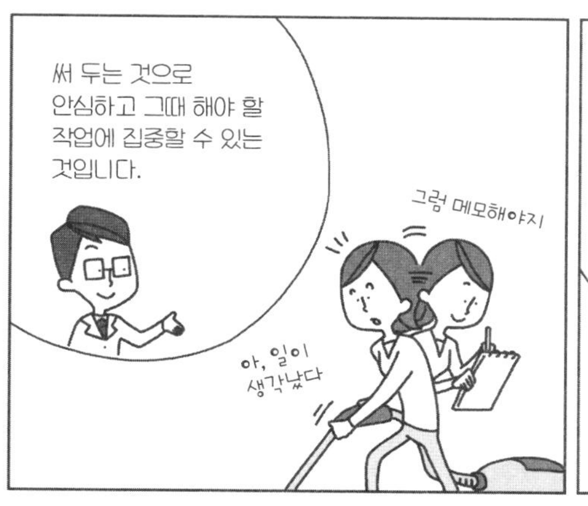
써 두는 것으로
안심하고 그때 해야 할
작업에 집중할 수 있는
것입니다.
그럼 메모해야지
아, 일이
생각났다

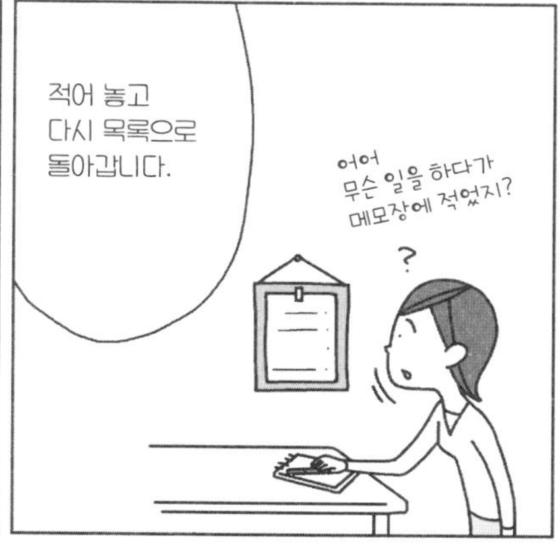
적어 놓고
다시 목록으로
돌아갑니다.
어어
무슨 일을 하다가
메모장에 적었지?
?

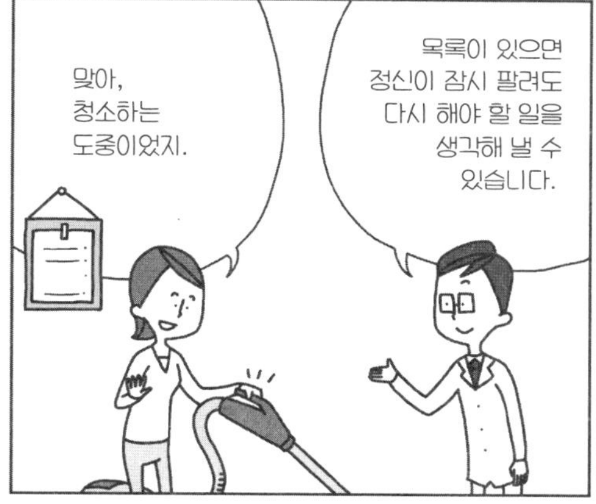
맞아,
청소하는
도중이었지.
목록이 있으면
정신이 잠시 팔려도
다시 해야 할 일을
생각해 낼 수
있습니다.

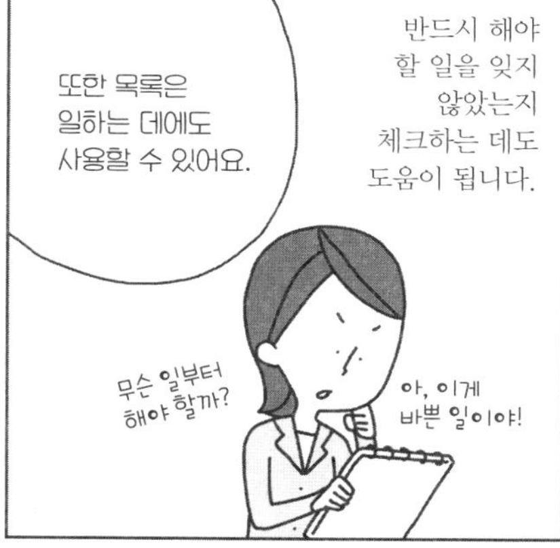
또한 목록은
일하는 데에도
사용할 수 있어요.
반드시 해야
할 일을 잊지
않았는지
체크하는 데도
도움이 됩니다.
무슨 일부터
해야 할까?
아, 이게
바쁜 일이야!

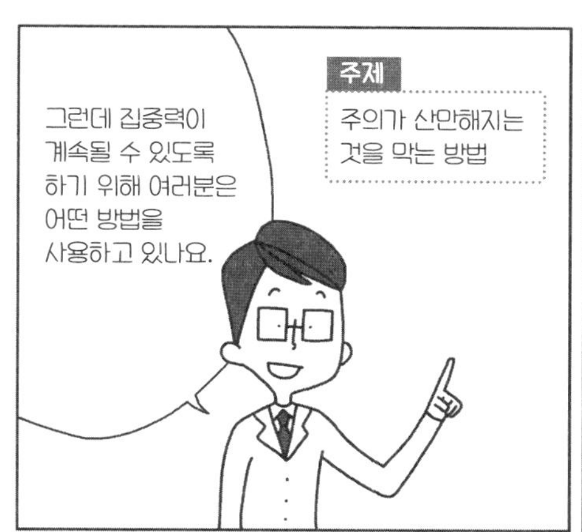
그런데 집중력이
계속될 수 있도록
하기 위해 여러분은
어떤 방법을
사용하고 있나요.
주제
주의가 산만해지는
것을 막는 방법

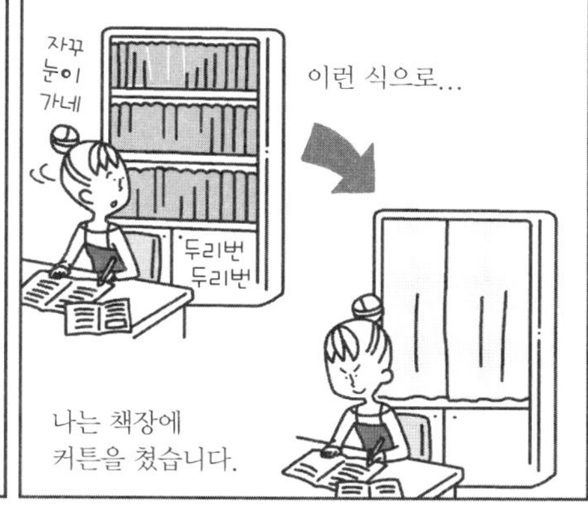
자꾸
눈이
가네
두리번
두리번
이런 식으로...
나는 책장에
커튼을 쳤습니다.

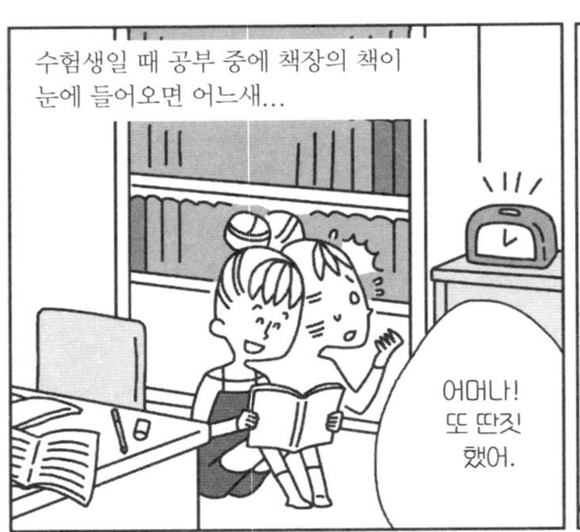
수험생일 때 공부 중에 책장의 책이
눈에 들어오면 어느새…
어머나!
또 딴짓
했어.

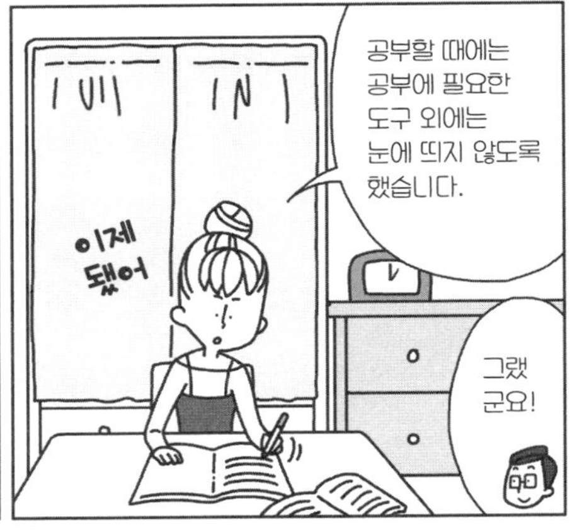
공부할 때에는
공부에 필요한
도구 외에는
눈에 띄지 않도록
했습니다.
이제
됐어
그랬
군요!

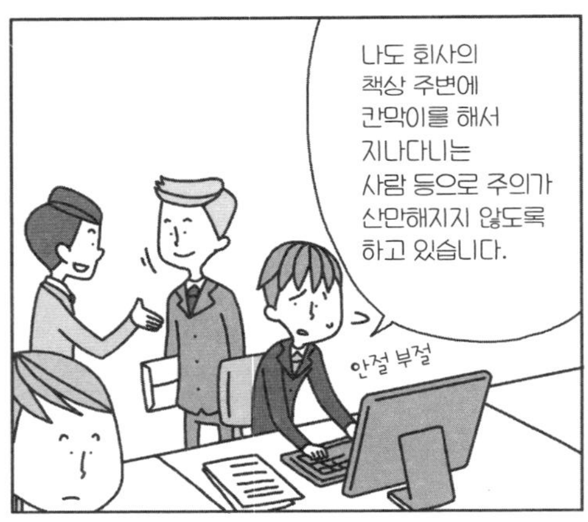
나도 회사의
책상 주변에
칸막이를 해서
지나다니는
사람 등으로 주의가
산만해지지 않도록
하고 있습니다.
안절 부절

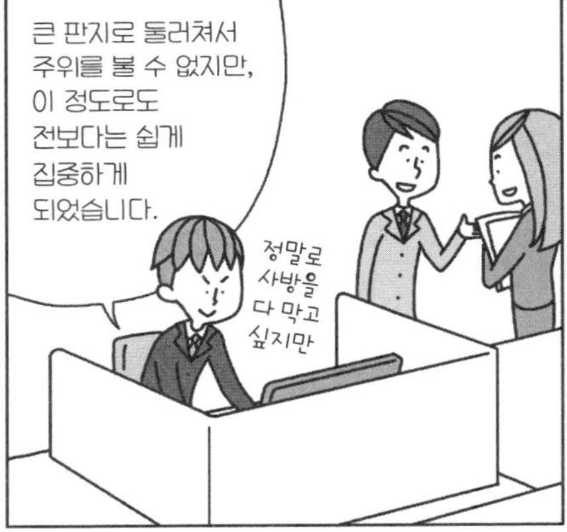
큰 판지로 둘러쳐서
주위를 볼 수 없지만,
이 정도로도
전보다는 쉽게
집중하게
되었습니다.
정말로
사방을
다 막고
싶지만

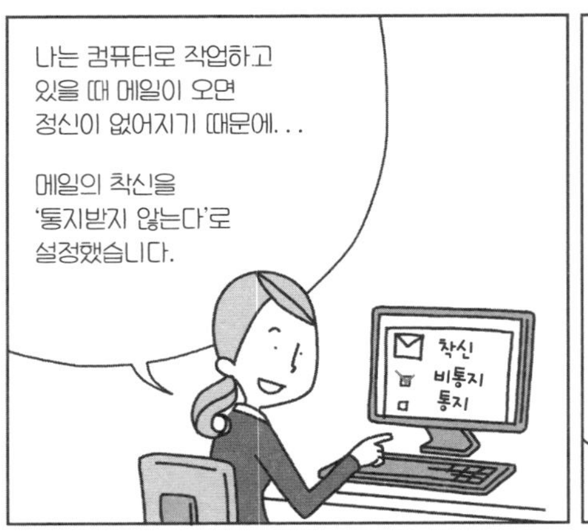
나는 컴퓨터로 작업하고
있을 때 메일이 오면
정신이 없어지기 때문에...
메일의 착신을
'통지받지 않는다'로
설정했습니다.
착신
비통지
통지

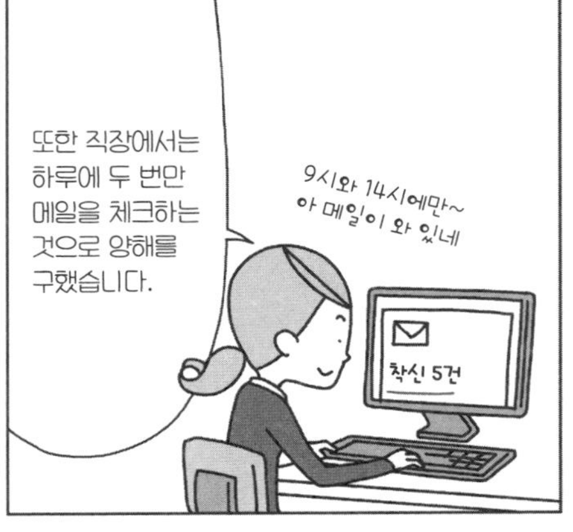
또한 직장에서는
하루에 두 번만
메일을 체크하는
것으로 양해를
구했습니다.
9시와 14시에만~
아 메일이 와 있네
착신 5건

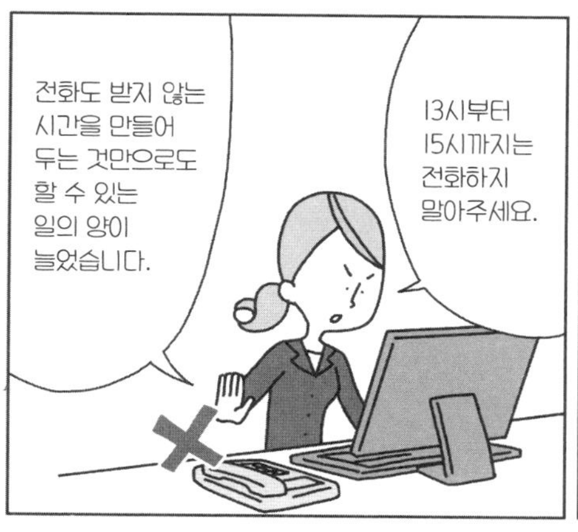
13시부터
15시까지는
전화하지
말아주세요.
전화도 받지 않는
시간을 만들어
두는 것만으로도
할 수 있는
일의 양이
늘었습니다.

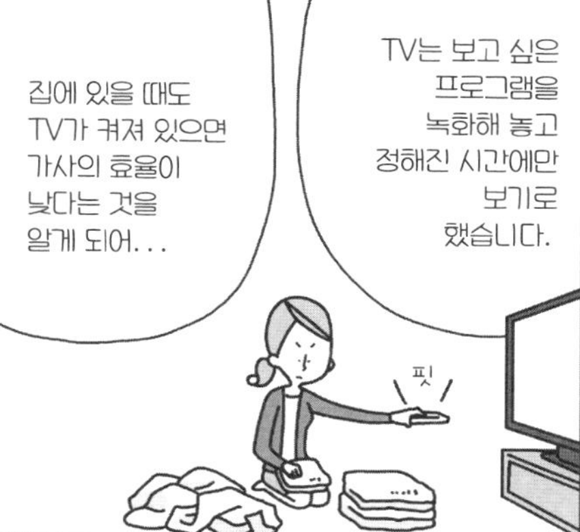
TV는 보고 싶은
프로그램을
녹화해 놓고
정해진 시간에만
보기로
했습니다.
집에 있을 때도
TV가 켜져 있으면
가사의 효율이
낮다는 것을
알게 되어...
핏

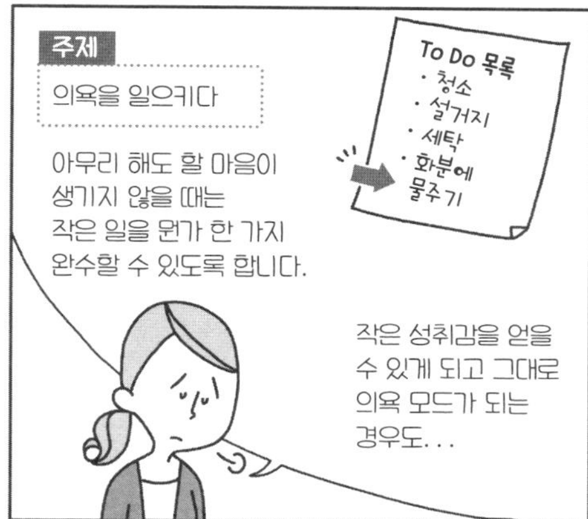
주제
의욕을 일으키다
아무리 해도 할 마음이
생기지 않을 때는
작은 일을 뭔가 한 가지
완수할 수 있도록 합니다.
To Do 목록
· 청소
· 설거지
· 세탁
· 화분에
물주기
작은 성취감을 얻을
수 있게 되고 그대로
의욕 모드가 되는
경우도...

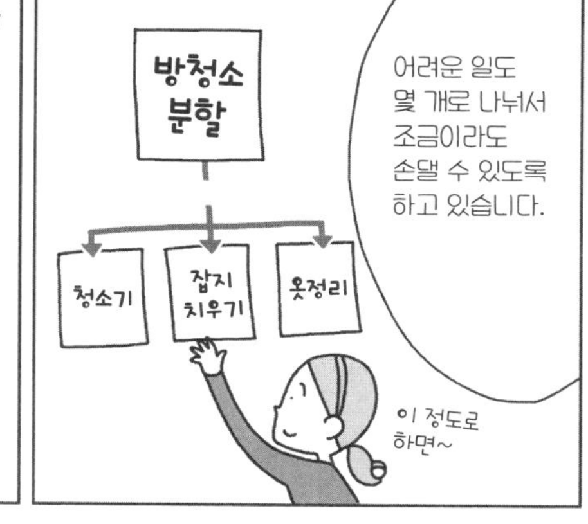
어려운 일도
몇 개로 나눠서
조금이라도
손댈 수 있도록
하고 있습니다.
방청소
분할
청소기
잡지
치우기
옷정리
이 정도로
하면~

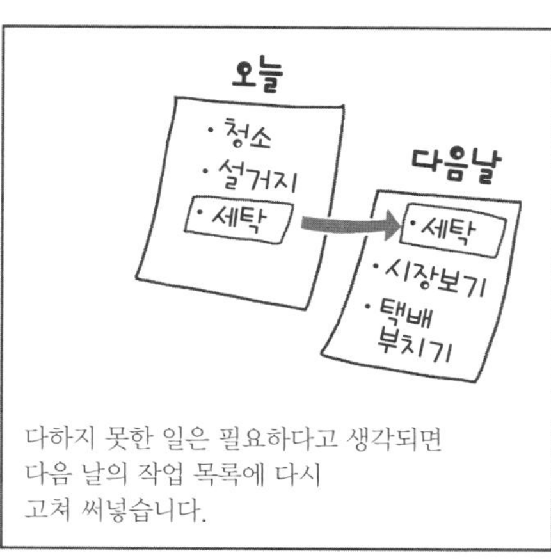
오늘
· 청소
· 설거지
· 세탁
다음날
· 세탁
· 시장보기
· 택배
부치기
다하지 못한 일은 필요하다고 생각되면
다음 날의 작업 목록에 다시
고쳐 써넣습니다.

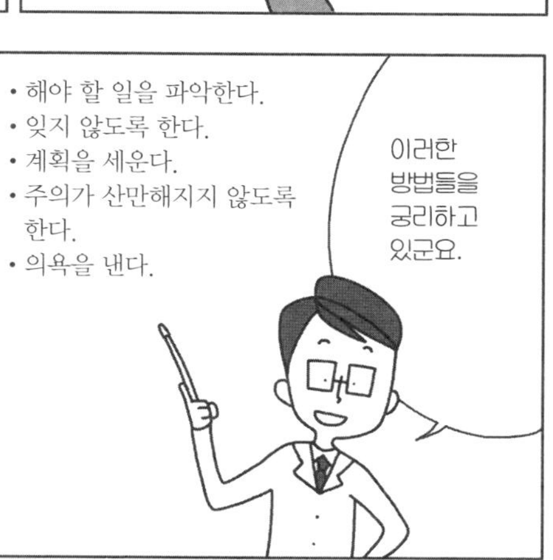
이러한
방법들을
궁리하고
있군요.
• 해야 할 일을 파악한다.
• 잊지 않도록 한다.
• 계획을 세운다.
• 주의가 산만해지지 않도록
한다.
• 의욕을 낸다.

공정을 세분화하면 지금 해야 할 일이 명확해지고 쉽게 착수할 수 있습니다. 예를 들어, 청소라고 하면 단순히「청소를 한다」가 아니고「먼지를 턴다」,「청소기를 돌린다」,「걸레질을 한다」등입니다.

또한, 금방 알아챈 일부터 먼저 손대지 말고, 목록화하고 순위를 매겨 우선 순으로 작업을 할 수 있도록 하면 좋겠지요.「이것을 하지 않으면 다른 사람에게 폐를 끼칠 수 있다」,「오늘 중으로 신청하지 않으면 우체국에 갈 시간은 다음 주까지 잡을 수 없다」등을 생각해서 순위를 매겨 봅시다.

그리고 작업을 예정화 합시다. 소요 시간이나 생활을 위해서 필요한 시간(식사나 수면 등)을 고려합니다. 하루의 모든 시간을 언제든지 자유롭게 사용할 수 있는 것이 아니기 때문입니다.

또한 익숙해질 때까지는 완벽을 목표로 하지 않은 것도 중요합니다. 목록 중에서 하지 못한 항목에 낙담하는 것이 아니라 해야 할 일 중 잘한 항목에 자신을 가집시다.

포인트

- 공정은 세분화
- 목록화해서 우선순위를 정한다.
- 작업을 예상하고, 시간을 확보한다.
- 완벽을 목표로 하지 말고 할 수 있었던 일에 자신감을 가진다.

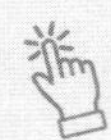

ADHD적 정리법

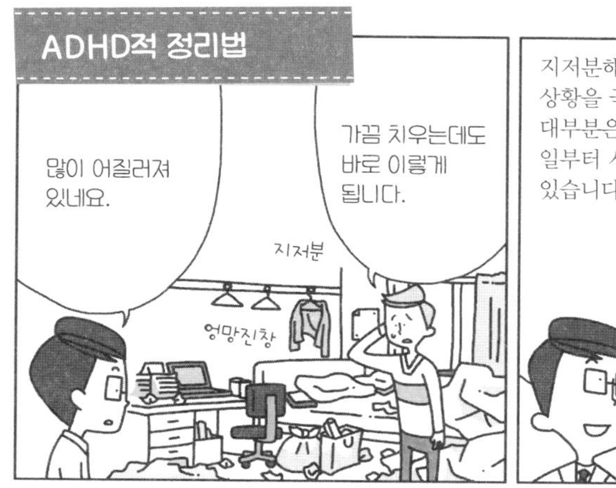

많이 어질러져 있네요.
가끔 치우는데도 바로 이렇게 됩니다.
지저분
엉망진창

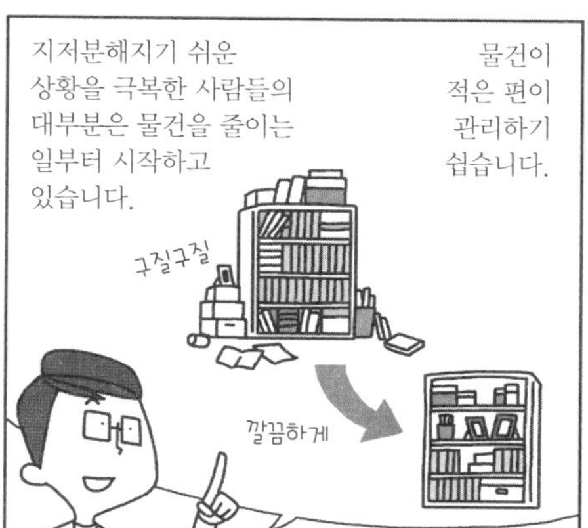

지저분해지기 쉬운 상황을 극복한 사람들의 대부분은 물건을 줄이는 일부터 시작하고 있습니다.
물건이 적은 편이 관리하기 쉽습니다.
구질구질
깔끔하게

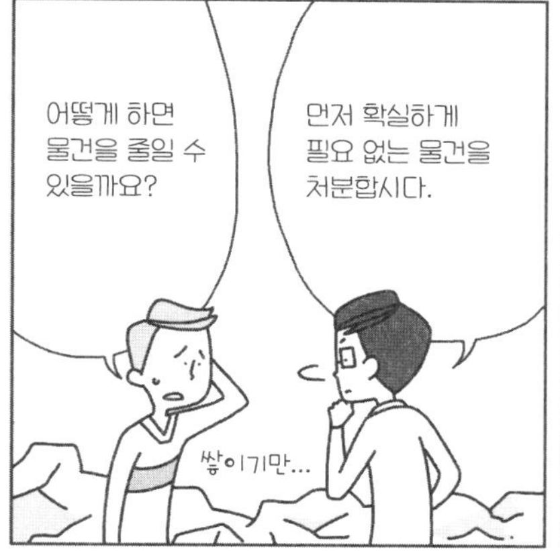

어떻게 하면 물건을 줄일 수 있을까요?
먼저 확실하게 필요 없는 물건을 처분합시다.
쌓이기만...

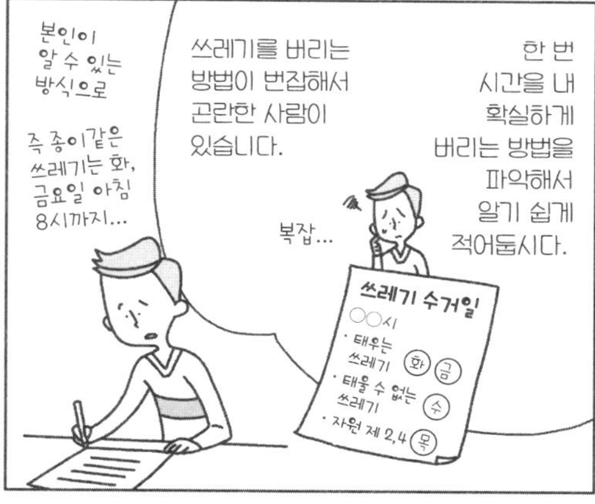

쓰레기를 버리는 방법이 번잡해서 곤란한 사람이 있습니다.
한 번 시간을 내 확실하게 버리는 방법을 파악해서 알기 쉽게 적어둡시다.
본인이 알 수 있는 방식으로
즉 종이같은 쓰레기는 화, 금요일 아침 8시까지...
복잡...
쓰레기 수거일
○○시
· 태우는 쓰레기 화 금
· 태울 수 없는 쓰레기 수
· 자원 제 2,4 목

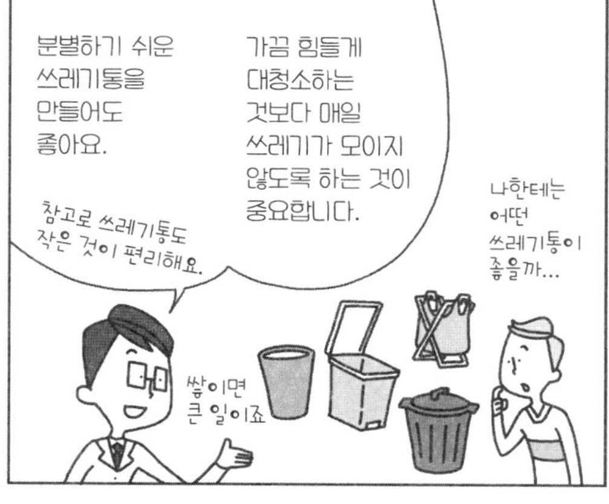

분별하기 쉬운 쓰레기통을 만들어도 좋아요.
가끔 힘들게 대청소하는 것보다 매일 쓰레기가 모이지 않도록 하는 것이 중요합니다.
참고로 쓰레기통도 작은 것이 편리해요.
나한테는 어떤 쓰레기통이 좋을까...
쌓이면 큰 일이죠

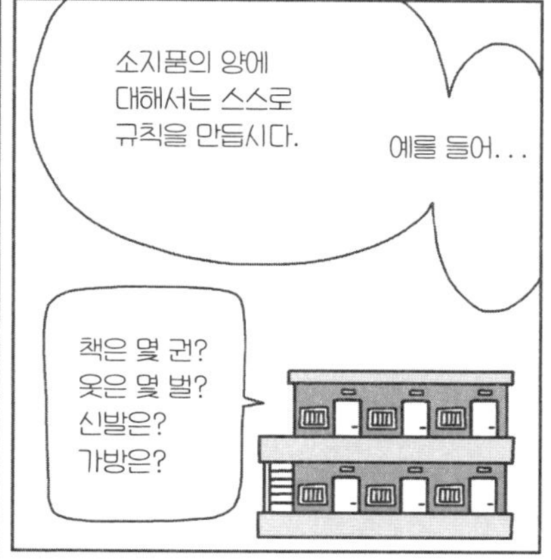

소지품의 양에 대해서는 스스로 규칙을 만듭시다.
예를 들어...
책은 몇 권? 옷은 몇 벌? 신발은? 가방은?

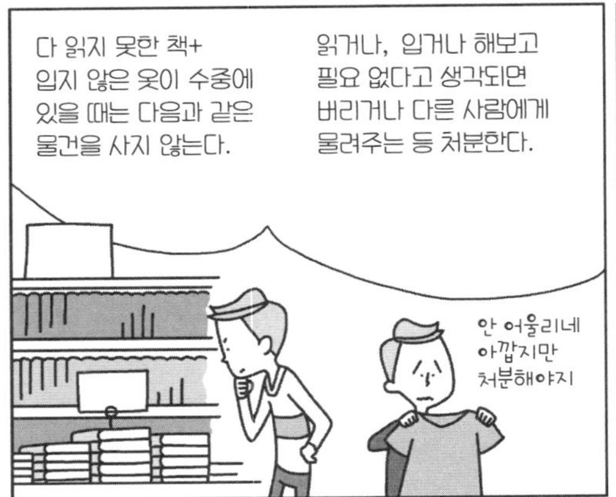
다 읽지 못한 책+
입지 않은 옷이 수중에
있을 때는 다음과 같은
물건을 사지 않는다.
읽거나, 입거나 해보고
필요 없다고 생각되면
버리거나 다른 사람에게
물려주는 등 처분한다.
안 어울리네
아깝지만
처분해야지

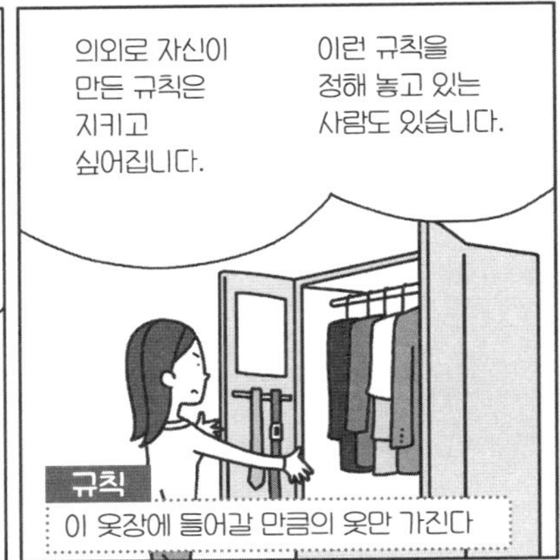
의외로 자신이
만든 규칙은
지키고
싶어집니다.
이런 규칙을
정해 놓고 있는
사람도 있습니다.
규칙
이 옷장에 들어갈 만큼의 옷만 가진다

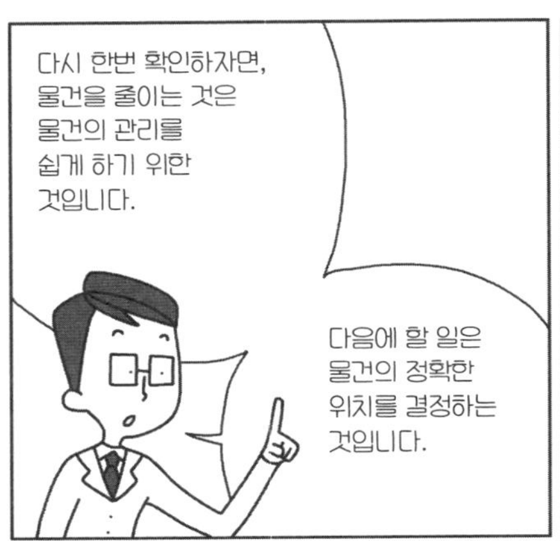
다시 한번 확인하자면,
물건을 줄이는 것은
물건의 관리를
쉽게 하기 위한
것입니다.
다음에 할 일은
물건의 정확한
위치를 결정하는
것입니다.

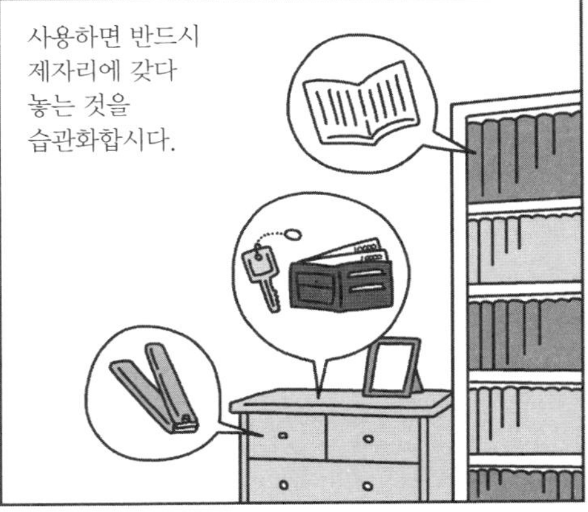
사용하면 반드시
제자리에 갖다
놓는 것을
습관화합시다.

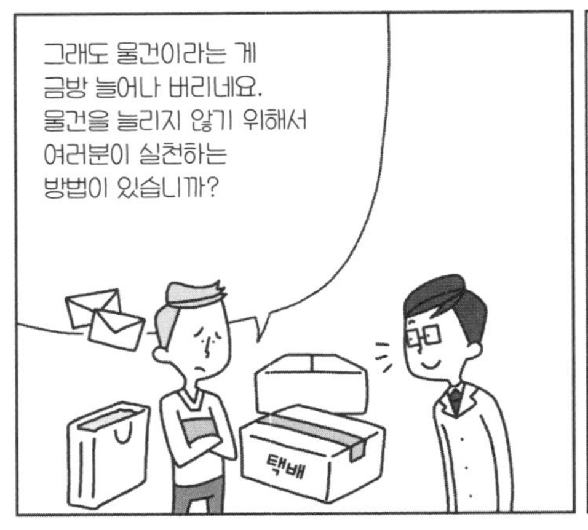
그래도 물건이라는 게
금방 늘어나 버리네요.
물건을 늘리지 않기 위해서
여러분이 실천하는
방법이 있습니까?
택배

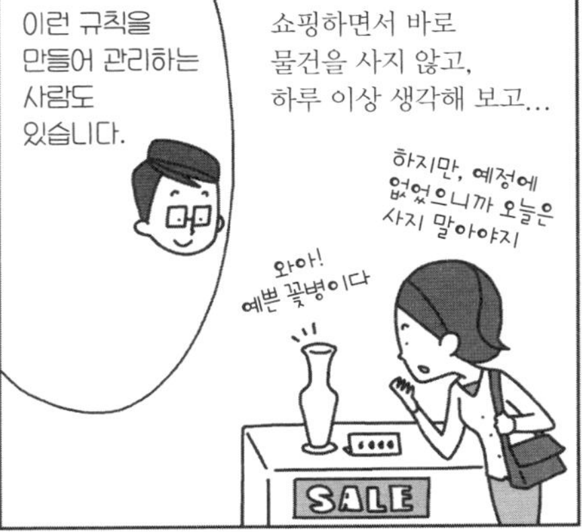
이런 규칙을
만들어 관리하는
사람도
있습니다.
쇼핑하면서 바로
물건을 사지 않고,
하루 이상 생각해 보고…
하지만, 예정에
없었으니까 오늘은
사지 말아야지
와아!
예쁜 꽃병이다
SALE

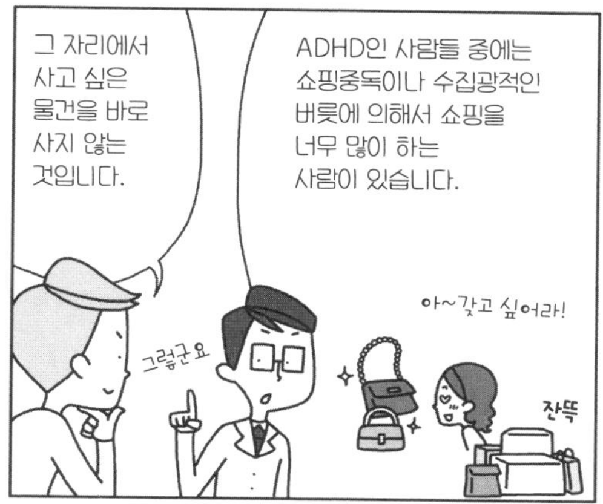
그 자리에서
사고 싶은
물건을 바로
사지 않는
것입니다.
ADHD인 사람들 중에는
쇼핑중독이나 수집광적인
버릇에 의해서 쇼핑을
너무 많이 하는
사람이 있습니다.
그렇군요
아~갖고 싶어라!
잔뜩

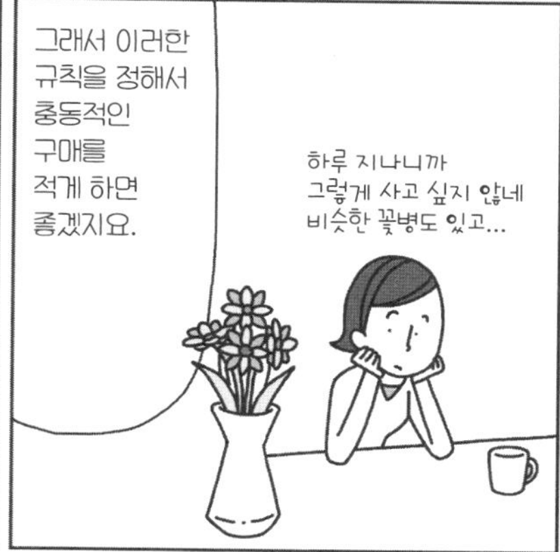
그래서 이러한
규칙을 정해서
충동적인
구매를
적게 하면
좋겠지요.
하루 지나니까
그렇게 사고 싶지 않네
비슷한 꽃병도 있고...

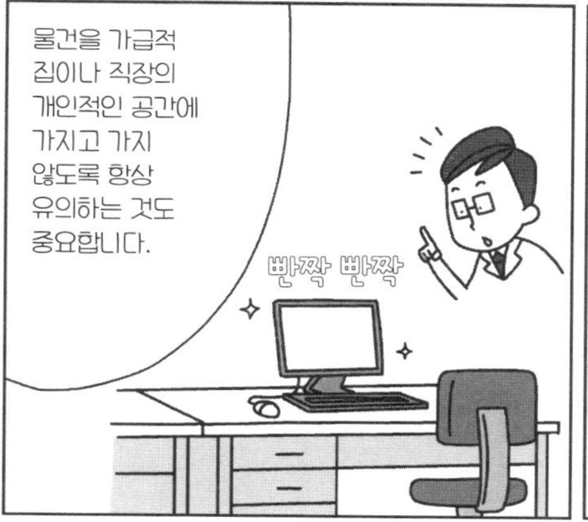
물건을 가급적
집이나 직장의
개인적인 공간에
가지고 가지
않도록 항상
유의하는 것도
중요합니다.
빤짝 빤짝

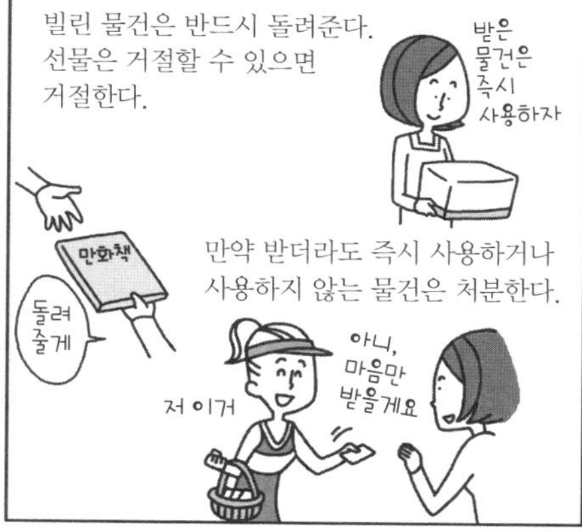
빌린 물건은 반드시 돌려준다.
선물은 거절할 수 있으면
거절한다.
받은
물건은
즉시
사용하자
만화책
돌려
줄게
만약 받더라도 즉시 사용하거나
사용하지 않는 물건은 처분한다.
저 이거
아니,
마음만
받을게요

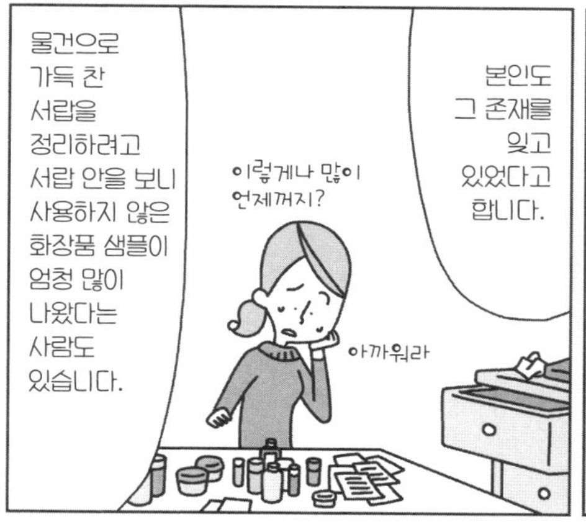
물건으로
가득 찬
서랍을
정리하려고
서랍 안을 보니
사용하지 않은
화장품 샘플이
엄청 많이
나왔다는
사람도
있습니다.
본인도
그 존재를
잊고
있었다고
합니다.
이렇게나 많이
언제꺼지?
아까워라

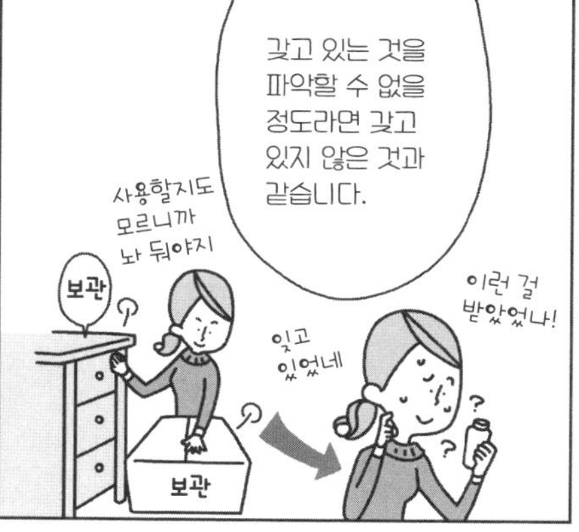
갖고 있는 것을
파악할 수 없을
정도라면 갖고
있지 않은 것과
같습니다.
사용할지도
모르니까
놔 둬야지
보관
이런 걸
받았었나!
잊고
있었네
보관

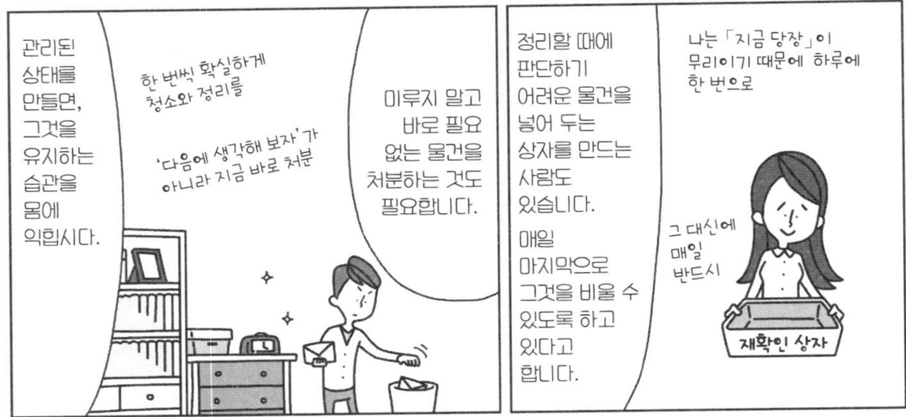
관리된
상태를
만들면,
그것을
유지하는
습관을
몸에
익힙시다.
한 번씩 확실하게
청소와 정리를
'다음에 생각해 보자'가
아니라 지금 바로 처분
미루지 말고
바로 필요
없는 물건을
처분하는 것도
필요합니다.
정리할 때에
판단하기
어려운 물건을
넣어 두는
상자를 만드는
사람도
있습니다.
매일
마지막으로
그것을 비울 수
있도록 하고
있다고
합니다.
나는 「지금 당장」이
무리이기 때문에 하루에
한 번으로
그 대신에
매일
반드시
재확인 상자

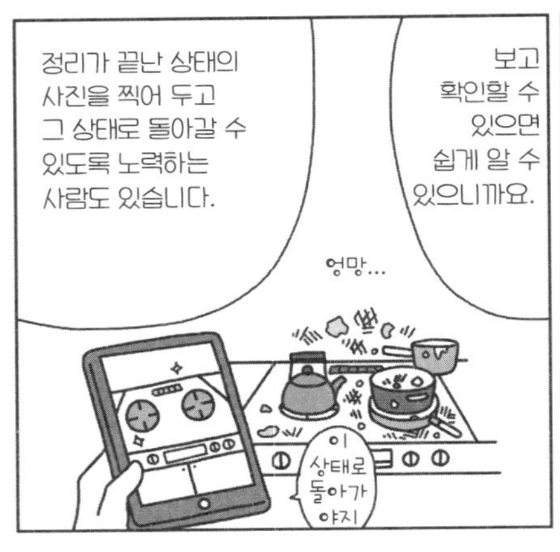
정리가 끝난 상태의
사진을 찍어 두고
그 상태로 돌아갈 수
있도록 노력하는
사람도 있습니다.
보고
확인할 수
있으면
쉽게 알 수
있으니까요.
엉망...
이
상태로
돌아가
야지

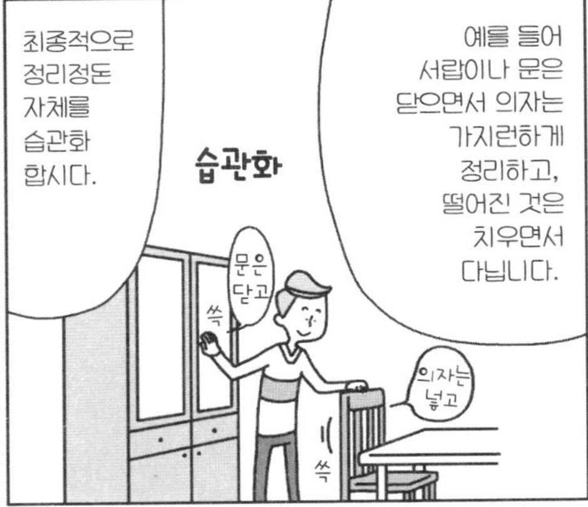
최종적으로
정리정돈
자체를
습관화
합시다.
습관화
예를 들어
서랍이나 문은
닫으면서 의자는
가지런하게
정리하고,
떨어진 것은
치우면서
다닙니다.
문은
닫고
쓱
의자는
넣고
쓱

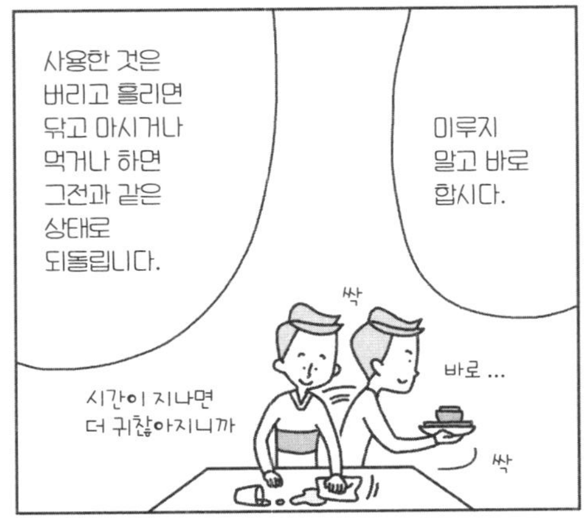
사용한 것은
버리고 흘리면
닦고 마시거나
먹거나 하면
그전과 같은
상태로
되돌립니다.
미루지
말고 바로
합시다.
싹
바로 ...
시간이 지나면
더 귀찮아지니까
싹

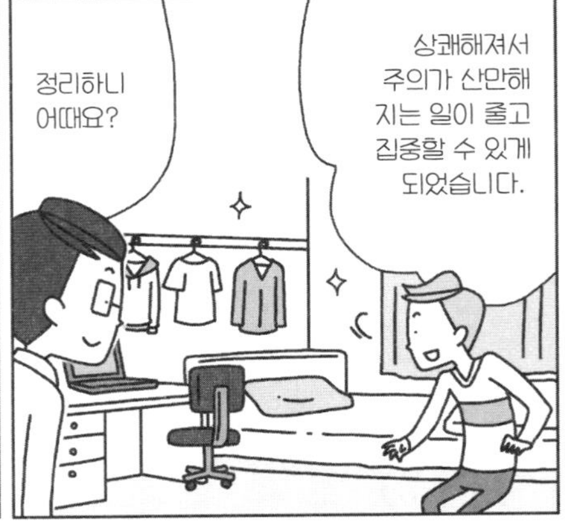
정리하니
어때요?
상쾌해져서
주의가 산만해
지는 일이 줄고
집중할 수 있게
되었습니다.

게다가 물건을 찾는데 걸리는
쓸데없는 시간이 줄었어요.
폰이 어딨지?
뒤죽박죽
전에는 물건 찾기에
바빴어요

잊은 물건이나
잃어버린 일도
줄어든 것
같습니다.
정위치
가사도 순조롭게
하게 되었습니다.

정말로 필요한 옷만
남겨 두었기에
선택하기 쉽게
되었습니다.
보기 좋고
알기 쉽게

정리할 때 많은
물건을 버렸기 때문에
이제부터 쇼핑할 때는
신중하게 해야겠다고
생각했습니다.
아아
아까워라
물건 사는 걸
계획적으로
하지 못했어

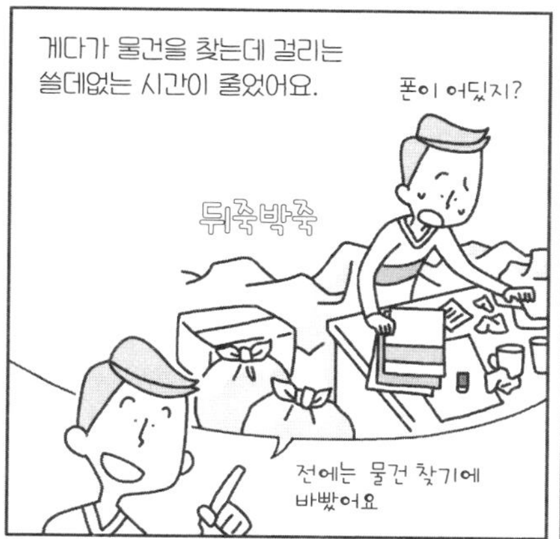

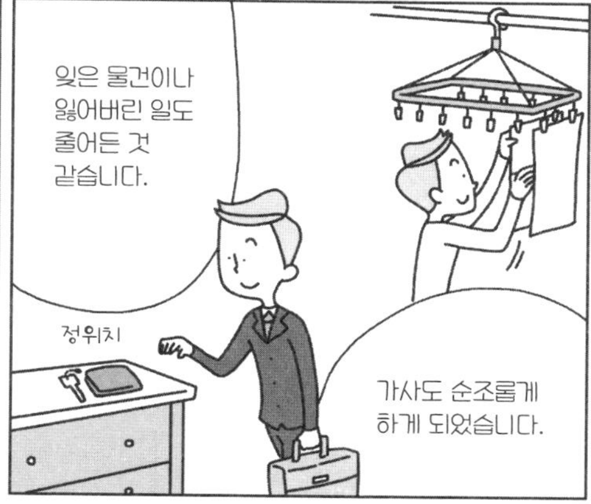

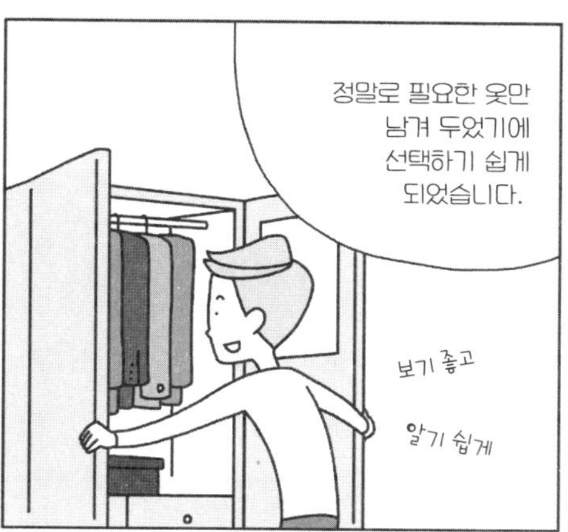

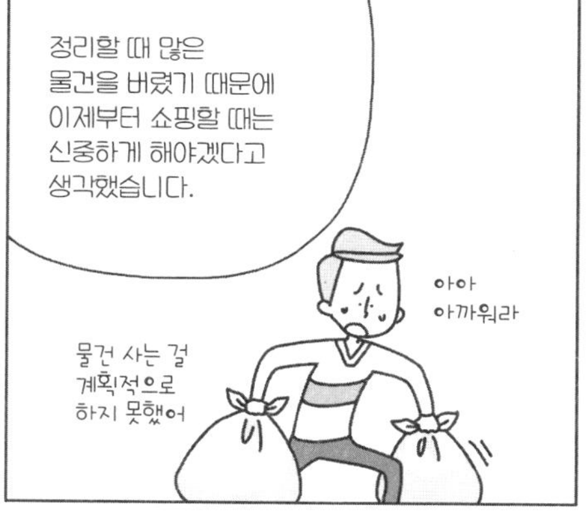

어질러져 있었을 때의 단점과 정리하고 나서의 장점을 의식해서 기억해 두는 것이 중요합니다.

어질러져 있다
〈단점〉

- 뒤죽박죽
- 주의가 산만하다
- 물건을 찾기 일쑤
- 잊는다, 잃어버린다
- 가지고 있는 물건을 알 수 없다
- 쓸 데 없는 쇼핑

정리정돈이 되어 있다
〈장점〉

- 상쾌하다
- 집중할 수 있다
- 생활하기 편하다
- 일이 순조롭다
- 가지고 있는 물건을 파악하기 쉽다
- 돈을 소중하게

'정리해야지' '어질러지지' 않도록 해야지 라고 하는 행동의 큰 동기가 됩니다.

이제 어지르지
말아야지

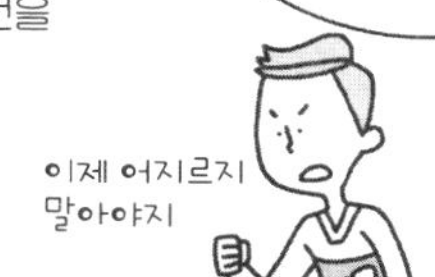

ADHD인 사람은 쉽게 어질러 놓기도 하지만, 깔끔한 환경에서 더 마음이 차분해집니다. 생활을 쉽게 통제할 수 있기 위해서 꼭 깔끔하게 치웁시다.

정리의 기본은 물건이 있는 위치를 정해 놓고, 사용한 후에는 반드시 그곳에 가져다 놓는 것입니다. 정리를 끝내지 못하는 경우는 물건이 너무 많았기 때문이라고 생각합시다. 「버리지 못하겠다」고 아껴두었던 물건 중에서, 그 존재를 잊고 있었던 아이템을 찾아낸 경험이 있는 사람도 많이 있지 않나요? 정말로 필요한지 아닌지 재검토해 봅니다.

한 번 정리하면 그 상태를 카메라 등으로 기록하고, 하루의 마지막 또는 일주일의 마지막 등의 시간을 정해서 그 상태를 복원하는 「정리의 시간」을 마련합시다.

정리를 잘하는 사람에게 부탁하는 것도 하나의 방법입니다. 혼자서 감당하기 어려울 경우는 검토해 보기 바랍니다. 그때 될 수 있는 한 함께 정리해 보면 좋은 경험이 되겠지요.

여러 번 정리 순서를 되풀이해서 하다 보면 물건이 있어야 할 장소나 처분하는 방법을 알게 될 것입니다.

포인트

- 물건을 줄이고 정위치를 정한다.
- 정리하는 시간을 만들고, 정리가 끝난 상태를 유지한다.
- 다른 사람의 힘을 빌려도 된다.

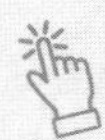

ADHD적 저금법

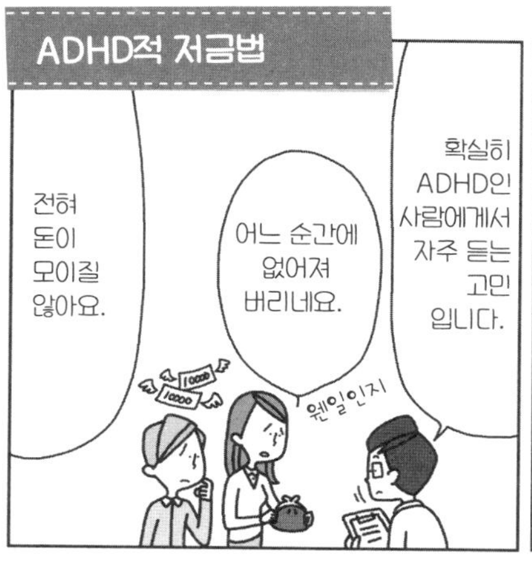

전혀 돈이 모이질 않아요.
어느 순간에 없어져 버리네요.
확실히 ADHD인 사람에게서 자주 듣는 고민입니다.
웬일인지

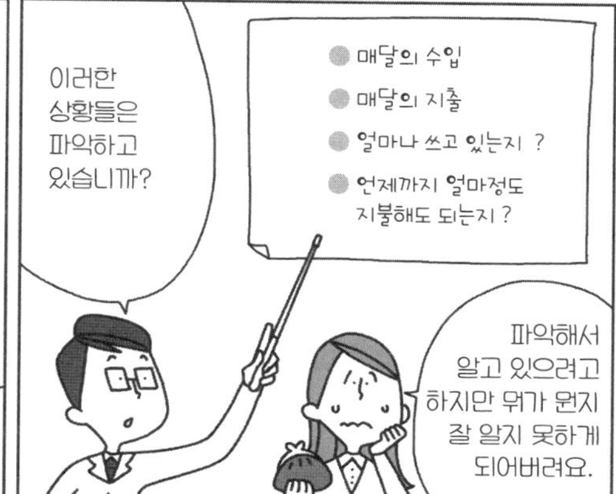

이러한 상황들은 파악하고 있습니까?
매달의 수입
매달의 지출
얼마나 쓰고 있는지 ?
언제까지 얼마정도 지불해도 되는지 ?
파악해서 알고 있으려고 하지만 뭐가 뭔지 잘 알지 못하게 되어버려요.

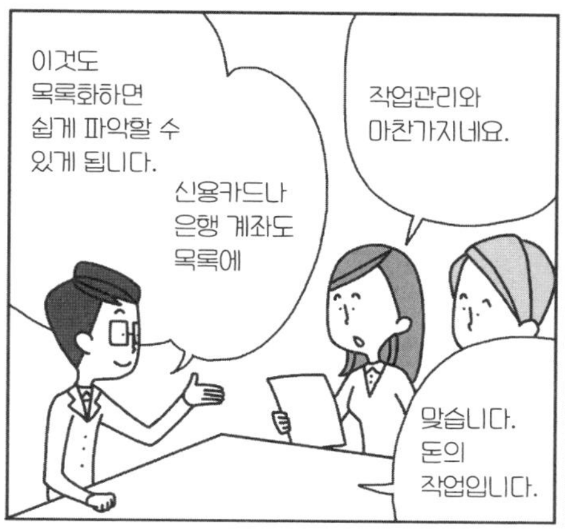

이것도 목록화하면 쉽게 파악할 수 있게 됩니다.
신용카드나 은행 계좌도 목록에
작업관리와 마찬가지네요.
맞습니다. 돈의 작업입니다.

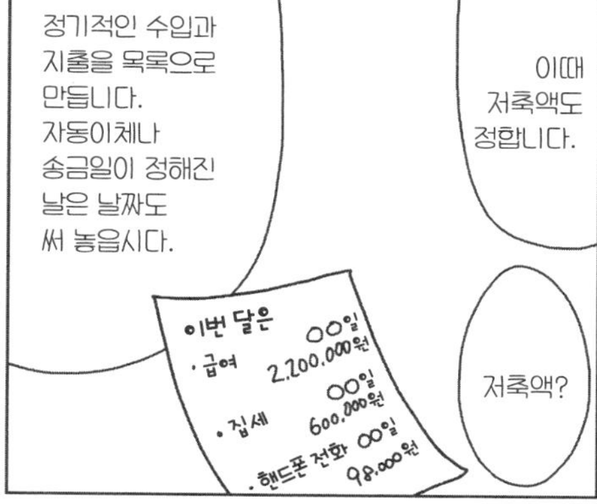

정기적인 수입과 지출을 목록으로 만듭니다. 자동이체나 송금일이 정해진 날은 날짜도 써 놓읍시다.
이번 달은
·급여 ○○일 2,200,000원
·집세 ○○일 600,000원
·핸드폰 전화 ○○일 98,000원
이때 저축액도 정합니다.
저축액?

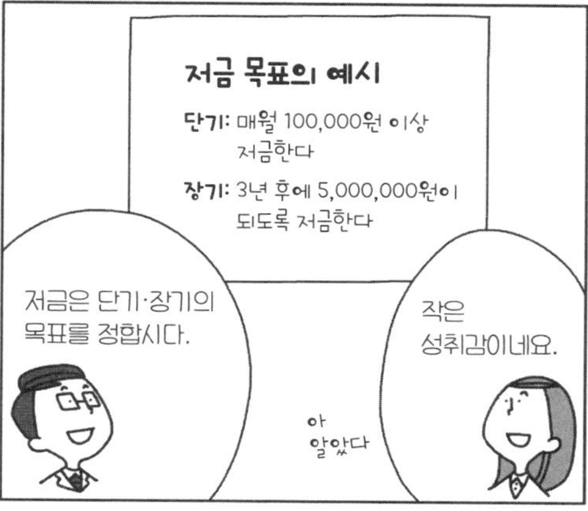

저금 목표의 예시
단기: 매월 100,000원 이상 저금한다
장기: 3년 후에 5,000,000원이 되도록 저금한다
저금은 단기·장기의 목표를 정합시다.
작은 성취감이네요.
아 알았다

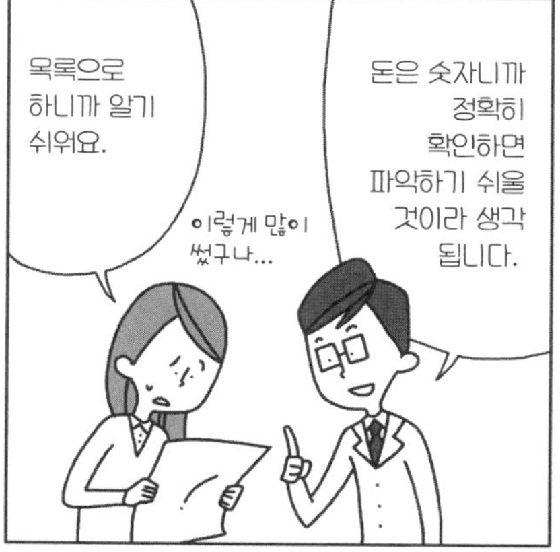

목록으로 하니까 알기 쉬워요.
이렇게 많이 썼구나…
돈은 숫자니까 정확히 확인하면 파악하기 쉬울 것이라 생각됩니다.

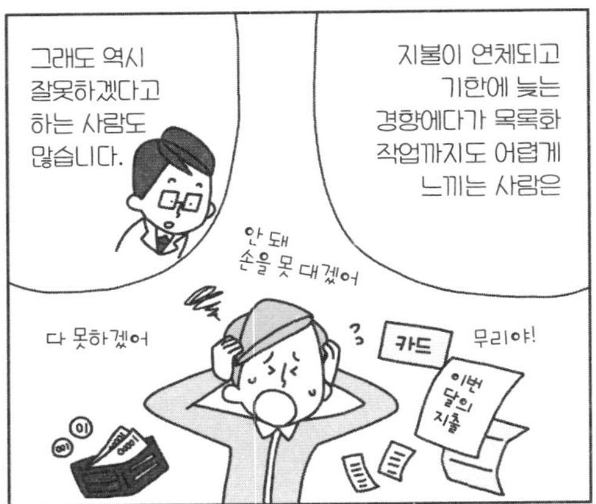
그래도 역시
잘못하겠다고
하는 사람도
많습니다.
지불이 연체되고
기한에 늦는
경향에다가 목록화
작업까지도 어렵게
느끼는 사람은
안 돼
손을 못 대겠어
다 못하겠어
카드
무리야!
이번
달의
지출

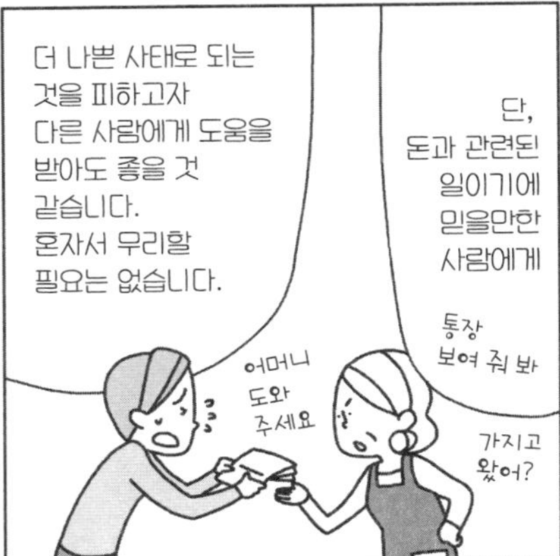
더 나쁜 사태로 되는
것을 피하고자
다른 사람에게 도움을
받아도 좋을 것
같습니다.
혼자서 무리할
필요는 없습니다.
단,
돈과 관련된
일이기에
믿을만한
사람에게
통장
보여 줘 봐
어머니
도와
주세요
가지고
왔어?

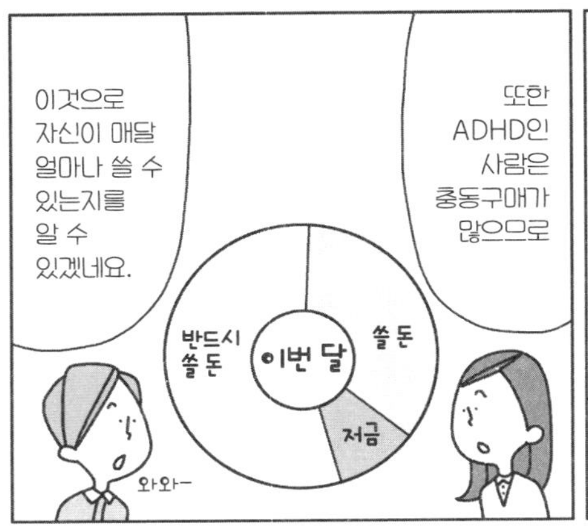
이것으로
자신이 매달
얼마나 쓸 수
있는지를
알 수
있겠네요.
또한
ADHD인
사람은
충동구매가
많으므로
반드시
쓸 돈
이번 달
쓸 돈
저금
와와ㅡ

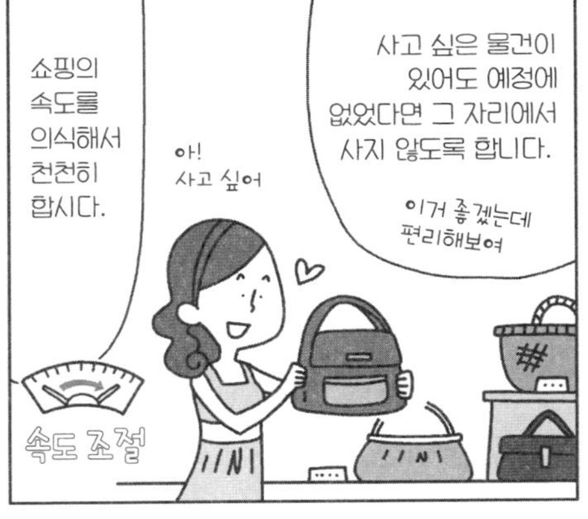
쇼핑의
속도를
의식해서
천천히
합시다.
사고 싶은 물건이
있어도 예정에
없었다면 그 자리에서
사지 않도록 합니다.
아!
사고 싶어
이거 좋겠는데
편리해보여
속도 조절

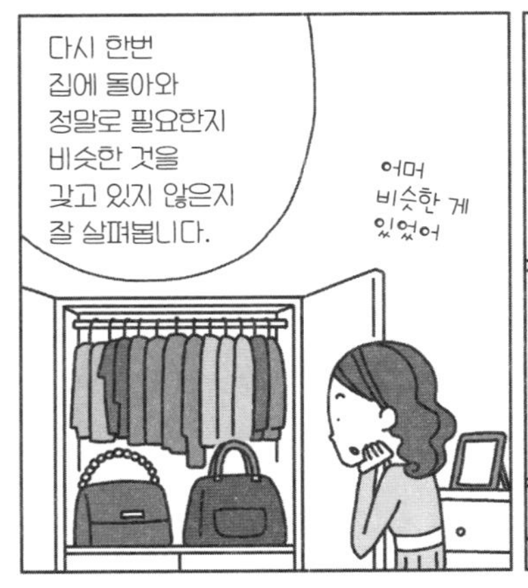
다시 한번
집에 돌아와
정말로 필요한지
비슷한 것을
갖고 있지 않은지
잘 살펴봅니다.
어머
비슷한 게
있었어

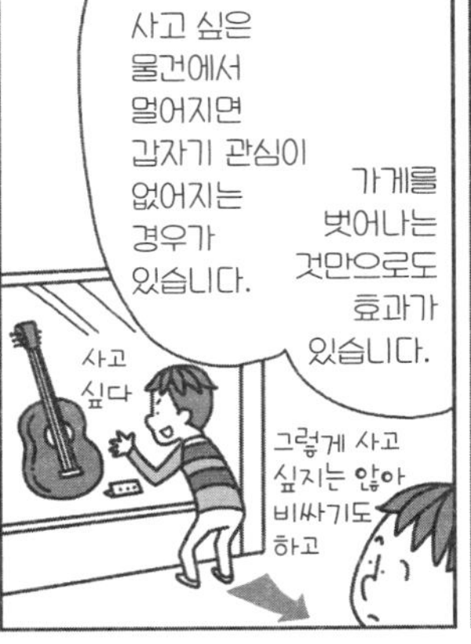
사고 싶은
물건에서
멀어지면
갑자기 관심이
없어지는
경우가
있습니다.
가게를
벗어나는
것만으로도
효과가
있습니다.
사고
싶다
그렇게 사고
싶지는 않아
비싸기도
하고

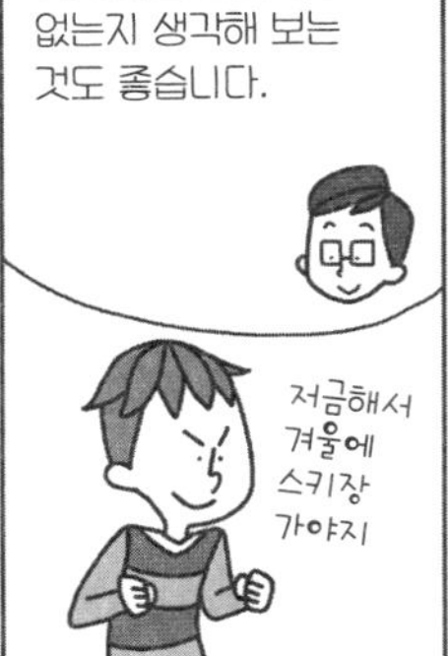
같은 금액으로
하고 싶은 다른 일은
없는지 생각해 보는
것도 좋습니다.
저금해서
겨울에
스키장
가야지

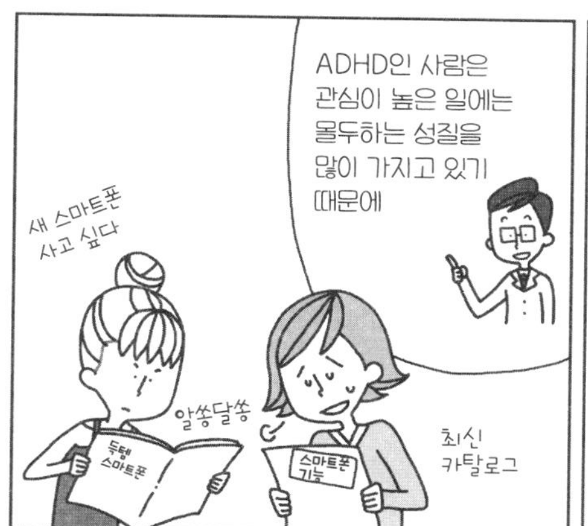
ADHD인 사람은
관심이 높은 일에는
몰두하는 성질을
많이 가지고 있기
때문에
새 스마트폰
사고 싶다
알쏭달쏭
득템
스마트폰
스마트폰
기능
최신
카탈로그

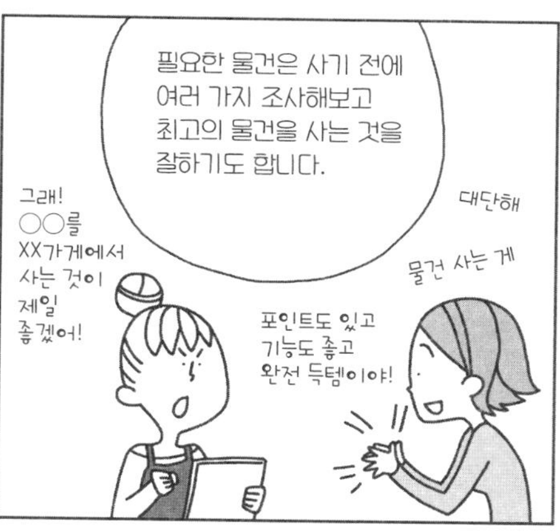
필요한 물건은 사기 전에
여러 가지 조사해보고
최고의 물건을 사는 것을
잘하기도 합니다.
그래!
○○를
XX가게에서
사는 것이
제일
좋겠어!
대단해
물건 사는 게
포인트도 있고
기능도 좋고
완전 득템이야!

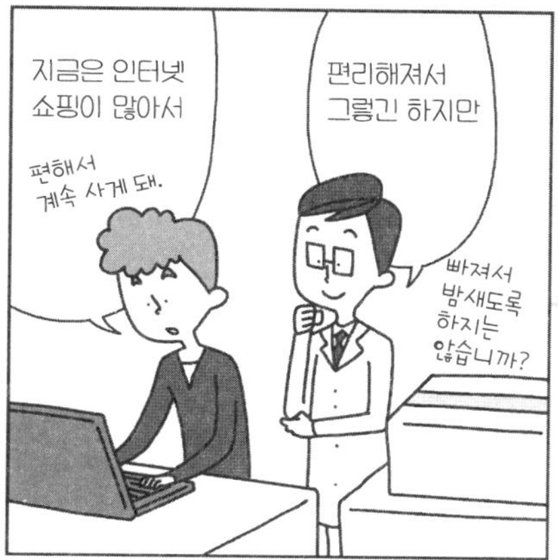
지금은 인터넷
쇼핑이 많아서
편해서
계속 사게 돼.
편리해져서
그렇긴 하지만
빠져서
밤새도록
하지는
않습니까?

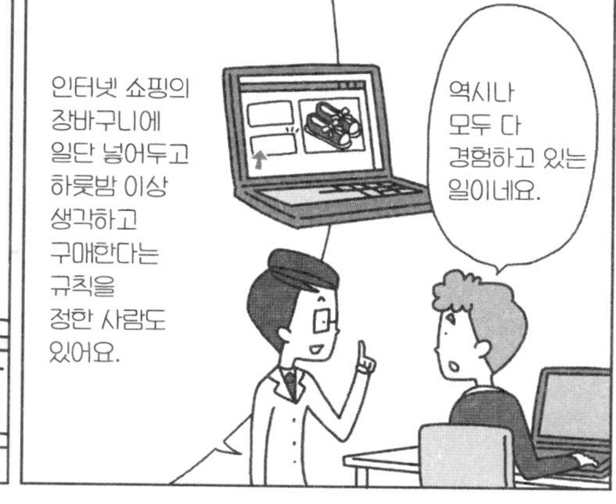
인터넷 쇼핑의
장바구니에
일단 넣어두고
하룻밤 이상
생각하고
구매한다는
규칙을
정한 사람도
있어요.
역시나
모두 다
경험하고 있는
일이네요.

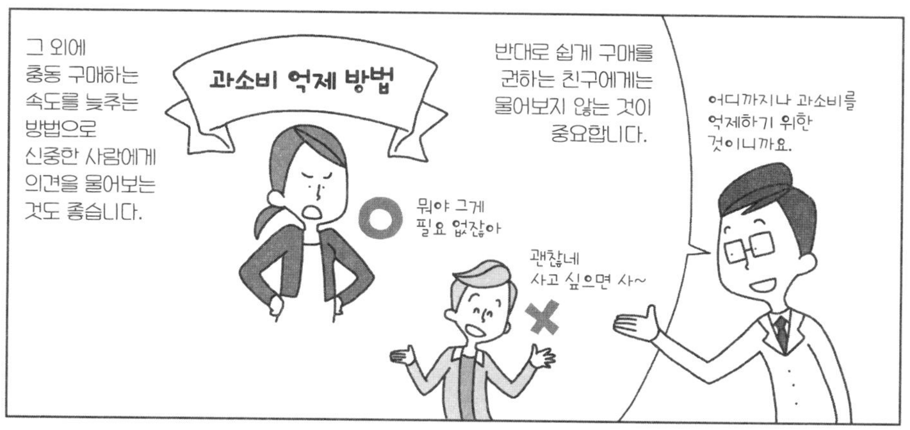
그 외에
충동 구매하는
속도를 늦추는
방법으로
신중한 사람에게
의견을 물어보는
것도 좋습니다.
과소비 억제 방법
반대로 쉽게 구매를
권하는 친구에게는
물어보지 않는 것이
중요합니다.
어디까지나 과소비를
억제하기 위한
것이니까요.
뭐야 그게
필요 없잖아
괜찮네
사고 싶으면 사~

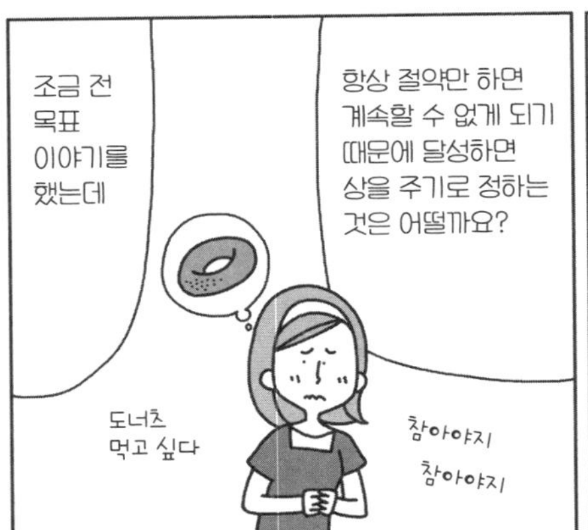
조금 전
목표
이야기를
했는데
항상 절약만 하면
계속할 수 없게 되기
때문에 달성하면
상을 주기로 정하는
것은 어떨까요?
도너츠
먹고 싶다
참아야지
참아야지

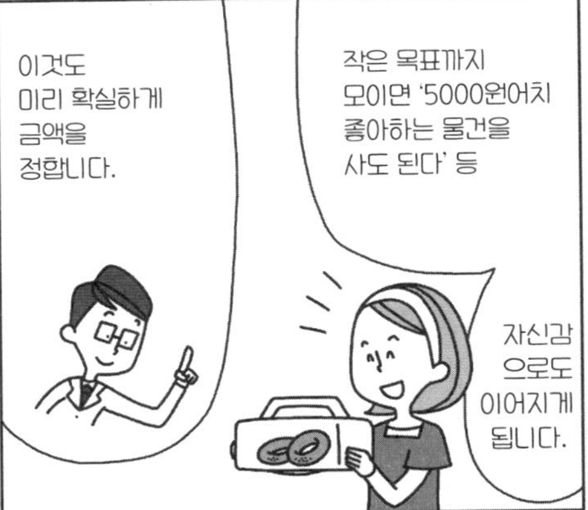
이것도
미리 확실하게
금액을
정합니다.
작은 목표까지
모이면 '5000원어치
좋아하는 물건을
사도 된다' 등
자신감
으로도
이어지게
됩니다.

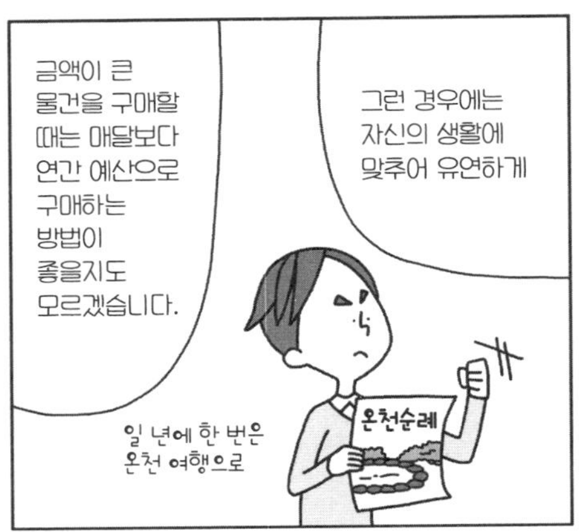
금액이 큰
물건을 구매할
때는 매달보다
연간 예산으로
구매하는
방법이
좋을지도
모르겠습니다.
그런 경우에는
자신의 생활에
맞추어 유연하게
일 년에 한 번은
온천 여행으로
온천순례

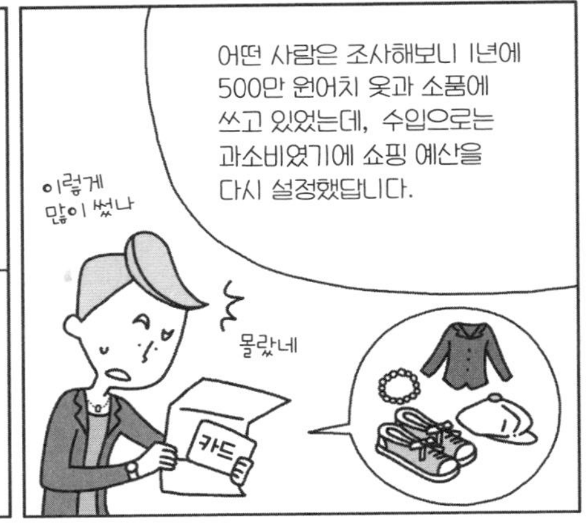
어떤 사람은 조사해보니 1년에
500만 원어치 옷과 소품에
쓰고 있었는데, 수입으로는
과소비였기에 쇼핑 예산을
다시 설정했답니다.
이렇게
많이 썼나
몰랐네
카드

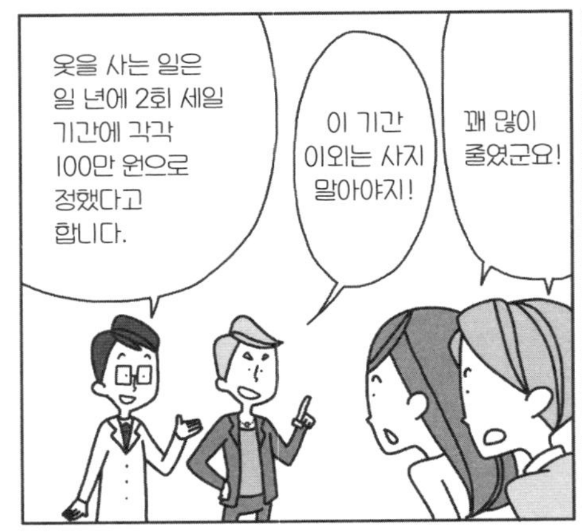
옷을 사는 일은
일 년에 2회 세일
기간에 각각
100만 원으로
정했다고
합니다.
이 기간
이외는 사지
말아야지!
꽤 많이
줄였군요!

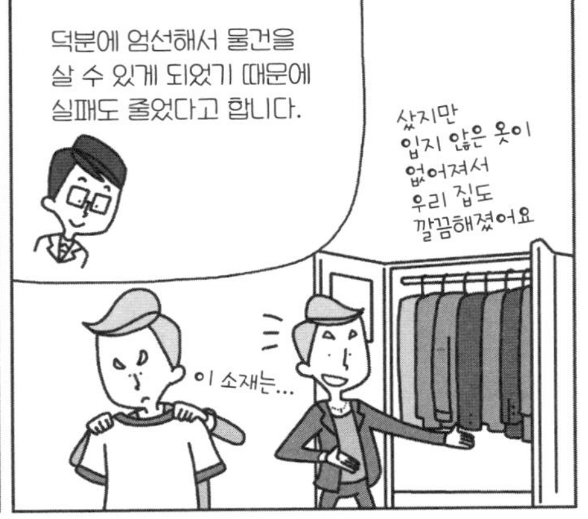
덕분에 엄선해서 물건을
살 수 있게 되었기 때문에
실패도 줄었다고 합니다.
샀지만
입지 않은 옷이
없어져서
우리 집도
깔끔해졌어요
이 소재는…

ADHD인 사람으로 금전 관리가 허술하기 때문에 신용을 잃어버렸다거나 생활에 지장을 받고 있다는 이야기를 자주 듣습니다. 어려움을 겪으면서도, 얼마나 사용했는지조차 파악하지 못하는 사람도 많이 있습니다. 은행 계좌에서 이체나 신용카드 납부 등 돈을 직접 보지 않고 하는 거래가 많아서 돈의 움직임을 파악하기 어렵다는 것도 하나의 원인이 될 수 있겠지요.

우선은 자신의 금전 출입 상태를 파악해 봅시다. 최근 1개월 동안 지출과 수입 중 어느 쪽이 많았습니까?

자신의 은행 계좌 및 대출, 신용카드 등 전부 다 확인하지 않으면 안 됩니다. 다 파악할 수 없는 경우에는 수를 줄이는 것도 필요합니다. 납부 예정된 금액, 기한, 송금 계좌의 잔액을 확인해 둡시다.

이것이 가장 중요합니다. 믿을 수 있는 사람의 도움을 받아도 좋습니다.

다음에 저축 계획을 세웁시다. 몇 년 후에 얼마 정도 모으고 싶습니까?

예를 들어, 5년 후에 1000만 원 모으고 싶을 경우에는 1년에 200만 원씩 저축해야 합니다.

지금의 페이스로 모을 수 있을까요? 동시에 사용해도 좋은 금액을 파악합니다. 월세와 공과금, 식비, 통신비, 보험, 교육비 등 필요한 금액을 계산하고 남은 금액에서 저축액을 뺀 돈이 자유롭게 써도 되는 금액입니다.

그렇다고 하더라도 친구와 함께 식사나 여행을 가게 되거나, 교제 중에 급한 지출이 있을지도 모릅니다. 병이나 부상으로 돈이 필요할 수도 있습니다. 그런 일이 과거 1년 동안에는 어느 정도 있었고 얼마나 필요했었는지요? 조금 여유 있게 계획합니다.

또한, 아무 생각 없이 그 장소의 분위기에 휩쓸려 돈을 사용하지 맙시다. 쇼핑할 때에는 시간을 두고 잘 살펴본 후 사고 싶은 것은 목록화합시다. 예정에 없는 것은 즉시 결정하는 것을 피하고 목록에 추가하고 나서 다시 검토합시다.

아무리 해도 물건을 사버리는 충동을 참을 수 없고, 후배에게 막 사줘 버리고, 쇼핑을 참으면 짜증이 난다… 고 하는 경우는 마음에 문제가 있을지도 모르겠습니다. 신용카드나 은행 계좌 관리를 가족 등 신용할 수 있는 사람에게 맡기거나 해서 돈을 쓰기 어렵게 하는 방법이 좋겠지요.

포인트

- 수입과 지출을 파악한다.
- 사용해도 되는 금액을 파악한다.
- 구매할 때는 신중하게 검토하고, 예정에 없는 구매는 피한다.

칼럼

「예정에 없는 물건은 즉시 구입하지 않기」

점원이 권유하는 물건을 거절하기 어려운 경우에는
다음과 같은 문구로 매장을 나오도록 하세요.

지금 시간이 없다.

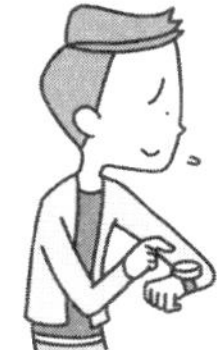

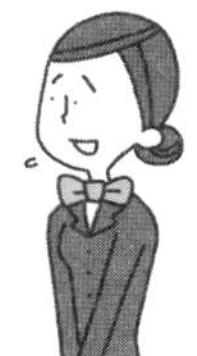

냉정하게 생각해보고 결정하고 싶다.

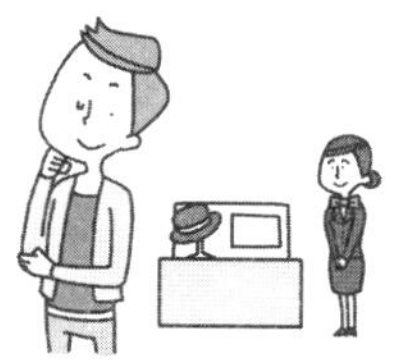

다른 매장도 보고 싶다.

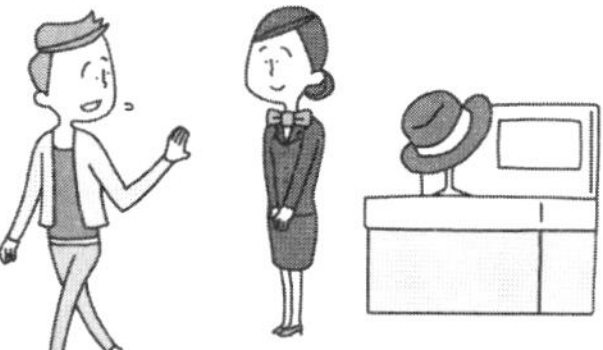

가족과 의논해서 결정하고 싶다.

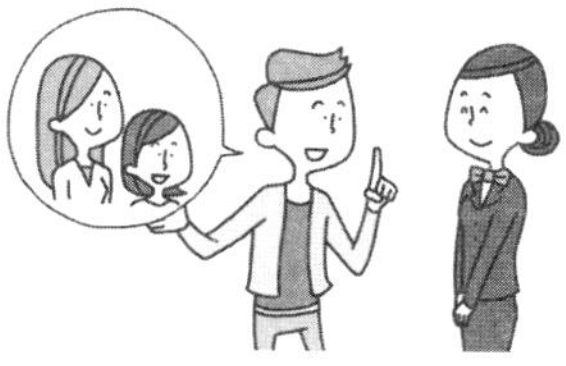

예정에 없는 구매는 피합시다

결국 쓰지도
못했었지
아까워라

실패했던 구매 경험을 떠올린다.

「할인을 한다」고 물고 늘어져도 마음을 강하게 가진다.

어때요?
안돼
참아야지

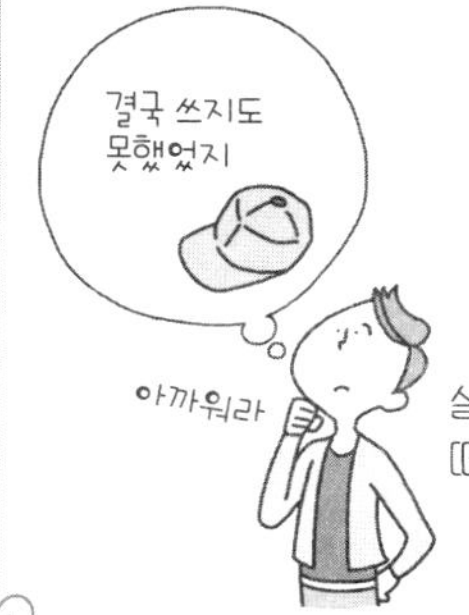

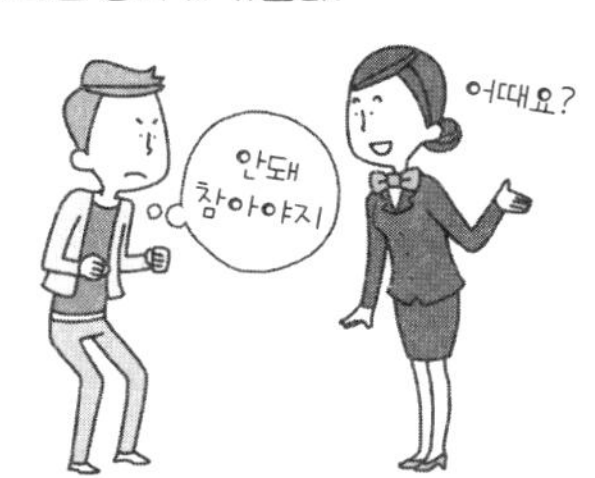

ADHD적 커뮤니케이션 방법

본인은 악의가 없는데 상대를 화나게 하는 경우가 있습니다.
이런 일은 상대에 따라 다르므로 필요 이상으로 우울해할 필요는 없지만
악의 없이...
너무해!
에? 왜?

상대의 표정이나 에둘러 하는 말투를 참작해서 대응하지 못해 어려움을 겪는 경우도 있는 것 같습니다.
어머 괜찮네 (역설)
ADHD인 사람의 충동적인 언행이 문제를 부를 수도 있습니다.
그게 어때서
어디가?

자 여기서 친숙한 목록이지만...
문제를 적어 봅시다.
커뮤니케이션 목록

이야기를 듣지 않는다
말을 너무 많이 한다
무례한 태도를 취한다
이름을 알지 못한다
심한 말을 한다
발끈해서 화를 낸다
지금까지 상대에게 상처를 주거나 화나게 해버렸던 상황에서 문제라고 여겨지는 점을 생각해 봅시다.
상사와 싸움했을 때는

개선할 수 있거나 개선하는 것이 좋다고 느끼는 항목에 대해서는 대처법을 생각해 봅시다.
너무 자기 탓으로 돌리지 않기 위해서도 도움이 됩니다.
개선될 수 있는 것만
확실히
고친다고 하면 이 정도 밖에는

어떠한 때에라도 언제든지 '자기만 나쁜 것이 아니다' 라는 사실을 몰라서는 안 됩니다.
상대도 기분이 나빴을 때였는지도...

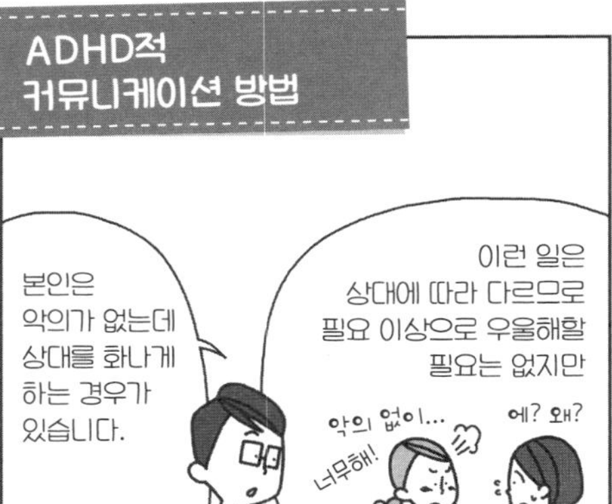

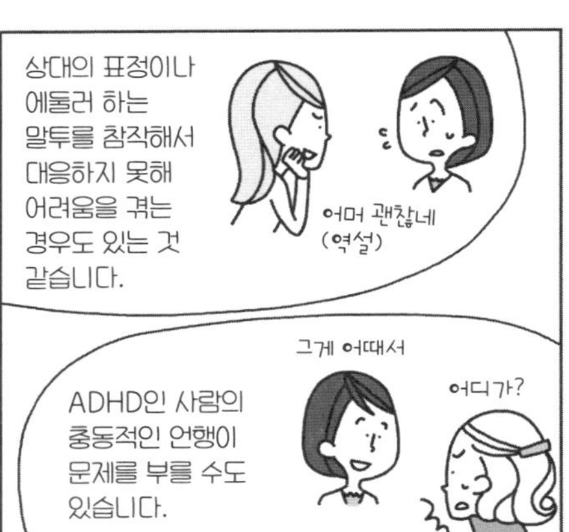

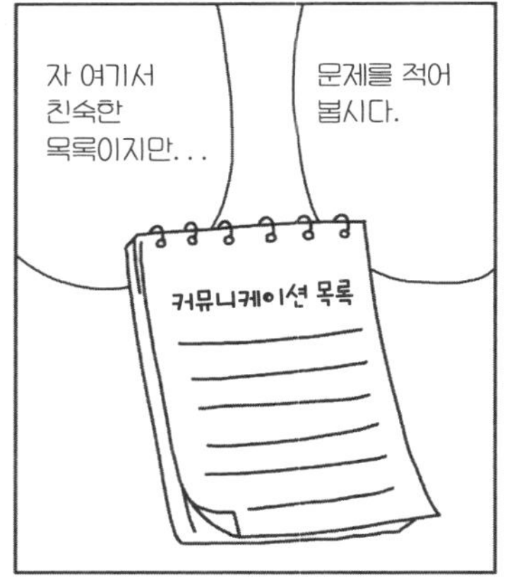

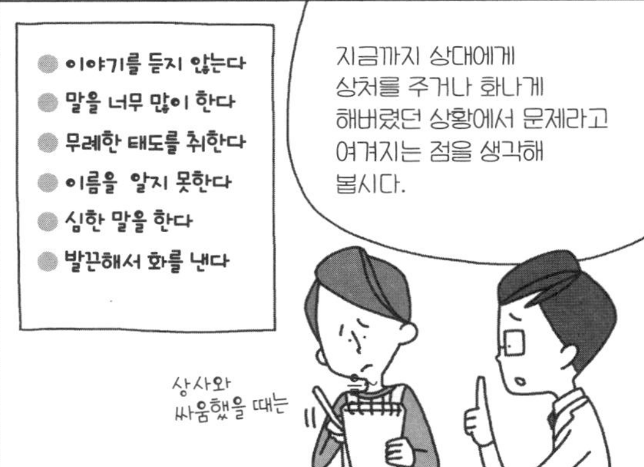

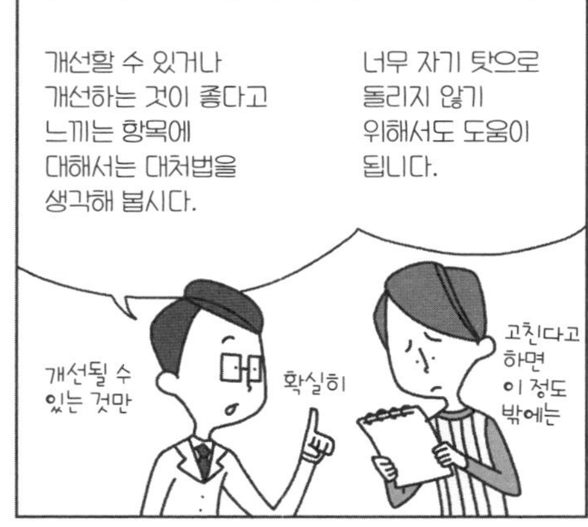

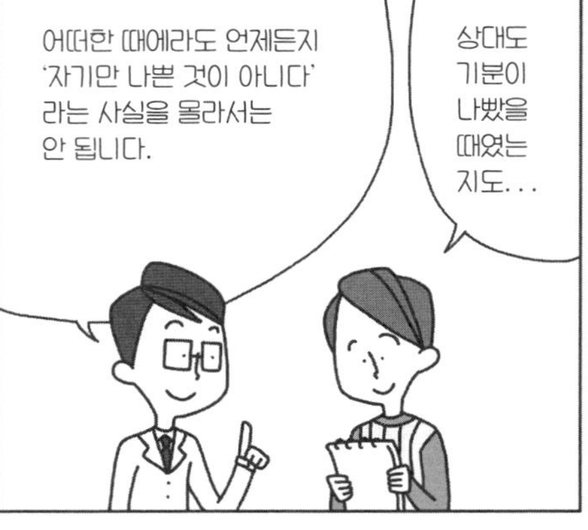

문제를 줄이는 데
효과적인 것은
속도를 낮추는
것입니다.

나중에 후회할 수 있는
충동적인 말과 행동이
줄어듭니다.

부웅

천천히

속도 줄여

문제 발생

예를 들면, 실언을 많이 하는 사람은
발언하기 전 심호흡을 하고 한번
쉬었다가 서론으로 들어갈 수 있도록
하면 좋아요.

그렇구나…
아하

서론의 예로서…
한 말씀 드려도 될까요?
확인하고 싶지만…
…등입니다
흡
냉정히 생각하자
하
심호흡

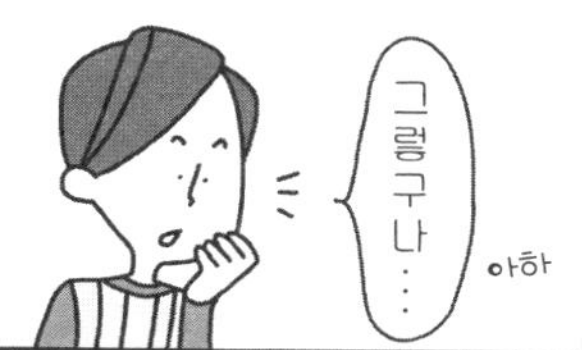

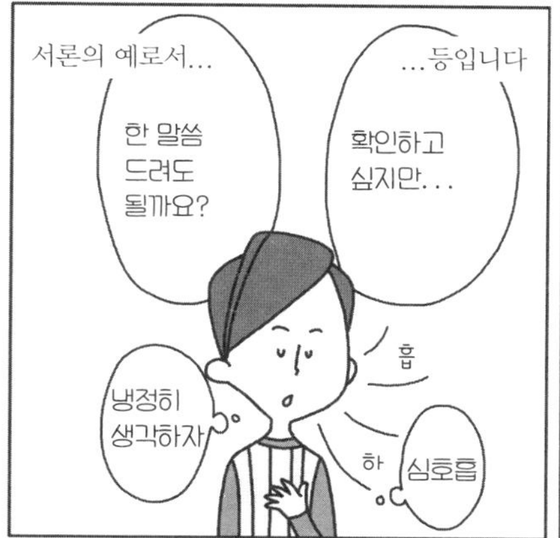

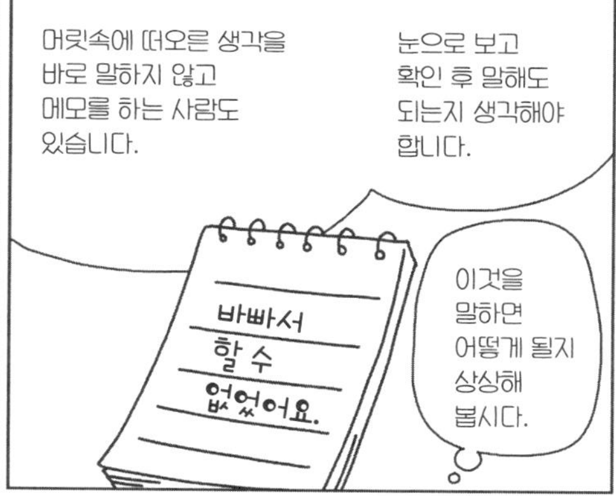

뭣하는
짓이야?
스피드
다운
삣
빠름
느림
급한 성질로
실패하는 사람도
심호흡을 한번 해
봅시다.

…음 고함을 쳐도
소용이 없구나
병원 등에서는
'사회성기술훈련'이라는
커뮤니케이션 기술을
훈련하는 프로그램도
있습니다.
침착
해야지
SST

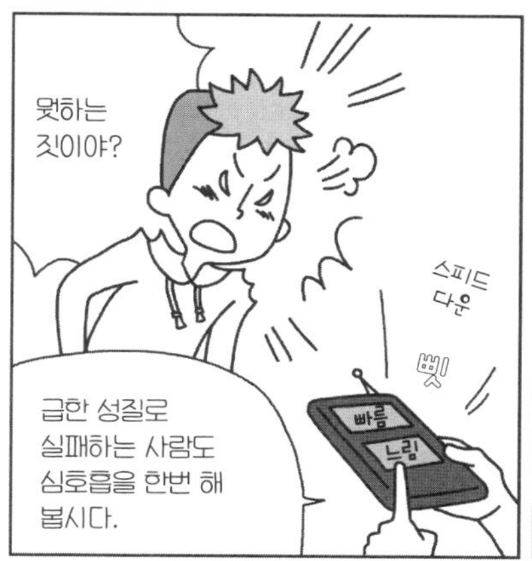

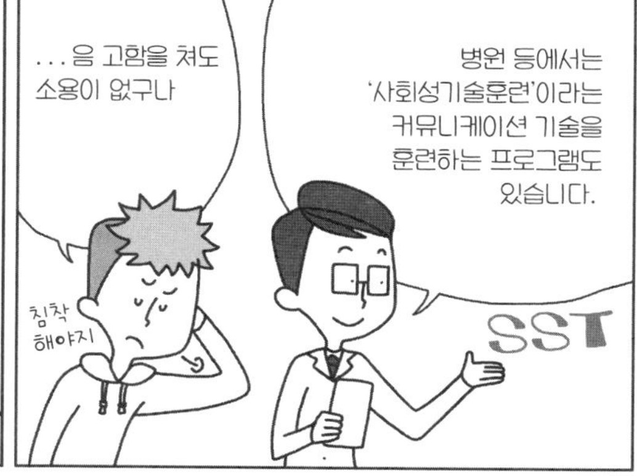

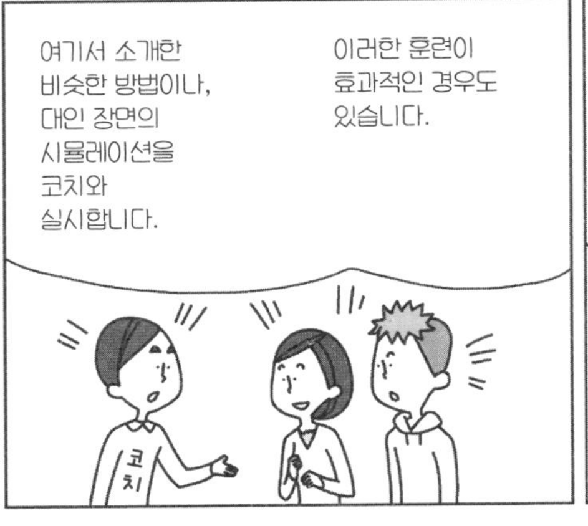
여기서 소개한 비슷한 방법이나, 대인 장면의 시뮬레이션을 코치와 실시합니다.
이러한 훈련이 효과적인 경우도 있습니다.
코치

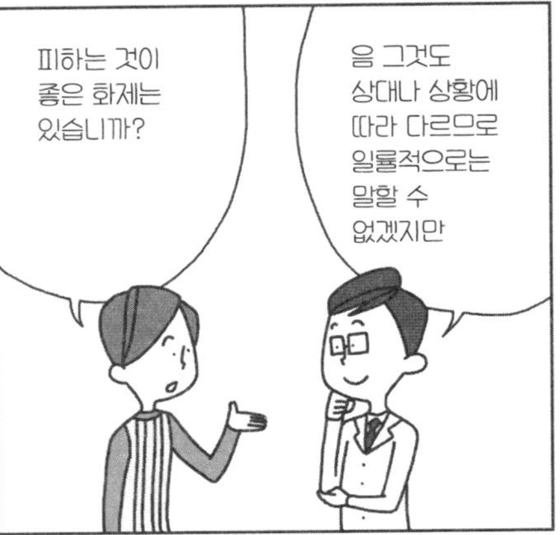
피하는 것이 좋은 화제는 있습니까?
음 그것도 상대나 상황에 따라 다르므로 일률적으로는 말할 수 없겠지만

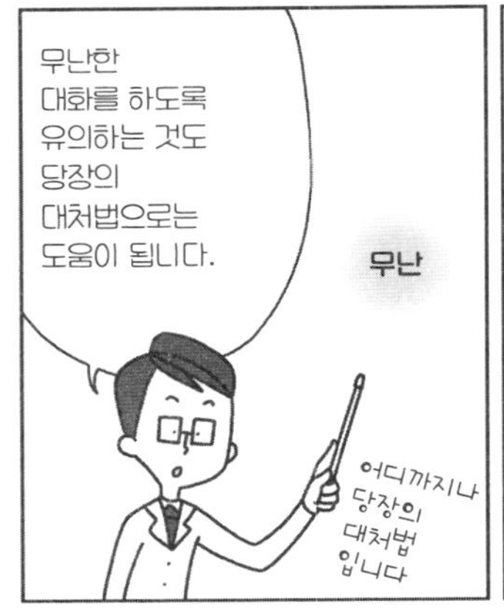
무난한 대화를 하도록 유의하는 것도 당장의 대처법으로는 도움이 됩니다.
무난
어디까지나 당장의 대처법 입니다

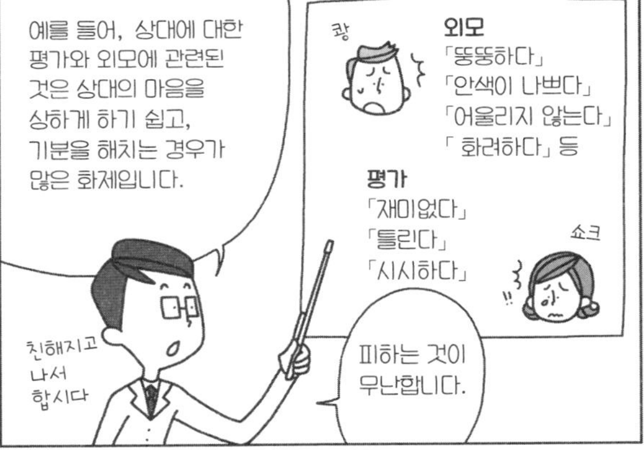
예를 들어, 상대에 대한 평가와 외모에 관련된 것은 상대의 마음을 상하게 하기 쉽고, 기분을 해치는 경우가 많은 화제입니다.
쾅
외모
「뚱뚱하다」
「안색이 나쁘다」
「어울리지 않는다」
「 화려하다」 등
평가
「재미없다」
「틀린다」
「시시하다」
쇼크
친해지고 나서 합시다
피하는 것이 무난합니다.

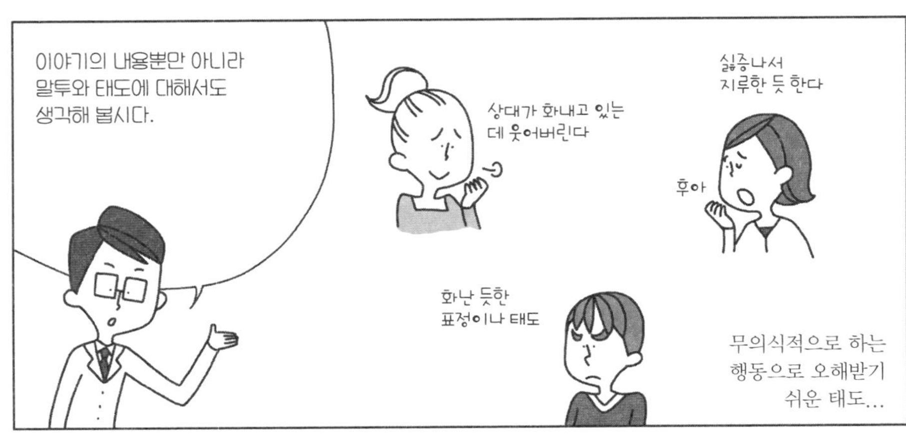
이야기의 내용뿐만 아니라 말투와 태도에 대해서도 생각해 봅시다.
상대가 화내고 있는데 웃어버리다
싫증나서 지루한 듯 한다
후아
화난 듯한 표정이나 태도
무의식적으로 하는 행동으로 오해받기 쉬운 태도...

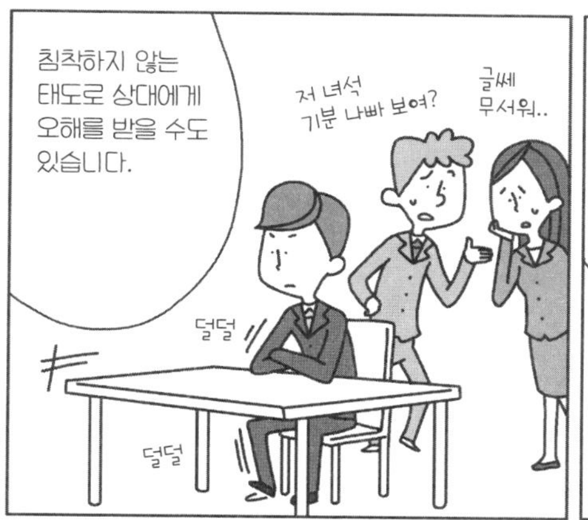
침착하지 않는
태도로 상대에게
오해를 받을 수도
있습니다.
저 녀석
기분 나빠 보여?
글쎄
무서워..
덜덜
덜덜

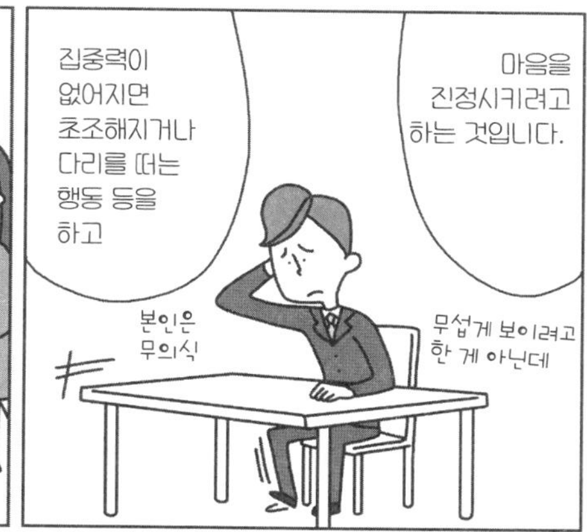
집중력이
없어지면
초조해지거나
다리를 떠는
행동 등을
하고
마음을
진정시키려고
하는 것입니다.
본인은
무의식
무섭게 보이려고
한 게 아닌데

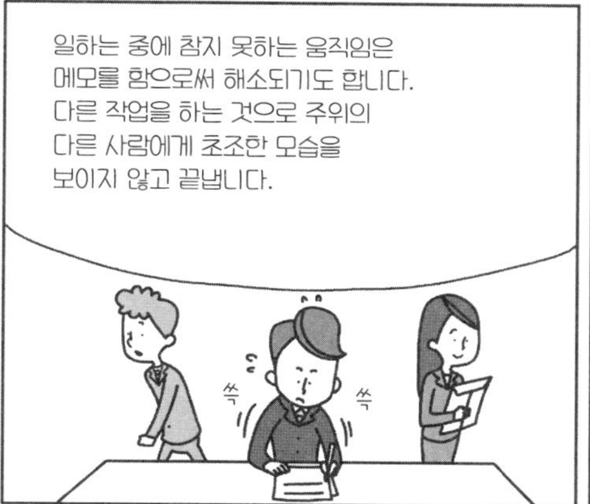
일하는 중에 참지 못하는 움직임은
메모를 함으로써 해소되기도 합니다.
다른 작업을 하는 것으로 주위의
다른 사람에게 초조한 모습을
보이지 않고 끝냅니다.
쓱
쓱

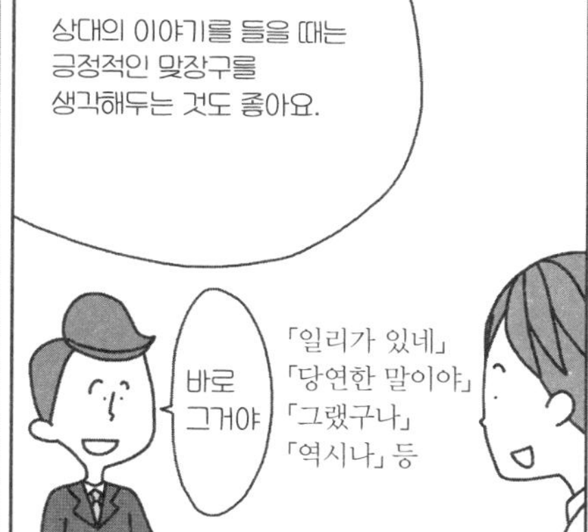
상대의 이야기를 들을 때는
긍정적인 맞장구를
생각해두는 것도 좋아요.
바로
그거야
「일리가 있네」
「당연한 말이야」
「그랬구나」
「역시나」 등

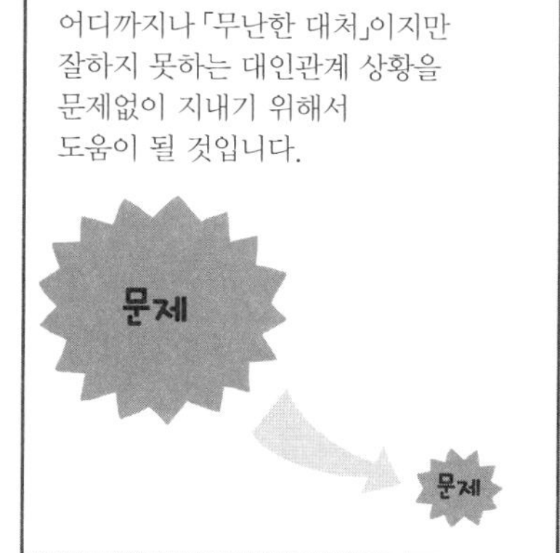
어디까지나 「무난한 대처」이지만
잘하지 못하는 대인관계 상황을
문제없이 지내기 위해서
도움이 될 것입니다.
문제
문제

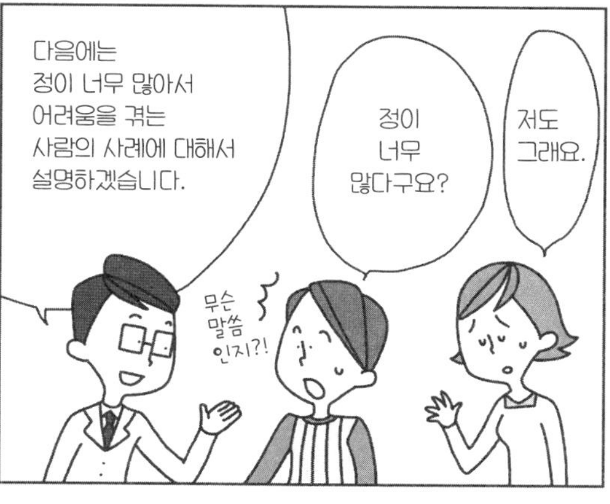
다음에는
정이 너무 많아서
어려움을 겪는
사람의 사례에 대해서
설명하겠습니다.
정이
너무
많다구요?
저도
그래요.
무슨
말씀
인지?!

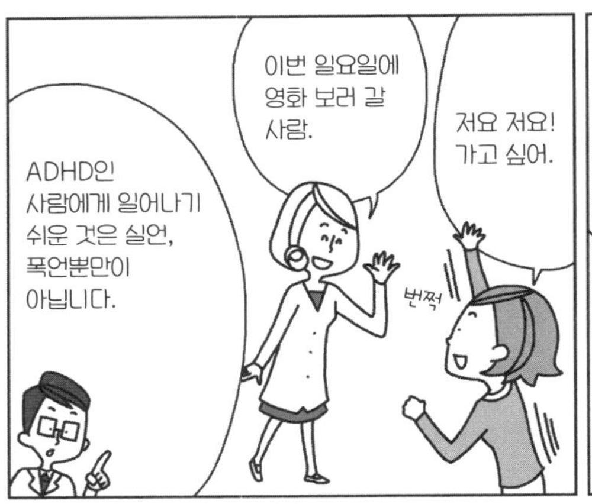
ADHD인
사람에게 일어나기
쉬운 것은 실언,
폭언뿐만이
아닙니다.
이번 일요일에
영화 보러 갈
사람.
저요 저요!
가고 싶어.
번쩍

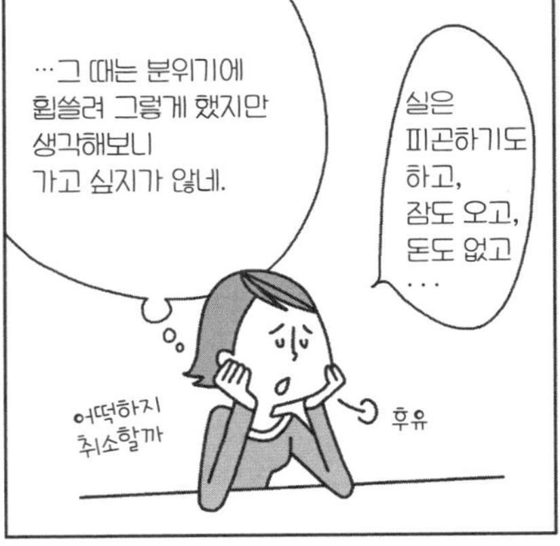
…그 때는 분위기에
휩쓸려 그렇게 했지만
생각해보니
가고 싶지가 않네.
실은
피곤하기도
하고,
잠도 오고,
돈도 없고
...
어떡하지
취소할까
후유

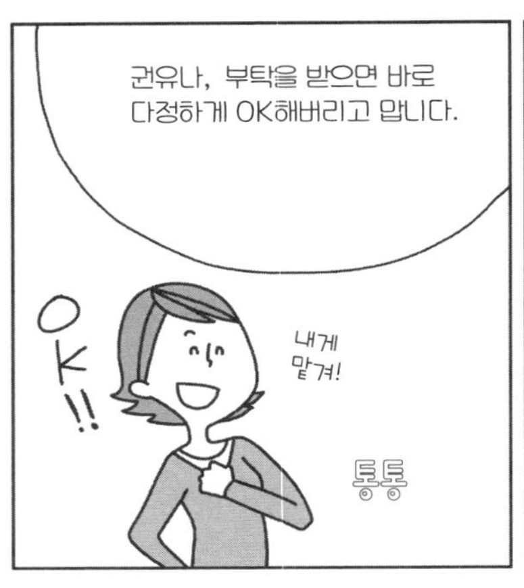
권유나, 부탁을 받으면 바로
다정하게 OK해버리고 맙니다.
OK!!
내게
맡겨!
통통

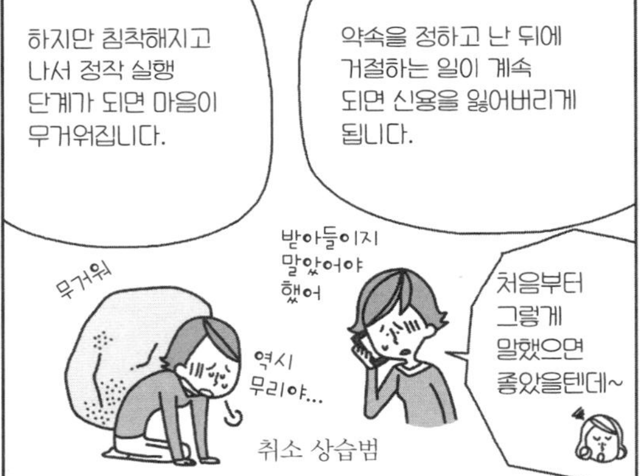
하지만 침착해지고
나서 정작 실행
단계가 되면 마음이
무거워집니다.
약속을 정하고 난 뒤에
거절하는 일이 계속
되면 신용을 잃어버리게
됩니다.
무거워
역시
무리야...
받아들이지
말았어야
했어
처음부터
그렇게
말했으면
좋았을텐데~
취소 상습범

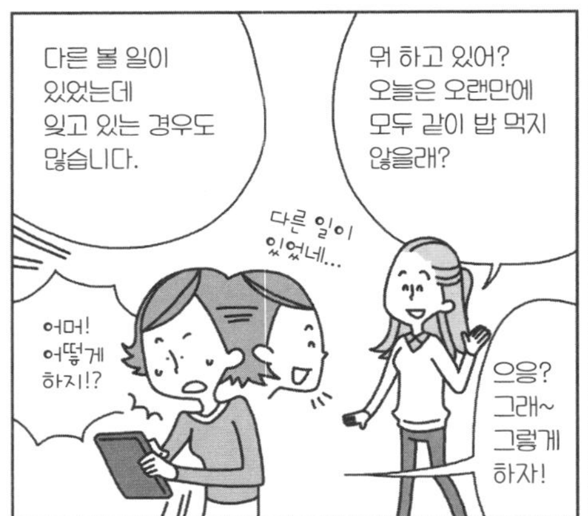
다른 볼 일이
있었는데
잊고 있는 경우도
많습니다.
뭐 하고 있어?
오늘은 오랜만에
모두 같이 밥 먹지
않을래?
다른 일이
있었네...
어머!
어떻게
하지!?
으응?
그래~
그렇게
하자!

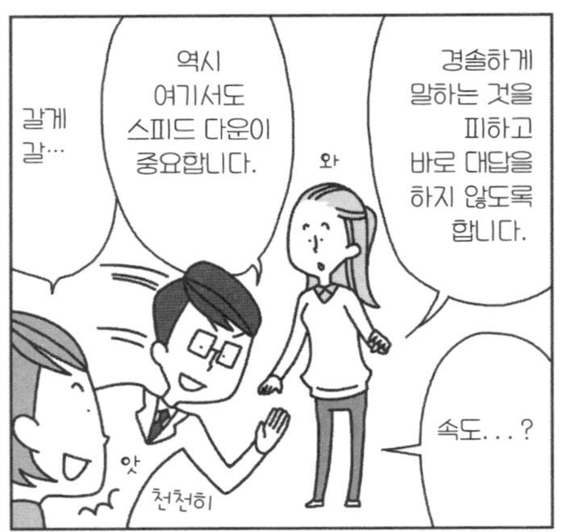
갈게
갈…
역시
여기서도
스피드 다운이
중요합니다.
경솔하게
말하는 것을
피하고
바로 대답을
하지 않도록
합니다.
와
속도...?
앗
천천히

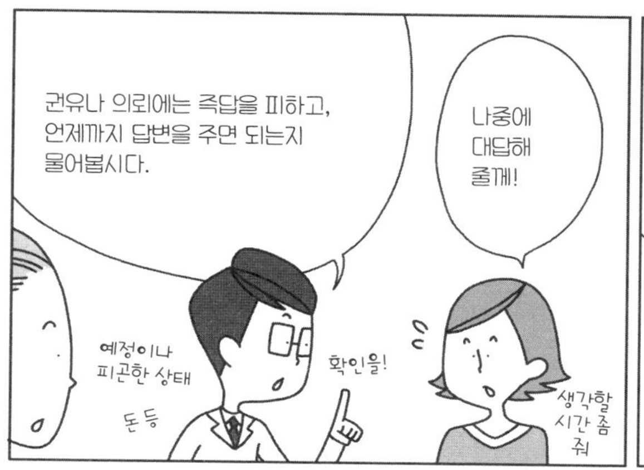
권유나 의뢰에는 즉답을 피하고,
언제까지 답변을 주면 되는지
물어봅시다.
나중에
대답해
줄게!
예정이나
피곤한 상태
돈 등
확인을!
생각할
시간 좀
줘

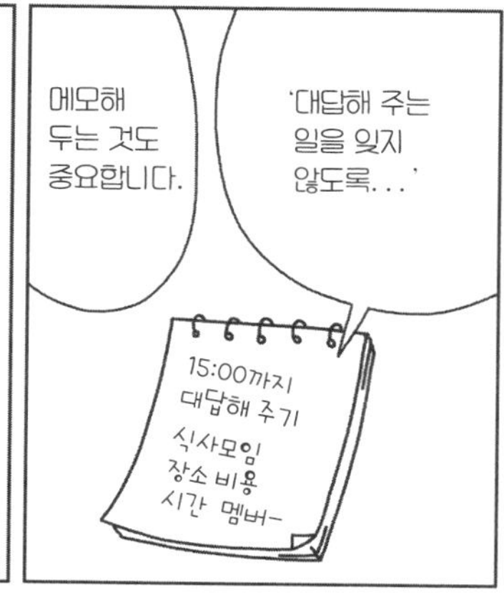
메모해
두는 것도
중요합니다.
'대답해 주는
일을 잊지
않도록...'
15:00까지
대답해 주기
식사모임
장소 비용
시간 멤버~

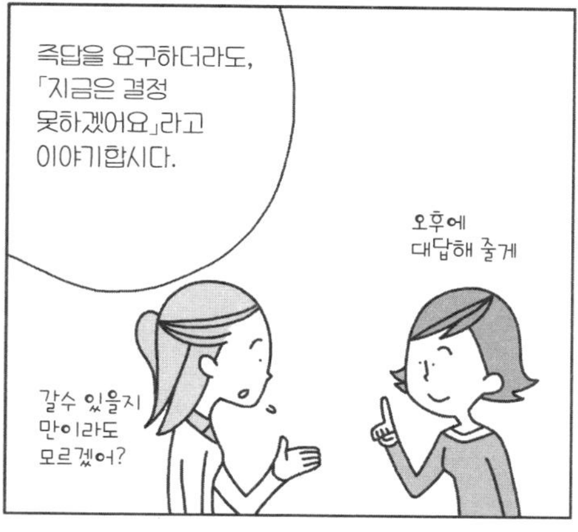
즉답을 요구하더라도,
「지금은 결정
못하겠어요」라고
이야기합시다.
오후에
대답해 줄게
갈수 있을지
만이라도
모르겠어?

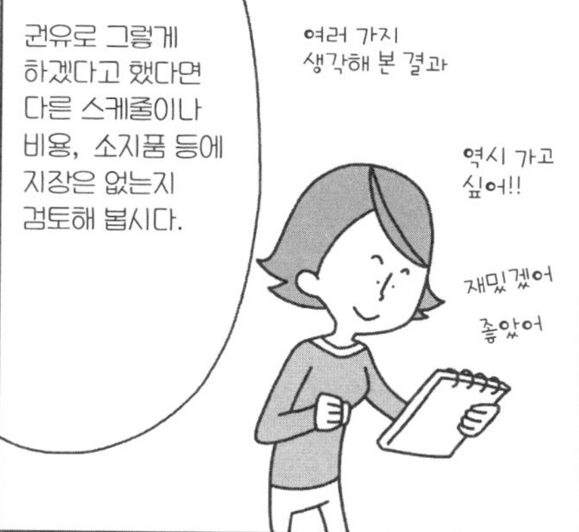
권유로 그렇게
하겠다고 했다면
다른 스케줄이나
비용, 소지품 등에
지장은 없는지
검토해 봅시다.
여러 가지
생각해 본 결과
역시 가고
싶어!!
재밌겠어
좋았어

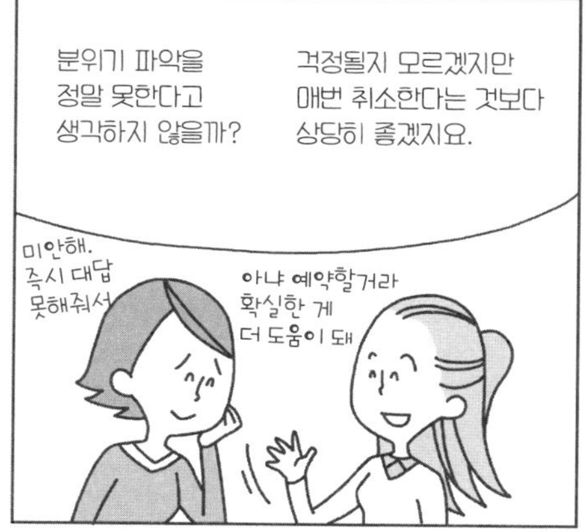
분위기 파악을
정말 못한다고
생각하지 않을까?
걱정될지 모르겠지만
매번 취소한다는 것보다
상당히 좋겠지요.
미안해.
즉시 대답
못해줘서
아냐 예약할거라
확실한 게
더 도움이 돼

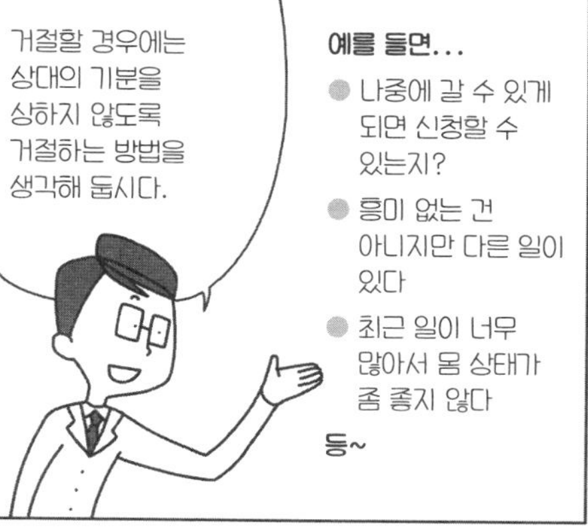
거절할 경우에는
상대의 기분을
상하지 않도록
거절하는 방법을
생각해 둡시다.
예를 들면...
나중에 갈 수 있게 되면 신청할 수 있는지?
흥미 없는 건 아니지만 다른 일이 있다
최근 일이 너무 많아서 몸 상태가 좀 좋지 않다
등~

실례되는 말을 했다고 생각되면, 끙끙대며 고민하는 것보다 솔직하게 사과하는 것이 좋습니다.

생각나는 것을 얼떨결에 말해 버리고, 다른 사람의 이야기를 가로막고, 마음대로 화제를 바꿔버리고 하는 일로, 주위 사람들을 놀라게 하거나 화나게 만들어 버리고 마는 경우도 있지만, ADHD인 사람의 합리적인 생각과 결단력은 좋은 점도 있기 때문에 신중하게 표현할 수 있게 되면 좋겠지요. 정직하고 솔직한 면이 평가받게 되는 경우도 있습니다.

표현을 신중하게 하기 위해서는 스피드 다운이 절대적으로 필요합니다.

생각해 보고 나서 5초간은 가만히 있다가 말하기 전에는 서두부터 말하거나, 발언 전에 메모한 후 글을 눈으로 보고 나서 말할지 말지를 정하는 등의 방법으로 문제를 줄이고 있는 사람이 있습니다. 답답할 것 같이 느껴지지만, 인간관계를 악화시키는 것이 나중에 더 귀찮게 될 수 있다고 생각하면 됩니다.

과잉 행동 때문에 다리를 덜덜 떤다거나 목소리가 커지는 등의 버릇이 나타나는 경우가 있지만, 사람에 따라서는 불쾌하게 느낍니다. 그래서 되도록 겉으로 드러나지 않도록 개선해 나아갑시다.

다리를 덜덜 떠는 행동은 ADHD에 국한되지 않고, 좀처럼 고치기 어려운 버릇입니다. 억지로 무리해서 고치려고 하면 다른 버릇이 나타날 수가 있으므로 약간 조심하는 정도로 합시다.

약물치료로 개선되는 경우도 있습니다. 또한, 회의 중에 다리를 덜덜 떠는 행동으로 고민하는 사람 중에, 의식적으로 메모를 한다거나 자료를 넘겨 본다거나 하는 것으로, 떠는 행동의 빈도를 낮췄다는 예도 있습니다.

또한 사교적이고 기분파인 사람에게 많이 있지만, 경솔하게 떠맡은 일이 훗날 자신을 괴롭히게 되는 경우도 있습니다. 권유나 부탁을 받았을 때 바로 승낙해 버린 후 내키지 않거나 뭔가 상황이 나빴다는 것을 알아채기도 합니다. 무리해도 좋지 않고, 나중에 취소하는 일이 종종 있으면 신용에도 영향이 있기 때문에 즉답을 피하고, 언제까지 확답을 주면 좋을지를 물어봅니다.

한숨 돌리고 나서 시간에 여유가 있는지, 비용이 많이 들지 않는지, 체력적으로 무리는 없는지, 정말로 참가해야 하는지, 잘 검토하고 나서 확답을 주도록 합시다.

포인트

- 실례되는 말과 행동을 했을 때는 솔직하게 사과하고 오래 고민하지 말자.
- 스피드 다운을 명심하자.
- 권유와 부탁을 받았을 때는 즉답하지 않는다.

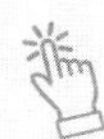

ADHD에 의한 중독에서의 탈출법

그런데, ADHD와 그 특성으로 고민하는 사람에게는
끊고 싶지만…
몇 번이나 금연에 실패하고 있다거나

TV
재미없지만 끄지 못하고
아무 생각 없이 TV를 온종일 본다…
멍

인터넷
이제 자지 않으면 안 되는데…
잠이 와서 참을 수 없는데도 장시간 인터넷을 한다.
후아~

쇼핑
물건이 넘쳐나고 있는데도 쇼핑을 하거나,
사 놓고 사용하지 않은 물건도 있는데 빚을 내어서까지 쇼핑을 합니다.
감사합니다

연애
애인이 바쁘다는 것을 알면서도 애인에게 집착하며 생각합니다.
귀찮게 하고 있다는 것을 알고 있지만…
대답해줘
지금 뭐하고 있어

이처럼 불건전한 일이나 생산적이지 않은 행위에 빠져버려 좀처럼 헤어나지 못하는 사람이 있습니다.
이를 「중독」이라고 합니다.
빠져나올 수 없어
푹 빠졌어

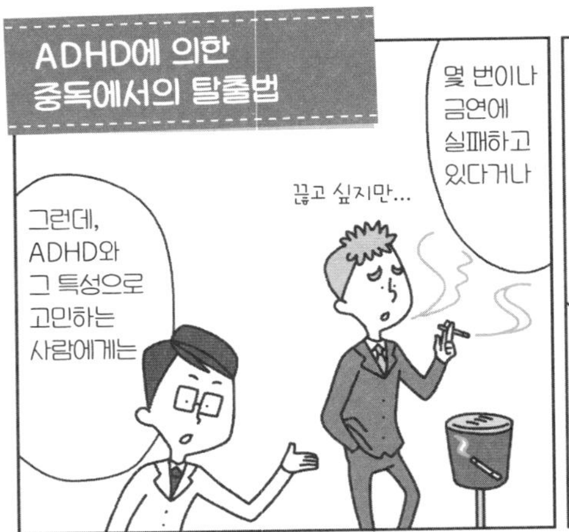

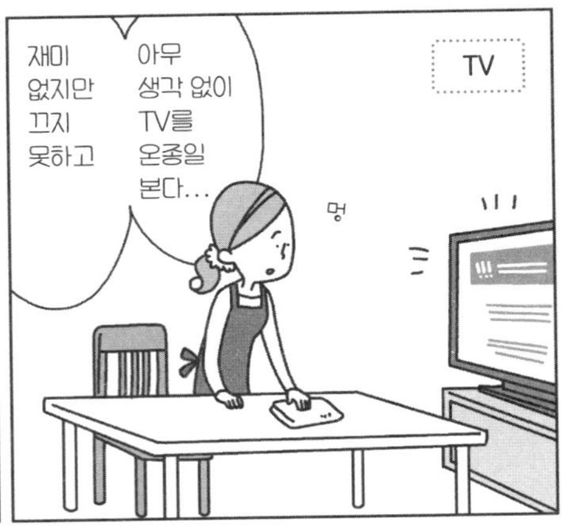

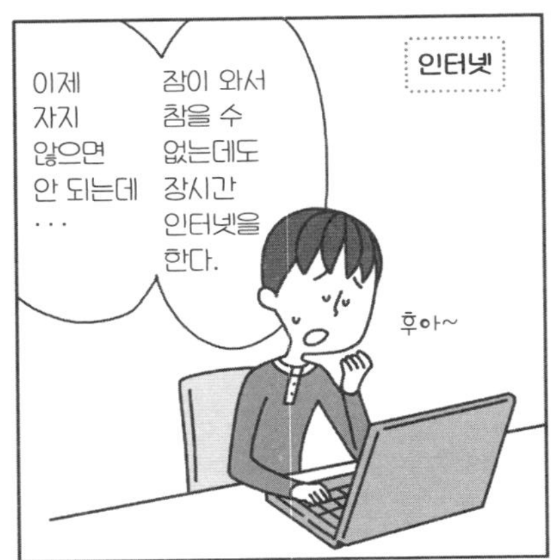

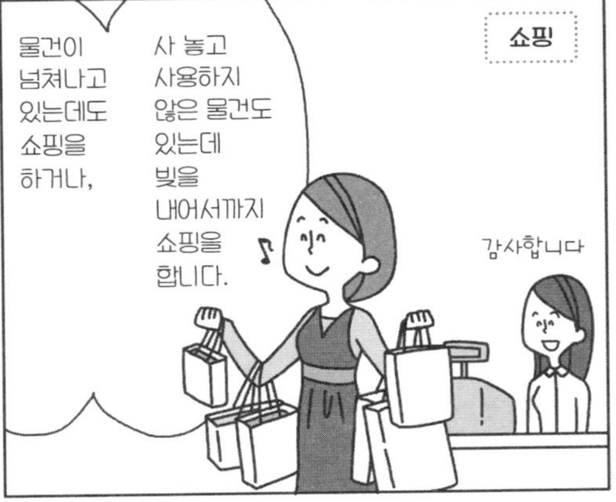

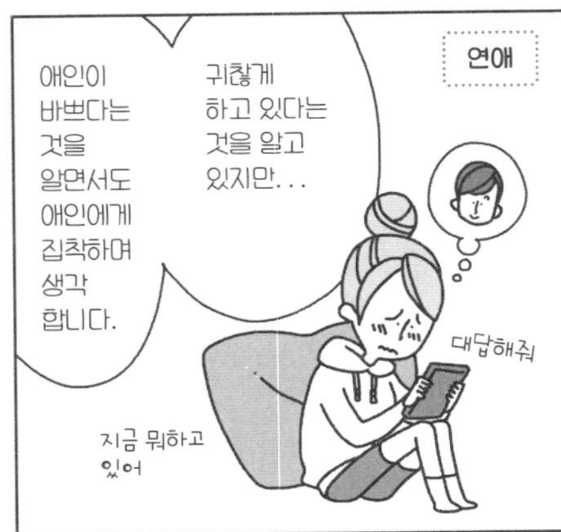

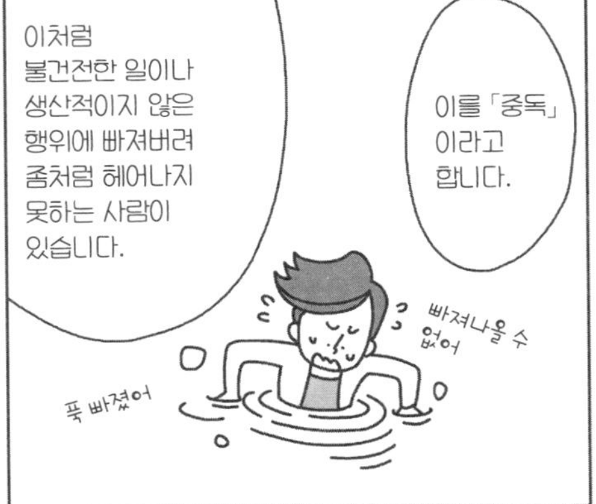

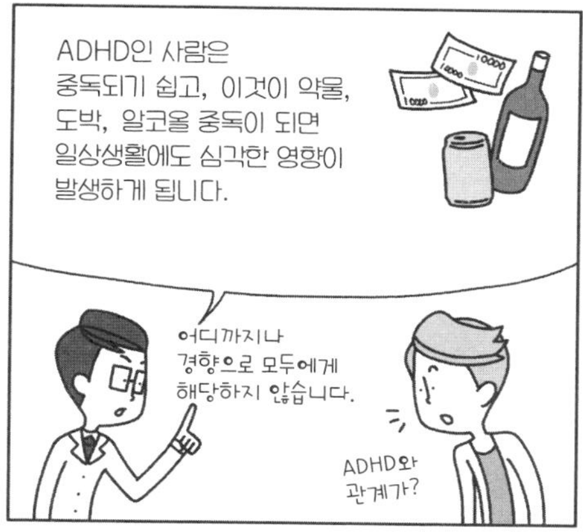
ADHD인 사람은
중독되기 쉽고, 이것이 약물,
도박, 알코올 중독이 되면
일상생활에도 심각한 영향이
발생하게 됩니다.
어디까지나
경향으로 모두에게
해당하지 않습니다.
ADHD와
관계가?

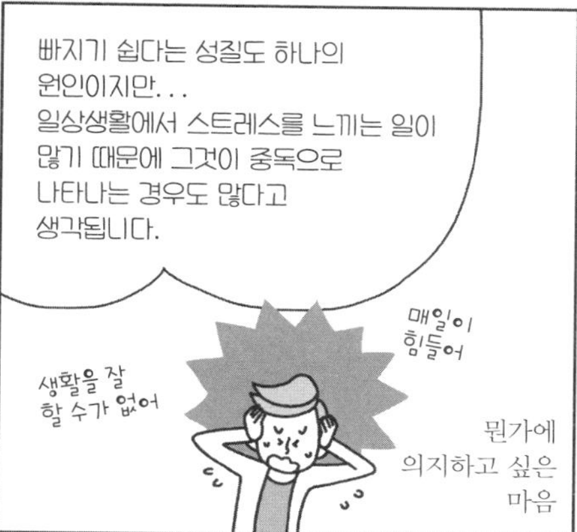
빠지기 쉽다는 성질도 하나의
원인이지만...
일상생활에서 스트레스를 느끼는 일이
많기 때문에 그것이 중독으로
나타나는 경우도 많다고
생각됩니다.
생활을 잘
할 수가 없어
매일이
힘들어
뭔가에
의지하고 싶은
마음

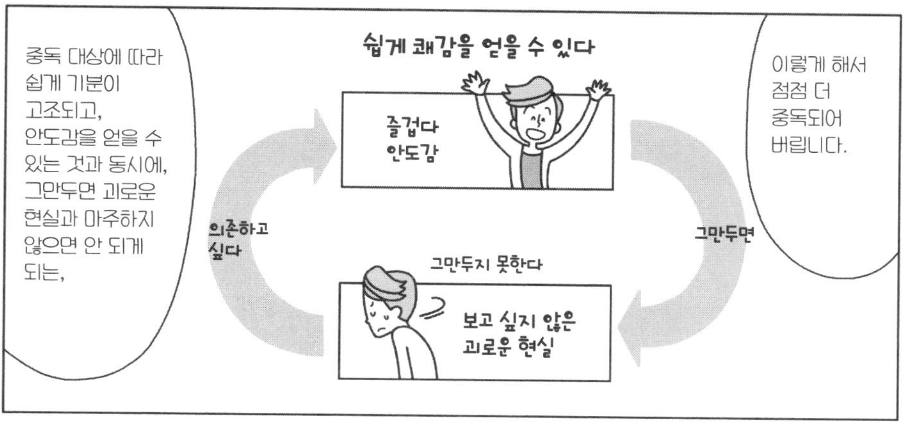
중독 대상에 따라
쉽게 기분이
고조되고,
안도감을 얻을 수
있는 것과 동시에,
그만두면 괴로운
현실과 마주하지
않으면 안 되게
되는,
쉽게 쾌감을 얻을 수 있다
즐겁다
안도감
그만두면
보고 싶지 않은
괴로운 현실
그만두지 못한다
의존하고
싶다
이렇게 해서
점점 더
중독되어
버립니다.

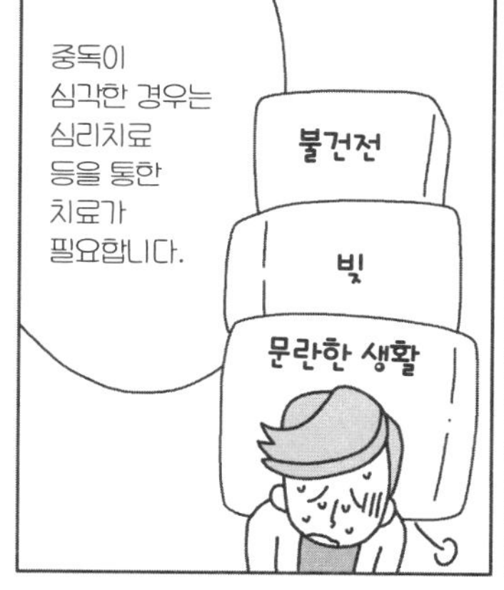
중독이
심각한 경우는
심리치료
등을 통한
치료가
필요합니다.
불건전
빚
문란한 생활

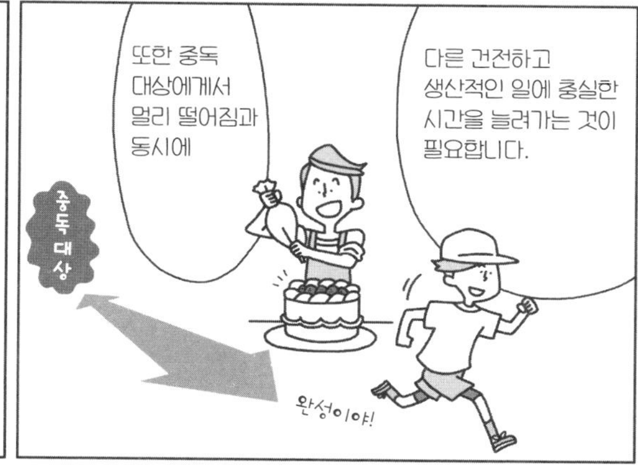
또한 중독
대상에게서
멀리 떨어짐과
동시에
다른 건전하고
생산적인 일에 충실한
시간을 늘려가는 것이
필요합니다.
중독
대상
완성이야!

중독에는 충동성과 잘 참지 못한다는 특성이 관련되어 있다고 생각합니다. 또한, 힘든 일상생활에서 스트레스를 많이 받아 그러한 것으로부터 해방되기 위해 대상에게 몰두하는 것도 원인이라 생각합니다. 건강을 해치거나, 일에 지장을 초래하거나, 과다하게 돈을 쓰기 때문에 어려움을 겪고 있는 사람이 적지 않습니다.

중독증은 우선 중독된 현실을 제대로 인식하는 것, 개선하려고 마음먹는 것, 또한 중독 대상에 가까이하지 못하는 환경을 만드는 것이 중요합니다. 중독 대상에서 멀어지는 것과 동시에 다른 건전한 취미나 운동 등을 하는 시간을 늘리면 좋겠지요.

중독은 본인의 의지와 생각하는 힘만으로 극복하기는 어렵습니다. 하나 참으면 또 다른 중독으로 괴로워하는 경우도 있습니다. 중독증 대책에는 전문 의료기관, 혹은 환자를 지원하는 단체 등도 있기에 주치의에게 소개받아 도움을 받는 것도 좋겠지요.

포인트

- 중독을 인식하고, 개선하려고 생각하며, 중독 대상을 멀리한다.
- 다른 건전한 취미나 습관을 만들 수 있는 시간을 늘린다.
- 혼자 고민하지 말자.

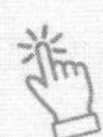

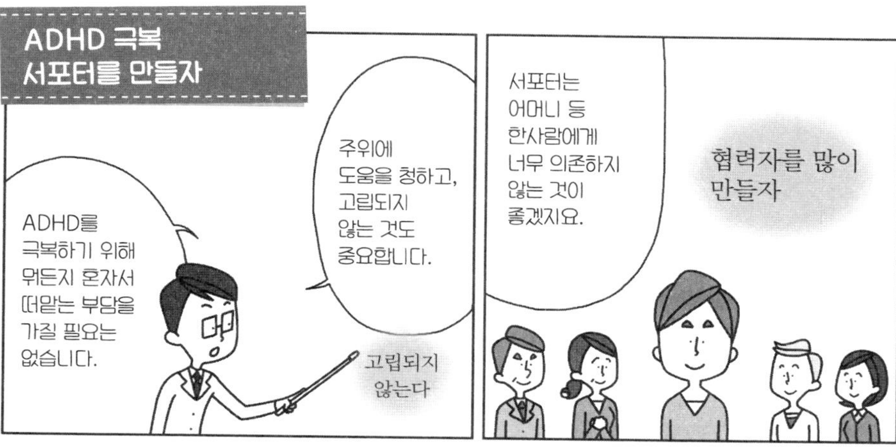
ADHD 극복
서포터를 만들자
ADHD를 극복하기 위해 뭐든지 혼자서 떠맡는 부담을 가질 필요는 없습니다.
주위에 도움을 청하고, 고립되지 않는 것도 중요합니다.
고립되지 않는다
서포터는 어머니 등 한사람에게 너무 의존하지 않는 것이 좋겠지요.
협력자를 많이 만들자

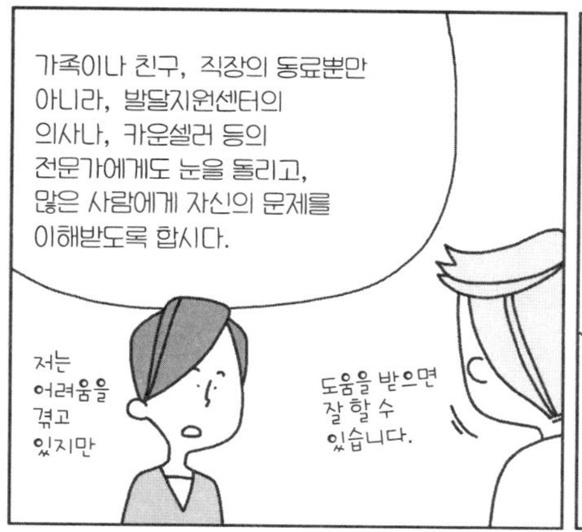
가족이나 친구, 직장의 동료뿐만 아니라, 발달지원센터의 의사나, 카운셀러 등의 전문가에게도 눈을 돌리고, 많은 사람에게 자신의 문제를 이해받도록 합시다.
저는 어려움을 겪고 있지만
도움을 받으면 잘 할 수 있습니다.

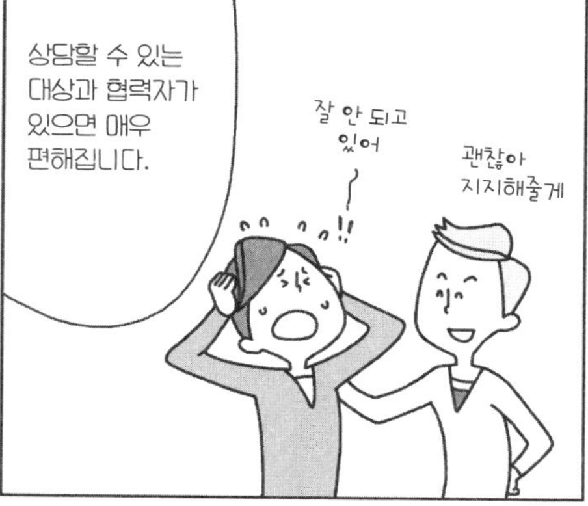
상담할 수 있는 대상과 협력자가 있으면 매우 편해집니다.
잘 안 되고 있어
!!
괜찮아 지지해줄게

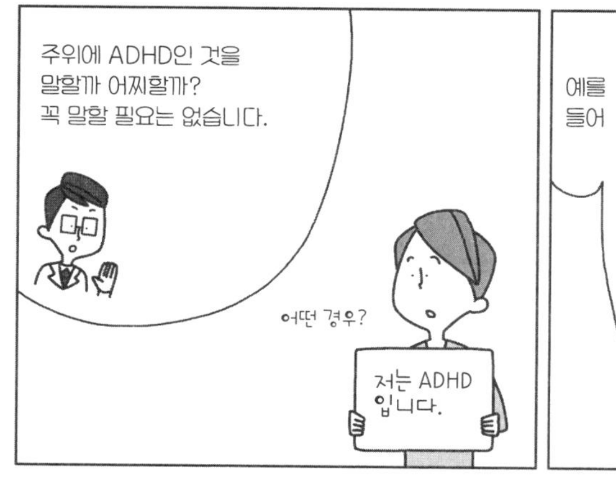
주위에 ADHD인 것을 말할까 어찌할까? 꼭 말할 필요는 없습니다.
어떤 경우?
저는 ADHD 입니다.

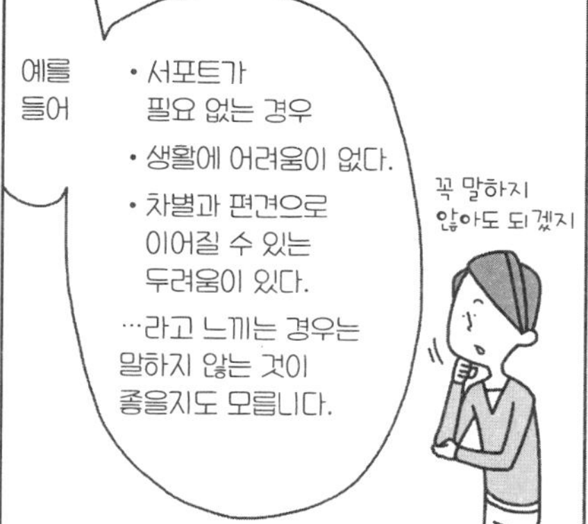
예를 들어
• 서포트가 필요 없는 경우
• 생활에 어려움이 없다.
• 차별과 편견으로 이어질 수 있는 두려움이 있다.
…라고 느끼는 경우는 말하지 않는 것이 좋을지도 모릅니다.
꼭 말하지 않아도 되겠지

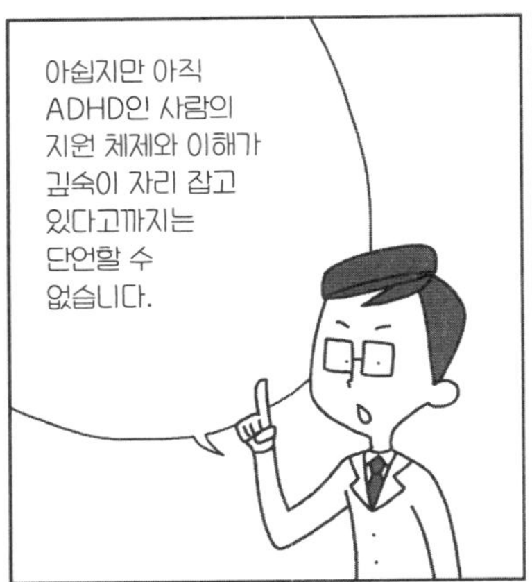
아쉽지만 아직
ADHD인 사람의
지원 체제와 이해가
김숙이 자리 잡고
있다고까지는
단언할 수
없습니다.

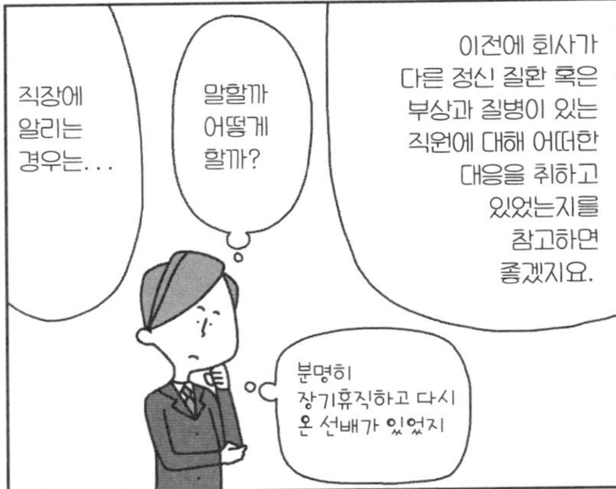
직장에
알리는
경우는...
말할까
어떻게
할까?
이전에 회사가
다른 정신 질환 혹은
부상과 질병이 있는
직원에 대해 어떠한
대응을 취하고
있었는지를
참고하면
좋겠지요.
분명히
장기휴직하고 다시
온 선배가 있었지

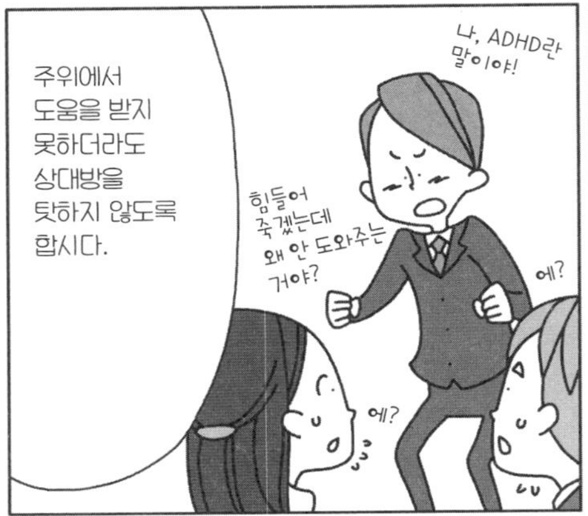
주위에서
도움을 받지
못하더라도
상대방을
탓하지 않도록
합시다.
나, ADHD란
말이야!
힘들어
죽겠는데
왜 안 도와주는
거야?
에?
에?

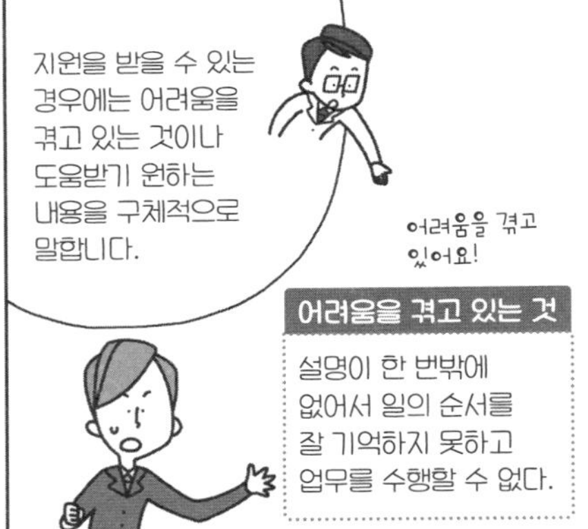
지원을 받을 수 있는
경우에는 어려움을
겪고 있는 것이나
도움받기 원하는
내용을 구체적으로
말합니다.
어려움을 겪고
있어요!
어려움을 겪고 있는 것
설명이 한 번밖에
없어서 일의 순서를
잘 기억하지 못하고
업무를 수행할 수 없다.

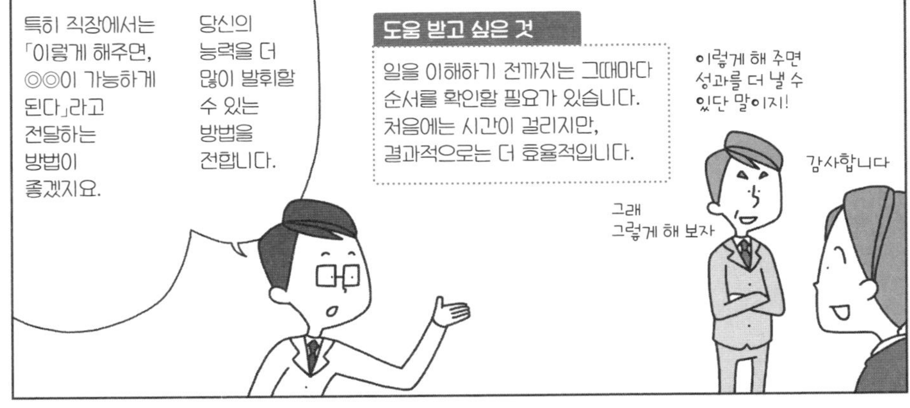
특히 직장에서는
「이렇게 해주면,
◎◎이 가능하게
된다」라고
전달하는
방법이
좋겠지요.
당신의
능력을 더
많이 발휘할
수 있는
방법을
전합니다.
도움 받고 싶은 것
일을 이해하기 전까지는 그때마다
순서를 확인할 필요가 있습니다.
처음에는 시간이 걸리지만,
결과적으로는 더 효율적입니다.
이렇게 해 주면
성과를 더 낼 수
있단 말이지!
감사합니다
그래
그렇게 해 보자

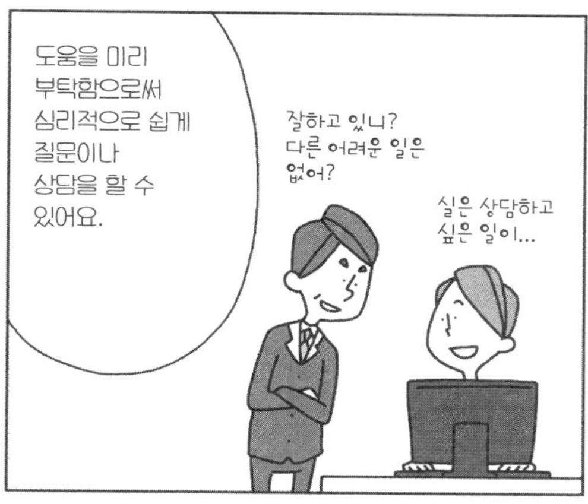
도움을 미리
부탁함으로써
심리적으로 쉽게
질문이나
상담을 할 수
있어요.
잘하고 있니?
다른 어려운 일은
없어?
실은 상담하고
싶은 일이...

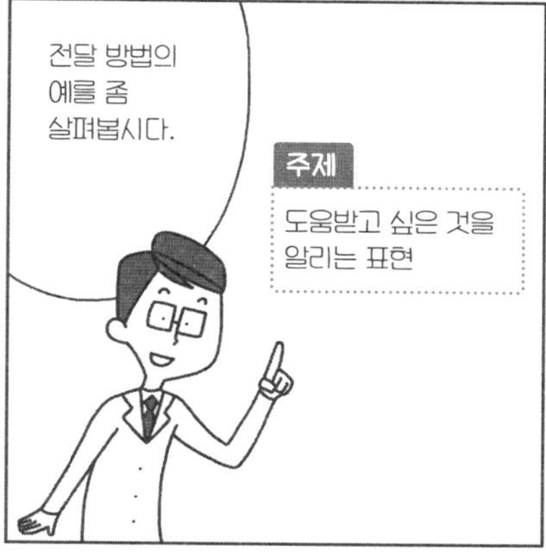
전달 방법의
예를 좀
살펴봅시다.
주제
도움받고 싶은 것을
알리는 표현

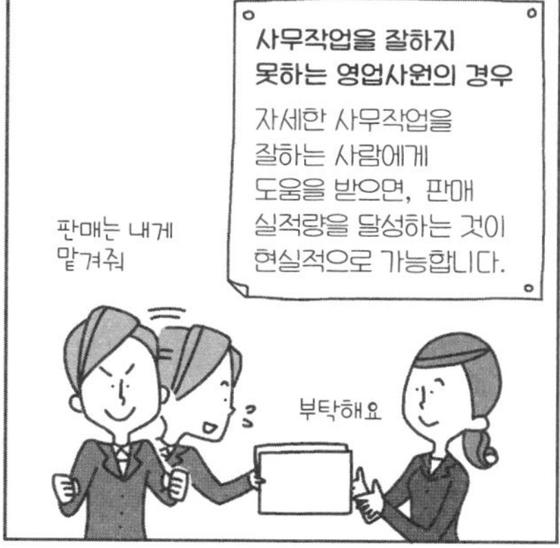
사무작업을 잘하지
못하는 영업사원의 경우
자세한 사무작업을
잘하는 사람에게
도움을 받으면, 판매
실적량을 달성하는 것이
현실적으로 가능합니다.
판매는 내게
맡겨줘
부탁해요

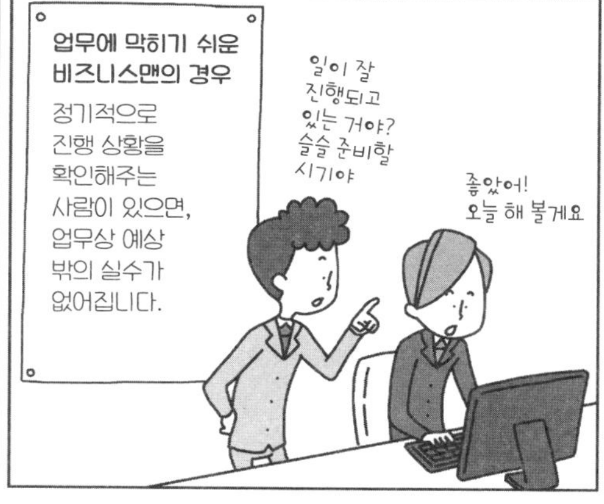
업무에 막히기 쉬운
비즈니스맨의 경우
정기적으로
진행 상황을
확인해주는
사람이 있으면,
업무상 예상
밖의 실수가
없어집니다.
일이 잘
진행되고
있는 거야?
슬슬 준비할
시기야
좋았어!
오늘 해 볼게요

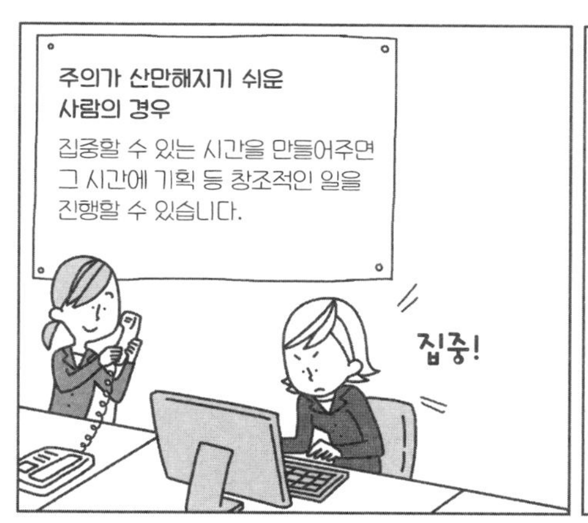
주의가 산만해지기 쉬운
사람의 경우
집중할 수 있는 시간을 만들어주면
그 시간에 기획 등 창조적인 일을
진행할 수 있습니다.
집중!

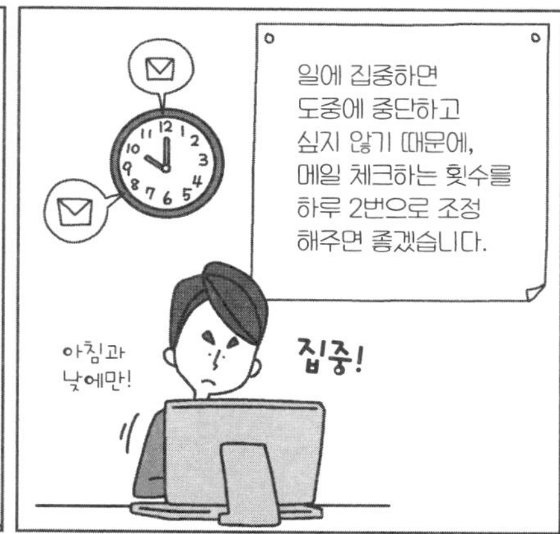
일에 집중하면
도중에 중단하고
싶지 않기 때문에,
메일 체크하는 횟수를
하루 2번으로 조정
해주면 좋겠습니다.
아침과
낮에만!
집중!

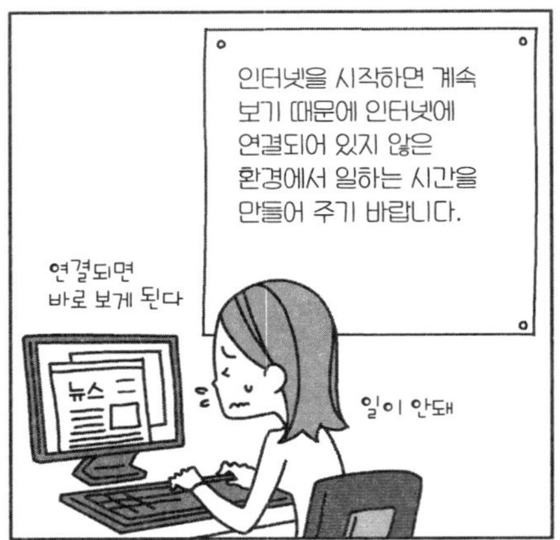
인터넷을 시작하면 계속 보기 때문에 인터넷에 연결되어 있지 않은 환경에서 일하는 시간을 만들어 주기 바랍니다.
연결되면 바로 보게 된다
뉴스
일이 안돼

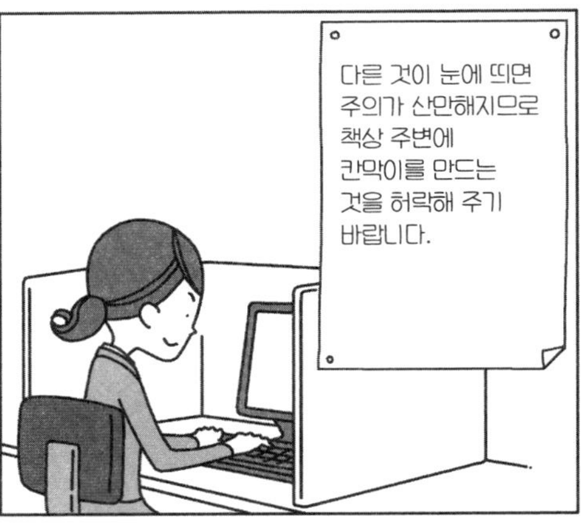
다른 것이 눈에 띄면 주의가 산만해지므로 책상 주변에 칸막이를 만드는 것을 허락해 주기 바랍니다.

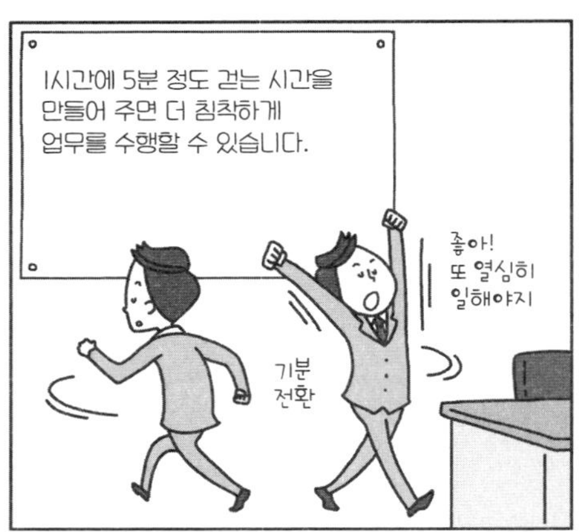
1시간에 5분 정도 걷는 시간을 만들어 주면 더 침착하게 업무를 수행할 수 있습니다.
좋아! 또 열심히 일해야지
기분 전환

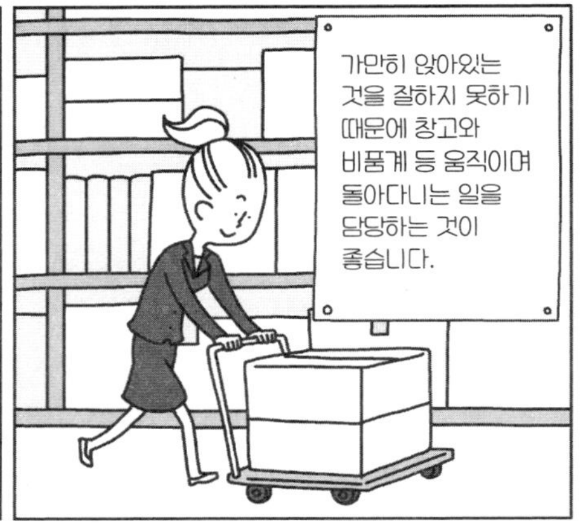
가만히 앉아있는 것을 잘하지 못하기 때문에 창고와 비품계 등 움직이며 돌아다니는 일을 담당하는 것이 좋습니다.

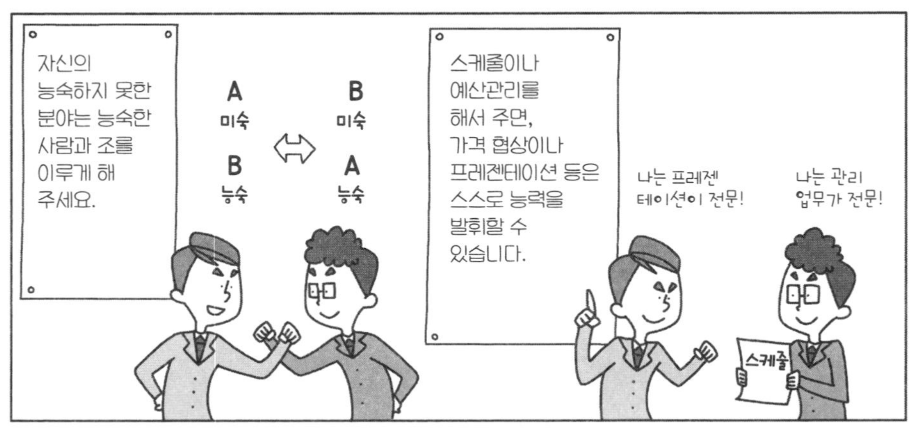
자신의 능숙하지 못한 분야는 능숙한 사람과 조를 이루게 해 주세요.
A 미숙 B 능숙
B 미숙 A 능숙
스케줄이나 예산관리를 해서 주면, 가격 협상이나 프레젠테이션 등은 스스로 능력을 발휘할 수 있습니다.
나는 프레젠테이션이 전문!
나는 관리 업무가 전문!
스케줄

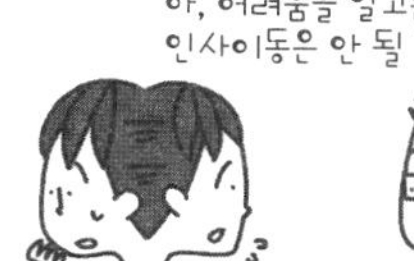
신경질적인 사람이나
말을 돌려서 하는
사람하고는 일이
잘 안 되는 경우가
있습니다.
물론,
직장에 따라서는
속수무책인 일도
있습니다.
어~
그만두라 말하기도 그렇고, 안 할 수도 없고
아, 어려움을 알고는 있지만 인사이동은 안 될 것이고...

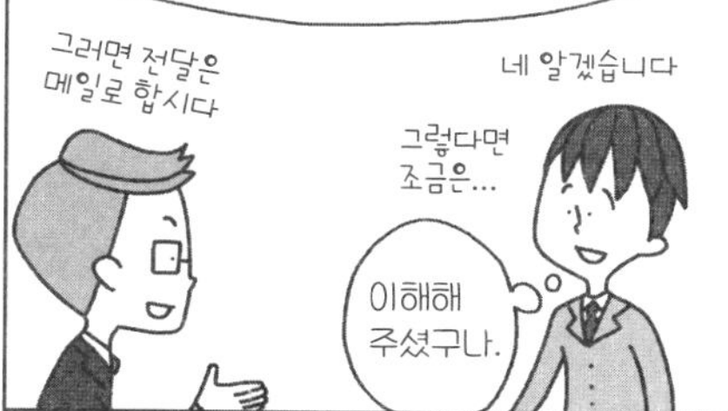
그래서, 자신의 힘만으로는 어떻게 할 수 없는 상황을 알아채게 하는 것도 중요합니다.
그러면 전달은 메일로 합시다
네 알겠습니다
그렇다면 조금은...
이해해 주셨구나.

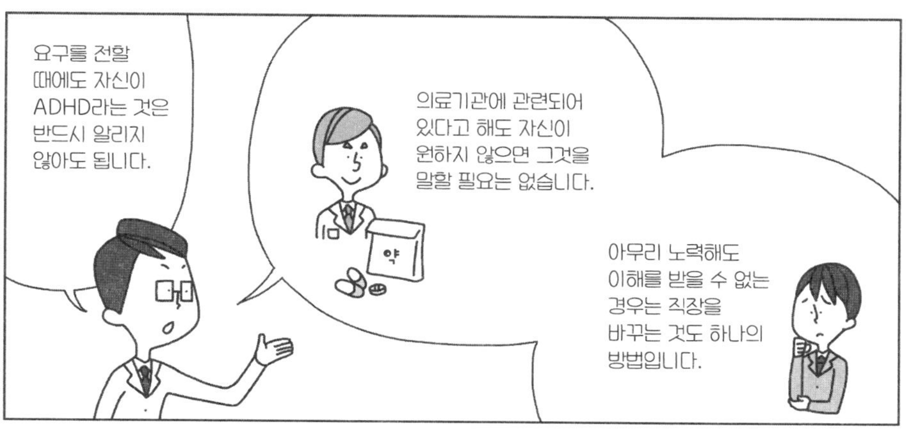
요구를 전할 때에도 자신이 ADHD라는 것은 반드시 알리지 않아도 됩니다.
의료기관에 관련되어 있다고 해도 자신이 원하지 않으면 그것을 말할 필요는 없습니다.
약
아무리 노력해도 이해를 받을 수 없는 경우는 직장을 바꾸는 것도 하나의 방법입니다.

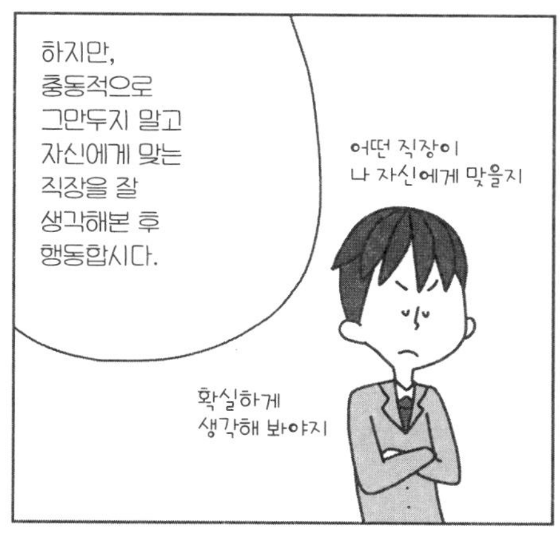
하지만, 충동적으로 그만두지 말고 자신에게 맞는 직장을 잘 생각해본 후 행동합시다.
어떤 직장이 나 자신에게 맞을지
확실하게 생각해 봐야지

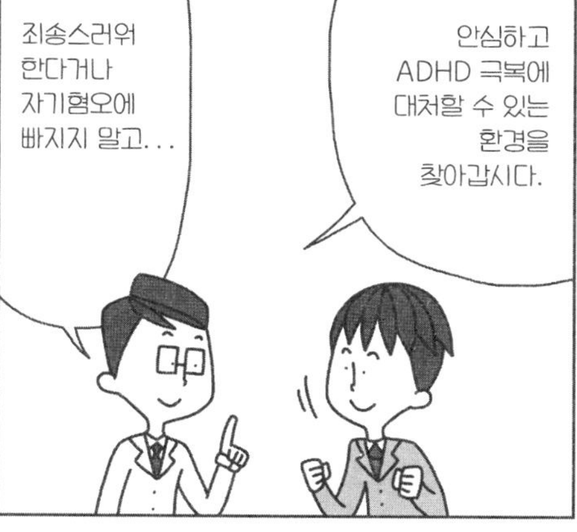
죄송스러워 한다거나 자기혐오에 빠지지 말고...
안심하고 ADHD 극복에 대처할 수 있는 환경을 찾아갑시다.

자신이 ADHD인 사실을 주변에 알릴지 말지는 당신이 정하는 것이 좋겠지요.

그때에

- 그 정보를 모두 오픈하고 이해를 얻을 것인가?
- ADHD의 지원을 고려해서 받을 것인가?
- 편견을 일으키지는 않을까?

하는 점에 대해서 사전에 잘 검토합시다. 이런 것들이 해결되지 않는다면 ADHD인 것을 알려서 좋은 장점은 없을지도 모릅니다.

만약 알린다면

- 지능과 선의, 양심에는 문제가 없다
- 병의 증상으로 인해 잘하지 못하는 것이 있다
- 지금까지 병이 원인으로 실수나 실패한 적은 있지만, 개선하기 위해서 노력하고 있다
- 도움을 받게 되면 더 잘할 수 있다는 것을 전합니다

필요한 것만 알리면 되고, 유전성이 있다는 것이나 약을 복용하고 있다는 것 등을 상세하게 말할 필요는 없습니다.

또한, 사전에 모아 놓은 구체적인 요청사항을 전합니다.

예를 들어,

- 스케줄에 대해서 알람 기능을 설정한다
- 집중하고 싶을 때 귀마개와 헤드폰을 사용할 수 있도록 요청한다
- 전화나 인터넷에 연결하지 않는 시간대를 조정한다
- 파티션, 칸막이를 설치한다
- 신경질적인 동료, 상사와의 인원 배치를 고려한다
- 실수를 했을 때는 감정적으로 대하지 않고, 개선점에 대해서 긍정적으로 서로 이야기할 수 있도록 한다
- 일의 지시 사항을 구체적으로 해 준다

…등입니다.

아쉽지만 현재의 사회 환경에서는 당연한 것처럼 충분한 도움을 받을 수 있는 것은 아니라는 것입니다. 또한 당신이 만나고 있는 상대방에게도 자신의 시간이나 인적 자원을, 자신이나 다른 목적을 위해서 사용할 권리가 있다는 것을 이해하지 않으면 안 됩니다.

신중하게 생각한 후에 ADHD인 사실을 알렸는데도 불구하고 도움을 받지 못하고, 그 후에 편견으로 괴로움에 시달렸다는 사람도 있습니다.

그러나, ADHD를 이해해 주는 사람의 도움을 받게 되면 마음이 매우 든든해집니다. 어디까지나 행동을 바꾸어 가는 것은 자신이기에 남에게 맡기기만 해서는 안 됩니다만, 주체적으로 문제를 해결할 수 있도록

- 스케줄대로 행동하고 있는지 정기적으로 연락을 주고받는다
- 수면 부족이 계속되거나, 책상 위가 지저분해지거나 하는 등, 나쁜 상황이 되어 갈 때는 지적 받도록 한다
- 우울해지려고 할 때는 격려받도록 한다

등과 같이 당신의 장기적인 대처가 계속 유지될 수 있도록 서포트를 받으면 좋겠지요.

성인 ADHD를 이해받기 위해서도, 이 책을 읽어 보는 것이 좋습니다.

2장의 사례 등에서 당신이 지금 겪고 있는 어려운 상황과 아주 비슷한 경우가 있다면, 책을 읽어본 후 「이 만화와 같은 이런 상황을 겪고 있고 어려움을 느낀다」, 「이 만화에서는 이랬는데, 나 자신은 이랬다」 등으로 전달한다면 쉽게 고민을 공유할 수 있을 것입니다.

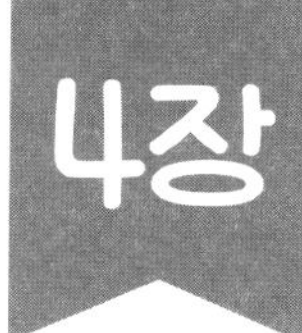

4장

ADHD를 병원에서 치료하다

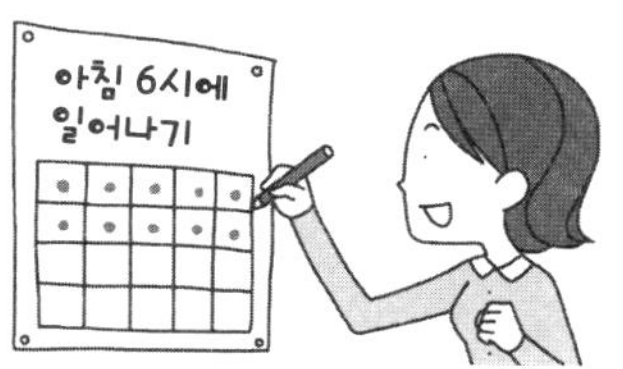

ADHD는 병원에서 치료할 수 있습니다. 한편, ADHD와 함께 다른 합병증을 가지고 있을 수도 있고, ADHD와 비슷한 질병인 경우도 있으므로 스스로 판단하지 말고 병원에서 진찰받는 것을 권장합니다. 이 장에서는 병원에서 받는 검사와 진단, 치료에 관해서 설명하겠습니다.

ADHD 치료

ADHD로 진찰받다

ADHD 치료를 받기 위해서는 신경내과 또는 정신과, 정신신경과에서 진찰을 받습니다.

최근에는 ADHD 전문과를 설치하고 있는 의료기관도 있습니다. 이 외에도 소아과로 표방되어 있어도 발달 장애를 진료하는 의료기관이라면 성인의 ADHD에 대응하고 있는 경우가 있습니다. 예약할 때 성인 ADHD에 대응하고 있는지를 확인한 후 진찰받으면 좋겠지요.

한편 그러한 병원과 기관이 가까운 곳에 없는 경우나, 찾지 못할 경우에는 지역의 보건소, 발달지원센터에서 상담해 보는 것도 좋습니다. 대부분의 지자체에서는 발달 장애인의 생활과 취업을 지원하는 창구를 마련하고 있으며 상담과 의료기관의 소개 등을 시행하고 있습니다.

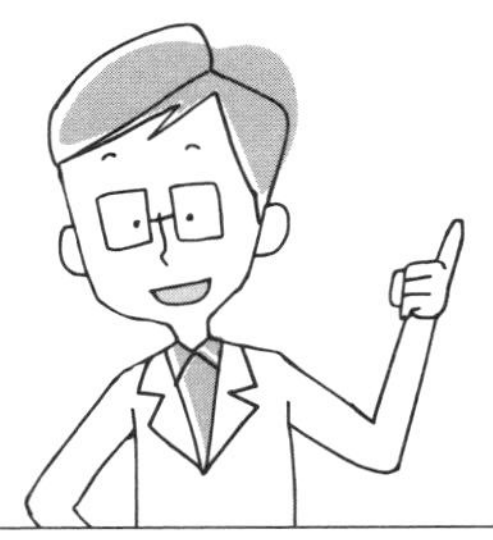

처음 진찰받을 때

ADHD의 증상으로 짐작할만한 게 있어서 진찰받을 때는 우선 문진으로 평소 생활에서 어려움을 느끼고 있는 것을 말합니다. 사전에 메모해가면 좋겠지요.

한편 WHO(세계보건기구)에서 공개하고 있는 성인기 ADHD의 자기 기입식 증상 체크리스트(ASRS-v1.1 149쪽)를 이용하여 미리 자신의 ADHD에 해당하는 증상을 체크해 두면, 의사와 면담할 때에 증상을 알리는 데 도움이 됩니다. 사전에 체크해 두고 진찰받을 때 지참하는 것도 좋겠지요.

아울러 생활 환경이나 생활 습관, 일의 내용, 건강 상태, 또는 관심이 높은 것이나, 잘하는 것 등을 말합니다.

ADHD의 가능성이 높을 경우, 어렸을 때의 모습도 참고가 됩니다. 가족에게 어렸을 때의 모습도 들어보고 가면 좋겠지요. 부주의, 과잉 행동, 충동성이 언제쯤부터 나타났었는지, 자각하고 있었는지라는 점에 주목합니다. 모자 수첩, 학교생활기록부나 성적표 등이 참고가 되는 경우도 있습니다.

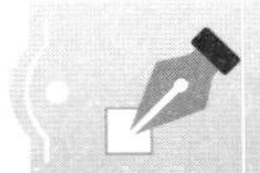

성인기 ADHD의 자기기입식 증상 체크리스트(ASRS-v1.1)

다음의 파트 A 및 B의 모든 질문에 답해 주세요. 질문에 답할 때에는 과거 6개월간 당신의 느낌과 행동을 가장 잘 나타내는 란에 체크 표시를 합니다. 의사와 면담할 때 이것을 지참하고, 답변한 결과에 대해서 상담하면 좋습니다.

	질문	전혀 없다	거의 없다	가끔	자주	매우 자주
1	일을 수행하는 데 있어서 어려운 고비는 넘겼지만, 마무리가 곤란했던 경우가 얼마나 자주 있습니까?					
2	계획성이 필요한 작업을 행할 때 작업의 순서를 정하는 것이 곤란했던 경우가 얼마나 자주 있습니까?					
3	약속이나 꼭 해야 할 일을 잊은 적이 얼마나 자주 있습니까?					
4	차분하게 생각할 필요가 있는 과제에 몰두하지 못하거나, 미루거나 하는 일이 얼마나 자주 있습니까?					
5	장시간 앉아있어야 할 때 안절부절못하고 손발을 움직이거나, 느릿느릿하는 경우가 얼마나 자주 있습니까?					
6	마치 무언가에 끌려가는 것처럼 지나치게 활동적으로 되거나 뭔가 하지 않으면 안 되는 경우가 얼마나 자주 있습니까?					
7	귀찮은 혹은 어려운 일을 할 때 부주의한 실수를 하는 경우가 얼마나 자주 있습니까?					
8	귀찮은 혹은 단조로운 작업을 할 때 계속해서 집중하는 일이 어려운 경우가 얼마나 자주 있습니까?					

	질문	전혀 없다	거의 없다	가끔	자주	매우 자주
9	직접 이야기 걸어 놓았음에도 불구하고 이야기에 주의를 기울이는 것이 어려운 경우는 얼마나 자주 있습니까?					
10	집이나 직장에 물건을 그냥 두거나, 물건을 어디에다 뒀는지 잊어버려 찾느라 고생한 경우가 얼마나 자주 있습니까?					
11	외부의 자극과 잡음에 주의가 산만해지는 경우가 얼마나 자주 있습니까?					
12	회의와 같이 착석해서 있지 않으면 안 되는 상황에서 자리를 떠 버리는 경우가 얼마나 자주 있습니까?					
13	침착하지 않거나 혹은 안절부절 들뜨는 느낌이 얼마나 자주 있습니까?					
14	시간에 여유가 있는데도 한숨 돌리거나 마음 편안하게 쉬는 것이 어려운 경우가 얼마나 자주 있습니까?					
15	사교적인 장면에서 너무 말을 많이 하는 경우가 얼마나 자주 있습니까?					
16	대화를 나누고 있는 상대가 말을 마치기도 전에 말을 가로막아 버린 경우가 얼마나 자주 있습니까?					
17	차례를 기다리지 않으면 안 되는 경우에 기다리는 것이 어려운 적이 얼마나 자주 있습니까?					
18	바쁘게 일하고 있는 사람에게 방해해 버린 경우가 얼마나 자주 있습니까?					

정확한 진단을 위하여

● 웩슬러식 지능 검사

문진에 따라, 뇌의 위축, 혈전 등 다른 병이 없는지를 알아보기 위해서, X선 검사와 혈액 검사를 합니다. 복용하고 있는 약이나 치료 중인 질병이 있으면 정확하게 전달합니다.

ADHD의 진단은 매우 어렵고, 흔히 간과하거나 오진하는 경우도 적지 않습니다.

알코올 중독증, 인격 장애, 양극성 장애(조울증), 불안증 등 다른 정신질환에 ADHD가 묻혀 있어 간과되고 있는 경우가 있습니다. 정신 질환의 뒤에 ADHD가 존재하고 있지 않은지 관심을 가지고 보는 것이 필요합니다.

한편 ADHD가 널리 알려지게 되면서 동시에 다른 정신질환을 ADHD로 오진하는 사례도 늘고 있습니다. 멍-한 듯한 주의 산만한 증상을 ADHD라고 생각했다가, 정신 분열증 등 다른 정신질환이었다고 하는 경우도 있습니다.

이러한 다른 병과 감별하고 더욱 확실한 진단을 하기 위해, 문진이나 앞서 말한 검사에 병행해서 웩슬러식 지능 검사(WAIS : Wechsler Adult Intelligence Scale) 등을 실시하는 경우도 있습니다.

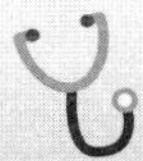

ADHD의 진찰·진단·치료

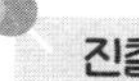

진찰

정신과, 신경내과, 소아과 등

계기

- 본인이나 가족이 알아채서 진찰
- 발달지원센터 등에서 진료를 권해서
- 다른 병의 진찰로 인해 발각 등

검사 · 진단

- 증상이나 생활에서의 영향을 물어본다.
- 다른 병과의 감별
- 병존 장애와 이차 장애의 진단

우선은 자신의 증상을 알고 통제할 방법을 생각합시다.

치료

- 필요에 따라서 약물 요법
- 기타 다른 치료 훈련
- 생활 환경을 조성한다.
- 이해자, 협력자를 얻는다.

치료 개시 후에도 상태를 보면서 적절히 재검사를 실시합니다.

혼자서 문제를 끌어안고 있지 말고 필요한 때에는 지원을 요청할 수 있도록 합시다.

웩슬러식 지능 검사는 대상자의 나이에 따라서 다음의 3종류로 나누고 있습니다.

WAIS-Ⅲ : 16세~89세(Wechsler Adult Intelligence Scale)

WISC-Ⅲ : 6세~16세 11개월(Wechsler Adult Intelligence Scale)

WPPSI : 3세 10개월~7세 1개월(Wechsler Preschooland Primary Scale of Intelligence)

WAIS는 2시간 정도, WISC는 3시간 정도 걸립니다. 시간이 걸리고 수고스럽지만, 이 검사에 의해서 154~155쪽의 표와 같은 점수를 받을 수 있습니다.

언어성, 운동성 각각의 각 항목에 대해서, IQ(균지수 : 100이 평균이 되도록 수치화된다)를 계측합니다. 이 점수를 받아보는 것으로 다음과 같은 장점이 있습니다.

● 비교하는 것으로 임상 증상의 확실한 증거가 된다

증상의 듣기만으로는 아무래도 주관이 개입되고, 증상의 호소에 따라 편견이 생기게 됩니다. 지능 검사의 결과와 이들을 대조해 봄으로써 증상을 다면적으로 평가할 수 있고 오진이 줄어듭니다. 또한, 아스퍼거 증후군 등 자폐증 스펙트럼과의 합병도 감별할 수 있게 됩니다.

어떠한 능력으로 발달, 미발달이 있는지 알 수 있다

ADHD로 나타나는 증상은 사람마다 크게 다른 것이 특징입니다. 언어성, 운동성 각각에 대해서 상세하게 능력을 조사할 수 있기 때문에 특기 분야, 서툰 분야를 잘 알 수 있어 진단 후의 치료 계획과 훈련 등의 대책을 마련하기 쉽습니다.

ADHD는 진단된 후의 대처가 매우 중요합니다. 본인의 지능 검사 점수는 QOL(Quality of Life) 향상에 매우 도움이 됩니다.

본인도 가족도 진단 결과를 받아들이기 쉽다

앞서 말한 대로 문진만으로 ADHD를 진단하면 불확실할 수 있게 될 가능성이 있습니다.

다른 의료기관에서의 진단이 각각 다르게 나오는 경우도 자주 있습니다.

한편, ADHD라는 진단에 대해서 누구나 쉽게 받아들이는 것이 아닐 뿐만 아니라 인정하지 않는 경우도 적지 않습니다. 지능 검사도 함께 실시하면 환자도 자기 자신보다 객관적인 검사 점수를 알게 되어 진단에 대해서 이해하기 쉽습니다. 본인이나 가족이 진단에 대해서 이해할 수 있는지 없는지는 약물치료에 대한 대처에도 영향을 줍니다.

● WAIS(16세~89세 대상)의 진단 점수 예

수검자 : ○○○님 **성별 :** 남자

생년월일 : 19○○년생 **나이 :** 20대 후반

검사일 : 2015년 ○월 ○일

■ WAIS-Ⅲ 프로필

	평가점수 합계	IQ/군지수	백분한 순위	신뢰구간 90%	기술분류
전검사(FIQ)	118	105	63	101-109	평균
언어성(VIQ)	62	102	57	98-108	평균
동작성(PIQ)	56	107	67	100-112	평균-평균 이상
언어이해(VC)	38	112 ⊛ ⊛ ⊛	80	107-118	평균-평균 이상
지각통합(PO)	34	110 ⊛ ⊛	73	102-115	평균-평균 이상
작동기억(WM)	15	67 *	1	63-76	특히 낮은-경계선
처리속도(PS)	14	84	14	79-92	경계선-평균

* 표시는 지표 간에 있어서 통계적으로 유의한 득점 차가 있음을 나타냅니다.

⊛는 표준출현율 15% 이하의 통계적으로 유위하고 드문 득점 차가 있음을 나타냅니다.

■ 수검시의 상태

이 분은 검사에 대단히 협조적이며, 성실하게 집중했습니다.

ADHD인 사람은 항목마다 편차가 큰 것이 특징입니다. 특히 작동기억(WM), 처리속도(PS)가 낮은 경향이 있습니다. 예를 들면 전검사에서는 평균인데 작동기억과 처리속도는 평균보다도 낮은 경우 등입니다.

검사는 시간이 걸리기 때문에 며칠에 나누어 실시하는 경우가 있습니다.
ADHD의 진단은 문진, 기타의 검사와 함께 종합적으로 실시됩니다.
이 지능 테스트만으로 ADHD를 진단할 수는 없습니다.

● WISC(6세~16세 11개월 대상)의 진단 점수 예

수검자 : ○○○님 **성별 :** 여자
생년월일 : 20○○년생 **나이 :** 10대 초반
검사일 : 2015년 ○월 ○일

지표	평가점수 합계	합성득점	백분한 순위	신뢰구간 90%	기술분류
전검사(FSIQ)	100	100	50	95-105	평균
언어성(VCI)	32	104	61	94-105	평균
지각추리(PRI)	34	109	72	101-115	평균-평균 이상
워킹 메모리(WMI)2	23	107	68	99-114	평균-평균 이상
처리속도(PSI)1	11	76	5	71-87	낮은-평균 이하

* 표시는 지표 간에 있어서 통계적으로 유의한 득점 차가 있음을 나타냅니다.
⊛는 표준출현율 15% 이하의 통계적으로 유위하고 드문 득점 차가 있음을 나타냅니다.

■ 수검시의 상태

이 분은 검사에 대단히 협조적이며, 성실하게 집중했습니다.

◆ 점수 보는 방법

백분한 순위 : 100명 중 점수가 낮은 순으로 몇 위 인지를 나타내고 있습니다.
신뢰구간 90% : 90%의 확률로 그 점수의 범위 안에 있다는 것을 나타내고 있습니다.

IQ/군지수, 합성득점의 기술 분류

비율(%)	2.2%	6.7%	16.1%	50%	16.1%	6.7%	2.2%
분류	특히 낮은	낮은 (경계선)	평균 이하	평균	평균 이상	높은	특히 높은
IQ/군지수 합성득점의범위	≦69	70-79	80-89	90-109	110-119	120-129	≧130

ADHD와 동시에 나타나는 다른 장애

ADHD를 진단할 때에 같이 확인할 필요가 있는 것이 병존 장애와 이차 장애입니다.

병존 장애란, 동시에 존재하는 장애로 ADHD에서는 학습 장애, ※발달성 협조 운동 장애, ※발달성 언어 장애, 그리고 자폐증 스펙트럼 등이 비교적 많이 보입니다.

이차 장애는 나중에 나타나는 장애로, ADHD에 대한 부적절한 관리나 대처법, 그리고 ADHD가 원인이 되어 성장 과정에서 낮아져 버린 자기 긍정감 등이 원인으로 생기는 경우도 많습니다. 이차 장애로 많은 것은 우울, 불안 신경증으로, 어린 시절에는 반항 도전성 장애, 품행 장애(비행, 반항이 도를 넘고 있다) 등을 경험하는 경우도 있습니다.

한편, ADHD인 사람에게는 약물이나 알코올, 도박 등의 중독을 함께 가지고 있는 사람도 많이 있어 이러한 중독에 대해서는 134쪽에서 자세히 설명하고 있습니다.

※ 발달성 협조 운동 장애 : 근육이나 신경, 시각, 청각 등에 문제는 없지만, 어설프거나 운동을 잘하지 못하는 증상을 나타내는 장애

※ 발달성 언어 장애 : 지적인 문제는 없지만 발음, 쓰기, 읽기 등에 지연이나 어려움이 있다.

치료의 개시와 목적

ADHD의 특성 자체는 치료로 소실되지는 않습니다.

ADHD는 당신의 특성이라고도 볼 수 있지만, 그 특성 때문에 자신이나 주위의 사람이 어려움을 겪고 있는 경우에는 그 특성과 주위 환경과의 균형을 개선하기 위해서 치료를 합니다.

이런 어려움과 삶의 힘듦을 해소, 낮추고, ADHD를 자신의 특성으로 만들어나가는 기능을 익히는 것이 치료의 목적이라고 말할 수 있겠지요.

치료는 약물요법과 환경조정 등의 심리 요법이 중심입니다. 생활 환경이나 습관을 더욱더 건강한 상태로 유지해 나갈 수 있도록 하는 것이 중요합니다. ADHD의 증상을 약물요법으로 억제함으로써 그것을 쉽게 실현할 수 있게 되는 경우에는 약물요법을 실시합니다.

의료인과 환자가 함께 충분한 평가를 해서, 치료법을 결정합니다. 또한 치료 시작할 때에는 특히, 그리고 치료 개시 후에도 상태를 살펴보면서 적절히 치료의 효과를 재검토하고 치료의 내용을 조정하는 것이 일반적입니다.

약에 의한 치료

심리사회적 치료의 효과와 주위 상황을 판단해서, 필요하다면 약에 의한 치료를 같이 조합해서 진행합니다. 약물치료에는 현재는 메틸페니데이트 염산염(제제명 : 콘서타), 아토목세틴 염산염(제제명 : 스트라테라)이 주류로, ADHD 증상의 70~80%에 효과가 있다고 합니다.

효과를 기대할 수 있는 증상으로는 충동성과 과잉 행동이 억제될 수 있으며, 집중력이 지속되어, 다른 사람의 지시가 들리게 되며, 공격성이 줄어드는 효과 등이 있습니다.

반대로 약물요법으로 개선되지 않는 증상으로는 학습 장애, 언어 장애, 이해력·사고력을 요구하는 작업, 사교성 · 사회성, 독해력 등을 들 수가 있습니다.

이러한 증상이 ADHD의 과잉 행동성이나 집중력이 없는 등이 원인인 경우에는 약물요법으로 증상을 개선해 나가면서 적절한 훈련도 병행함으로써 서서히 개선됩니다.

ADHD 치료약은 기본적으로 장시간 작용하는 것이 많아, 아침에 복용하면 낮 동안에 ADHD 증상을 개선할 수 있습니다. 또한 새로운 약도 개발 중이며 조만간 미국과 일본에서 발매될 전망입니다.

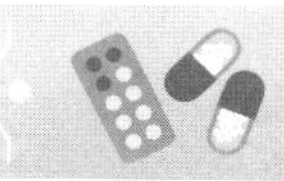

ADHD 치료에 사용되는 약

메칠페니데이트 염산염 (제제명 : 콘서타)

2007년 12월 발매 얀센 파마

도파민 트랜스포터와 노르아드레날린 트랜스포터의 기능을 저해해서 재흡수를 막아, 도파민과 노르아드레날린의 양을 늘립니다. 성분이 천천히 녹아내리는 서방제제이므로 효과가 장시간(12시간 정도) 지속되어 아침에 한 번만 복용하면 됩니다. 적정 유통관리위원회에 등록된 의사, 약국만이 처방, 조제할 수 있는 등 관리가 더욱 엄격합니다. 효과의 발현에 2주간 정도 걸리는 스트라테라보다 2일 정도로 효과가 빨리 나타난다고 합니다.

아토목세틴 염산염 (제제명 : 스트라테라)

2009년 6월 발매 일라이 릴리

뇌의 전두전야의 신경종말에 있는 노르아드레날린 트랜스포터의 기능을 저해해서 재흡수를 막아, 도파민, 노르아드레날린의 양을 늘립니다(전두전야에서는 노르아드레날린 트랜스포터가 도파민의 재흡수도 행하기 때문). 의존에 관련된 측좌핵이라는 부위를 자극하지 않기 때문에 약물 의존의 위험성이 낮다고 합니다.

트랜스포터를 저해해서, 신경전달물질의 양을 늘립니다.

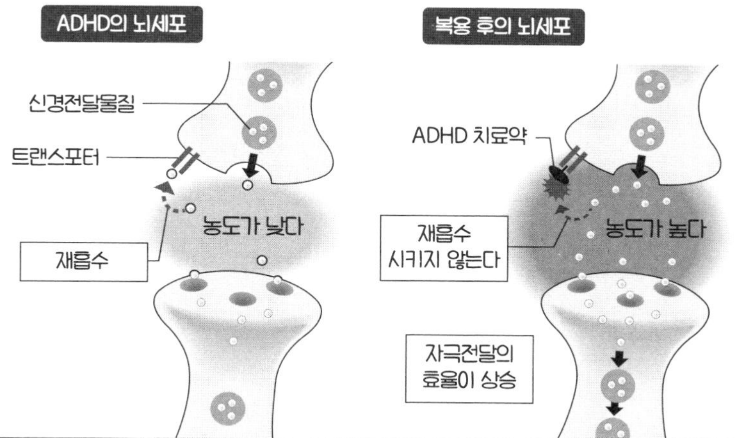

● ADHD의 약물요법 처방 사례

처음에 약물요법을 개시할 때는 소량으로 시작하여 2, 3일에서 1주일 정도 단기간 사용해 보고 상황을 보면서 양을 조절합니다.

사람마다 효과가 나타나는 방식이 많이 다르기 때문에, 환자 자신도 약을 먹고 어떤 효과가 나타났으며 생활이 어떻게 바뀌었는지를 상세하게 보고할 필요가 있습니다.

기상, 취침 시간, 약을 사용한 양과 시각, 몸 상태의 변화를 기록해서 보고할 수 있도록 합니다. 그리고 약은 반드시 의사의 지시를 지키고 사용해야 합니다.

ADHD의 약물요법 처방 사례를 소개합니다. 환자 개개인의 생활 리듬과 몸 상태 등에 맞추어서 치료 방법을 고려하고 있습니다.

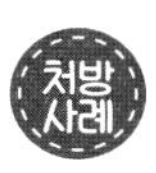

A씨	콘서타 18mg 정	1일 1회, 1정을 아침에 복용
B씨	스트라테라 40mg 캡슐	1일 1회, 아침에 2캡슐을 복용
C씨	스트라테라 40mg 캡슐	1일 2회, 아침 저녁※에 1캡슐씩을 복용

※ 생활 개선을 위해 취침 전에 복용

한편, 병존 장애, 이차 장애 등의 증상에 따라서는 항우울제, 항불안제, 항정신병약, 수면제 등을 조합하는 경우가 있습니다.

ADHD 치료약에도 부작용은 있습니다. 부작용으로는 구토, 불면, 식욕부진 등을 자주 듣습니다. 또한 기본적으로 ADHD 치료약은 신체적 의존성이 낮게 만들어져 있지만, 불필요한 사용에 주의하고 과용하는 것은 안 됩니다. 또한 기본적으로 약을 먹지 않으면 불안을 느끼는 정신적 의존은 환자에게서 자주 듣습니다.

그래서 ADHD의 약물요법에서는 휴약하는 날을 정하는 경우도 있습니다.

일주일에 하루 정도를 기준으로, 휴일이나 ADHD 증상의 영향을 비교적 받지 않는 날을 「약을 사용하지 않는 날」로 정하여 휴약합니다. 이날은 많은 약속이나 일정을 잡지 말고 편안하게 지낼 수 있도록 합시다.

● 병행하면서 치료의 효과를 높인다

ADHD에서는 약물요법 이외의 치료법으로도 큰 효과를 거두고 있는 예가 많습니다.

또한 조금 전에도 서술한 대로 약의 사용 횟수가 적어도 된다면 그보다 좋은 일은 없습니다(그렇다고 자기 판단으로는 줄이지 마십시오).

이 책의 3장에서 소개한 대처법과 그 외의 심리요법, 훈련 등은 환자 본인이 어느 정도 주체적으로 추진하는 것이 요구됩니다. 하지만 이러한 치료는 ADHD 증상이 심할 경우, 대응하기조차 힘든 경우가 있습니다.

그러나 이런 경우에라도 약물요법으로 ADHD 증상을 억제하는 것으로 여러 가지 대처법으로 대응할 수 있게 되거나, 그 효과가 높아지거나 하는 경우가 있습니다.

약의 도움을 받아서 증세를 억제해, 생활을 개선하면서 바람직한 습관이나 행동기술을 익힐 수 있다면 사용하는 약물도 점점 줄어들게 될 것입니다.

약물 이외의 치료법

현재 ADHD 치료는 약물요법이 주류가 되고 있지만, 생활의 어려움이 덜한 사람이나, 주위의 도움을 받기 쉬운 사람, 「개선하고 싶다」고 하는 의욕이 높은 사람에게는 인지 행동 요법 등도 유효합니다.

또한 약물요법과 이러한 치료법을 결합함으로써 더욱더 QOL을 높여 갈 수 있습니다.

● 환경 변화법

ADHD인 사람이 더 생활하기 쉬운 환경을 정비하는 방법을 생각합니다. ADHD인 사람은 환경을 정비함으로써 생활의 어려움이 경감되는 경우가 있습니다.

예를 들면, 일이나 공부 중에 주의가 벗어나지 않도록 하기 위해서 눈에 보이면 주의가 산만해져 버릴 것 같은 선반을 커튼으로 보이지 않도록 가리는 조치 등입니다.

각각의 증상이나 생활에 맞추어 환경을 정비합니다.

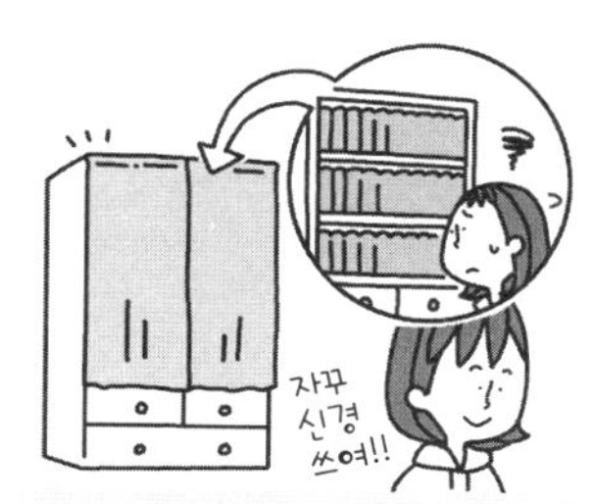

ADHD를 통제할 수 있도록
환경을 바꾸었다.

행동 요법

행동을 고쳐 가면서 좋은 습관을 익혀, 성취감과 자기 긍정감을 가질 수 있도록 하는 훈련입니다.

문제 행동을 줄이기 위해서는 잘 잊어버리는 사람은 메모하고, 지각하기 쉬운 사람은 시간을 꼼꼼히 확인하는 등의 습관을 기를 필요가 있습니다. 실패하지 않는 행동을 익히려는 방법입니다.

가장 많이 알려진 방법은 미리 정해둔 바람직한 행동(목표)을 달성하면 보상을 해 주는 '토큰 이코노미법'입니다.

예를 들어, 아침 6시에 반드시 일어나기를 목표로 정하고, 10회 연속 달성하면 좋아하는 음식을 먹고, 그렇지 못하면 간식 안 먹기 등의 방법입니다. 목표는 달성하기 쉬운 것으로 정하고, 보수는 자신의 동기 부여에 관계가 있는 것을 생각하여 설정합니다.

토큰 이코노미법은 아이의 발달 장애 대처법으로 자주 사용하는 방법이지만, 목표와 보수의 설정에 따라서는 성인에게도 유효한 방법입니다.

아침 6시에
일어나기
10회 연속
일찍 일어나기
해냈어!!

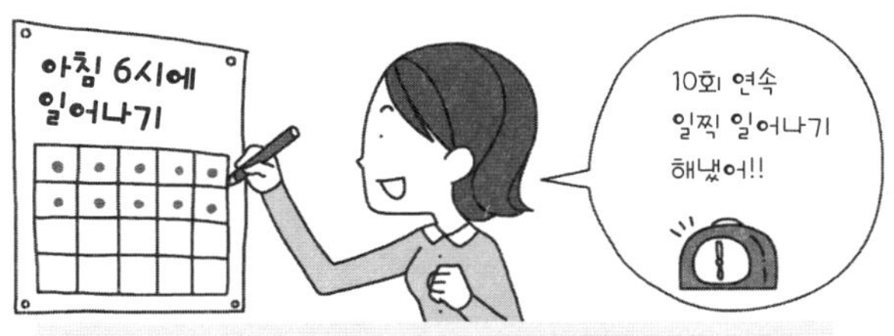

좋은 습관을 목표로 정하고, 달성하면 보상 방법을 설정해둔다

인지 행동 요법

ADHD인 사람은 여러 번 실패했던 경험에서 자기 긍정감이 낮은 경우가 있습니다. 자기 긍정감이 낮으면 스트레스에 대처하는 능력도 낮고, 우울증 등에 쉽게 빠지게 됩니다.

또한 긍정적으로 상황을 개선하는 발상을 하지 못하고, 사태를 더욱 악화시켜 버리는 경우가 있습니다.

인지 행동 요법은 그러한 인지(견해)를 개선하고, 더욱 건설적인 사고와 행동을 할 수 있도록 하는 치료법입니다.

예를 들어, 일에 있어서 A사의 수주를 놓쳤을 경우에 「나는 영업도 못하는 무능한 인간이야」라고 생각하는 것이 아니라 「B사와 C사에서는 수주가 있었다. 이해해 주는 거래처가 있으면 그렇지 않은 거래처도 있으니까, 더 많이 이해받을 수 있도록 노력하자」라고 긍정적으로 생각하고 행동하는 방법입니다.

인지 행동 요법은 상담이나 셀프 헬프 교재 등으로 실시합니다.

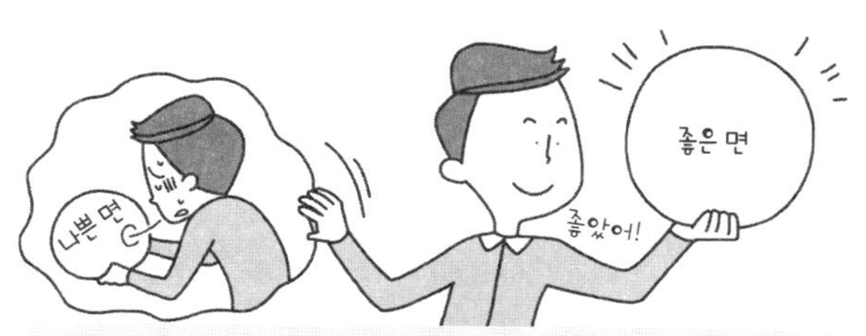

인지를 개선해, 좋은 면을 보고 긍정적으로 생각할 수 있도록 한다

● 소셜 스킬(사회성 기능) 훈련(SST)

주로 대인관계에서 문제를 안고 있는 사람에게, 사람과의 만남을 훈련하는 치료법입니다.

ADHD인 사람은 충동적인 언동으로 상대와 충돌한다거나 기분을 상하게 만들어 버리는 경우가 많기 때문에, 일상생활에서 흔히 일어날 수 있는 상황을 설정하고, 말 받아넘기기를 모의 실험해 보는 롤 플레잉(역할 연기; 교육 훈련이나 심리 요법의 하나) 등이 많이 시행되고 있습니다.

이 책의 3장에서도 ADHD 극복법으로써 여러 가지 환경 만들기나 생활 개선의 힌트를 소개하고 있습니다. 그러나 그것이 절대적인 정답은 아니고 어디까지나 제안입니다.

이들을 힌트로 삼아, 자신의 증상, 강점, 그리고 환경 등도 고려해서 궁리하고 조정하면서 자기 나름의 방법을 찾아가기 바랍니다.

ADHD인 사람은 다른 사람들에게 제시되는 규칙보다 자신에게서 찾아낸 규칙이 더 지키기 쉽다고 하는 경우가 많습니다. 자신에게서 번뜩 떠오르는 개선법을 생각해 봅시다.

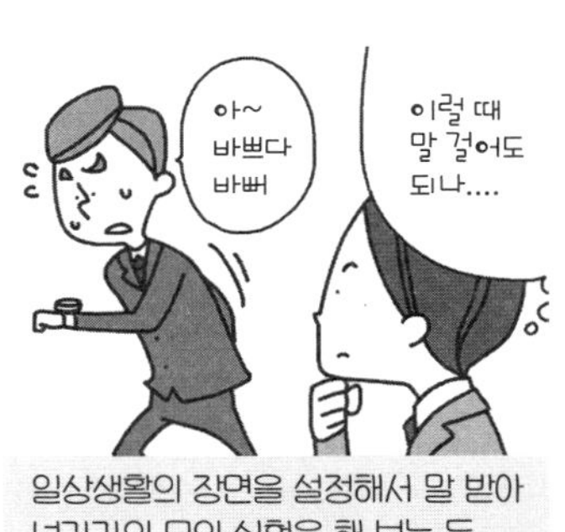

일상생활의 장면을 설정해서 말 받아넘기기의 모의 실험을 해 보는 등

지속적인 치료와 재검토

치료를 계속함으로써, 일상생활 가운데에 개선되고 있는 점을 느끼는 일이 많이 증가하게 되겠지요. 그것은 당신의 노력에 따른 결과입니다.

자신의 변화를 자각하고 그것이 자신감으로 이어질 수 있기를 바랍니다.

이러한「개선되었다」,「어려움을 겪고 있는 일이 해소되었다」라는 상태가 일정 기간 계속되면 그 상태를 계속 유지해 갑니다.

좋은 생활습관이 손상되지 않도록 적절한 동기부여나 환경정비, 지원체제를 강화합시다. 또한 이후의 치료에 대한 필요성도 재검토해야 합니다.

생활의 통제 상황에 따라서는 약을 줄이거나 끊는 것도 검토해 볼 수 있습니다. 의사와 상담하면서 천천히 단계적으로 신중하게 약을 줄여 가도록 합시다.

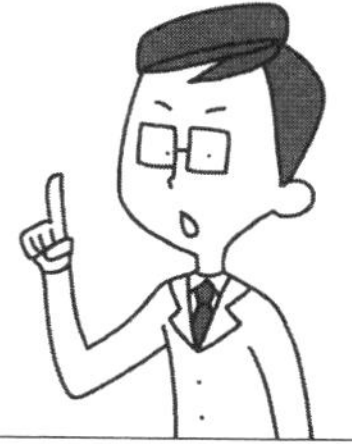

ADHD 치료의 종료와 그 후

자기 자신의 생활을 건강한 상태로 유지하는 데에 자신감이 생기고, 생활의 어려움에 대해서 적절하게 대처하는 기술을 익힐 수 있게 된다면 치료는 종료됩니다.

그렇더라도 환경의 변화 등에 따라서 다시 어려움이 커지기도 합니다. 그런 경우는 또다시 치료가 필요하게 될 수도 있습니다.

치료가 일단 종료되었다고 해도 지원은 언제라도 받는 것이 좋습니다. 필요할 때 필요한 지원을 받을 수 있도록 주변 환경을 조성하는 것이 중요합니다.

5장

ADHD를 극복하고…

이미 ADHD에 의한 생활의 어려움을 극복하고 자신의 생활을 통제할 수 있게 된 사람이 많이 있습니다. 또한, ADHD인 사람에게는 잘하지 못하는 것만 있는 것이 아니라 잘하는 것도 많이 있습니다. 자신의 장점에도 눈을 돌려 보고 자신감을 가지고 살아갑시다.

강점 살리기

영감은 대단한 무기

ADHD인 사람의 특성으로 잘하지 못하는 것도 있지만, 잘하는 것도 많다는 것입니다.

예를 들어, 주의 산만한 특성은 한편으로는 새로운 것에 민감하고 변화를 쉽게 알아채는 이점이 있으며, 과잉 행동과 충동성은 행동력과 실행력으로 이어지는 경우도 있습니다.

또한, 세세한 규칙을 지키는 것은 잘하지 못하지만, 발상의 풍요로움이나 독자적인 합리성으로, 기존의 규칙에 얽매이지 않는 새로운 방법을 개척하는 것이 특기입니다. 스스로 판단 기준을 만드는 것을 잘하기 때문에 특기 분야로 차츰차츰 이어져 어려운 상황 판단을 잘 해결해 넘어갈 수도 있습니다.

또한, 단기간에 할 수 있고 좋아하는 일이라면 주변 사람들이 놀랄만한 힘을 발휘하는 경우도 있습니다. 집중해서 작업을 마무리한다거나 급한 연설 등 갑자기 생긴 실제 상황과 같은 국면에서 당당하게 행동하는 사람도, ADHD 특성을 가진 사람에게는 흔히 볼 수 있습니다.

잘하지 못하는 것에만 관심을 돌리지 말고, 이러한 강점을 살릴 수 있는 환경을 찾는 것도 중요합니다.

ADHD는 발상이 풍부!

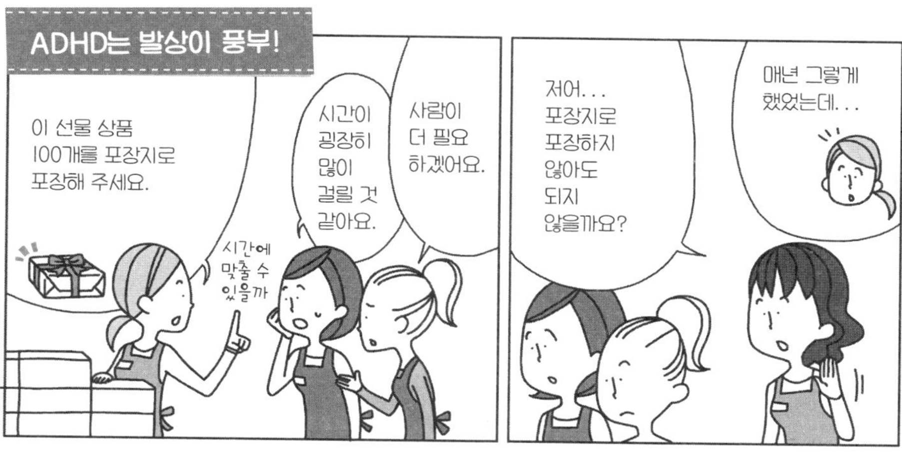
이 선물 상품 100개를 포장지로 포장해 주세요.
시간에 맞출 수 있을까
시간이 굉장히 많이 걸릴 것 같아요.
사람이 더 필요하겠어요.
저어... 포장지로 포장하지 않아도 되지 않을까요?
매년 그렇게 했었는데...

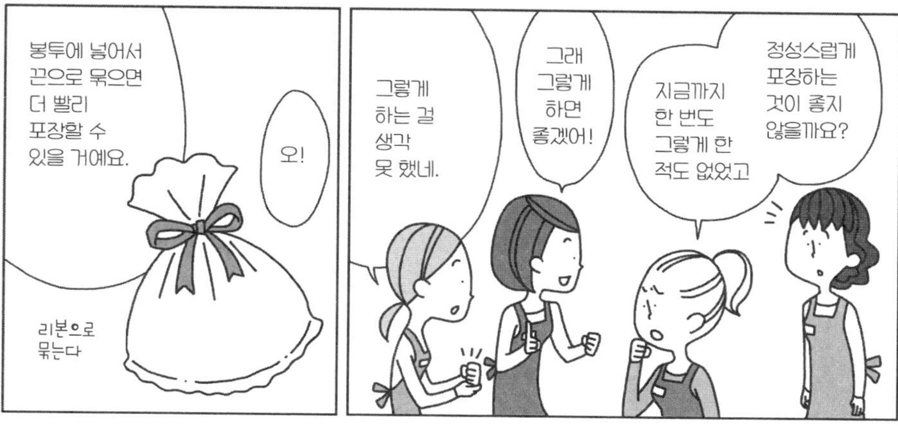
봉투에 넣어서 끈으로 묶으면 더 빨리 포장할 수 있을 거예요.
오!
리본으로 묶는다
그렇게 하는 걸 생각 못 했네.
그래 그렇게 하면 좋겠어!
지금까지 한 번도 그렇게 한 적도 없었고
정성스럽게 포장하는 것이 좋지 않을까요?

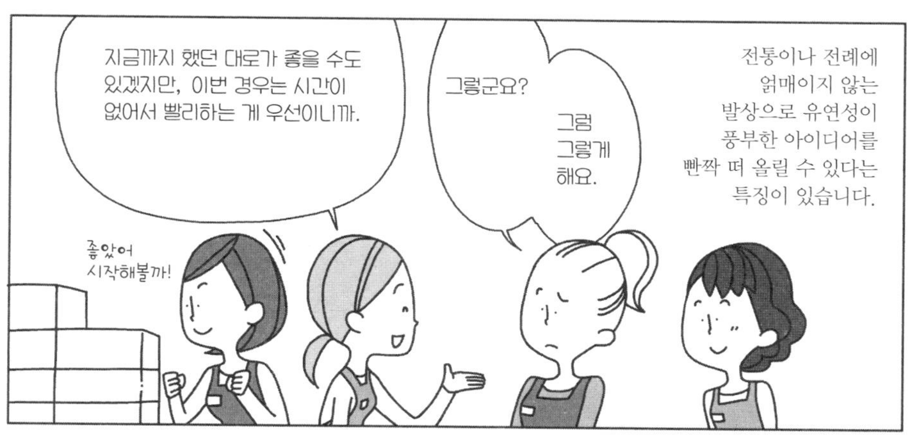
지금까지 했던 대로가 좋을 수도 있겠지만, 이번 경우는 시간이 없어서 빨리하는 게 우선이니까.
그렇군요?
그럼 그렇게 해요.
좋았어 시작해볼까!
전통이나 전례에 얽매이지 않는 발상으로 유연성이 풍부한 아이디어를 빤짝 떠 올릴 수 있다는 특징이 있습니다.

집중력이 발휘될 때

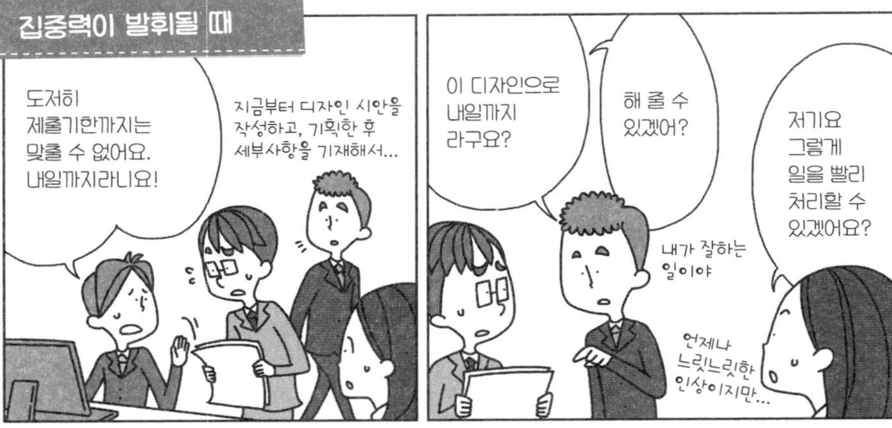
도저히
제출기한까지는
맞출 수 없어요.
내일까지라니요!
지금부터 디자인 시안을
작성하고, 기획한 후
세부사항을 기재해서…
이 디자인으로
내일까지
라구요?
해 줄 수
있겠어?
내가 잘하는
일이야
저기요
그렇게
일을 빨리
처리할 수
있겠어요?
언제나
느릿느릿한
인상이지만…

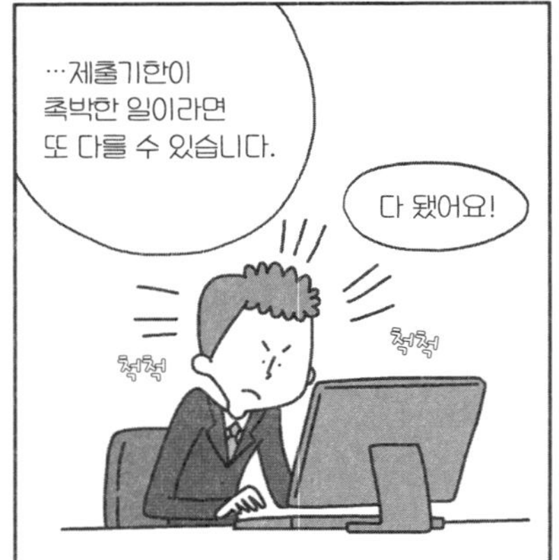
…제출기한이
촉박한 일이라면
또 다를 수 있습니다.
다 됐어요!
척척
척척

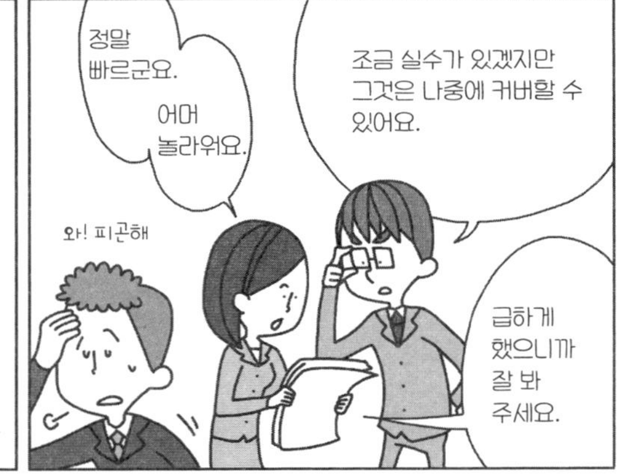
정말
빠르군요.
어머
놀라워요.
조금 실수가 있겠지만
그것은 나중에 커버할 수
있어요.
와! 피곤해
급하게
했으니까
잘 봐
주세요.

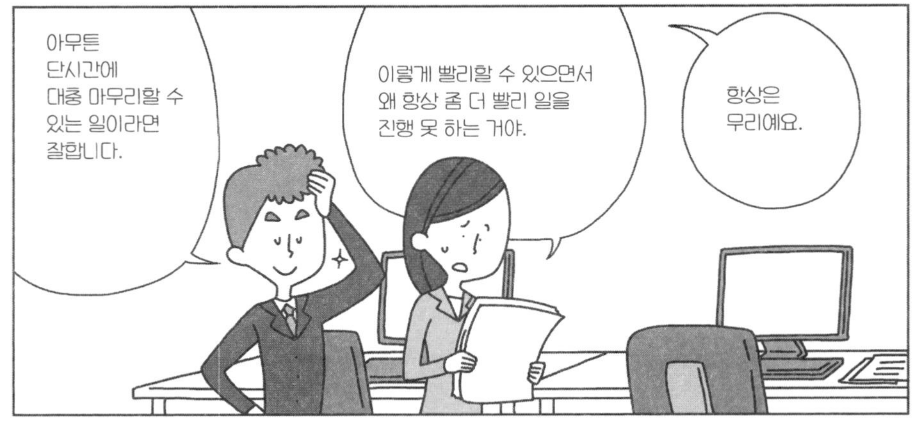
아무튼
단시간에
대충 마무리할 수
있는 일이라면
잘합니다.
이렇게 빨리할 수 있으면서
왜 항상 좀 더 빨리 일을
진행 못 하는 거야.
항상은
무리예요.

새로운 것을 바로 기억한다

이곳의
시스템은...
'조절나사'가
'조정나사'야.
아아,
조정
나사가...

잘 알고 있어야 할 상품인데도
세부항목을 전혀 기억하지 못하고 있어!
좀 더 노력하세요.
죄송
합니다.

여기 새
시스템이
...
아, 그건
처리 속도가
배로 되는
거야.
와-!
벌써 알고
있는 거야.

지금까지의 시스템에서는
커버하지 못한 고객도...
이해가
정말
빠르네!
술술
술술

세세한 부분을 익히고 배우는 것은
잘하지 못하지만 새로운 것을
대충 아는 척하고 이해하는 것은
잘 합니다.
새로운 것을
좋아하는 특성을
잘 살릴 수
있겠는데~

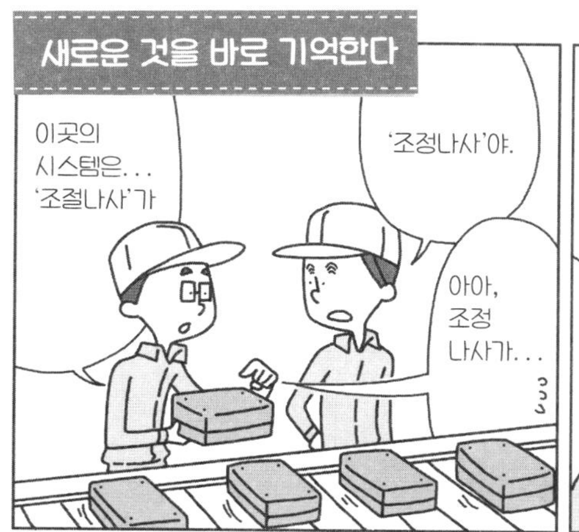

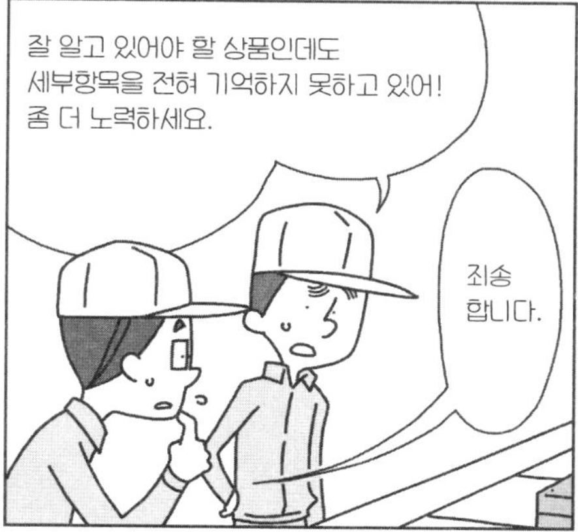

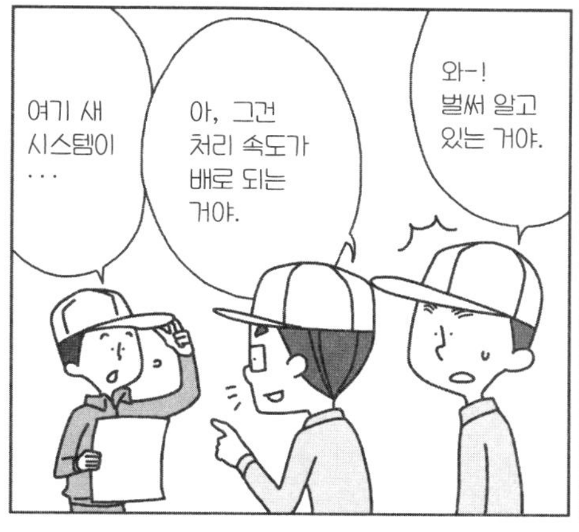

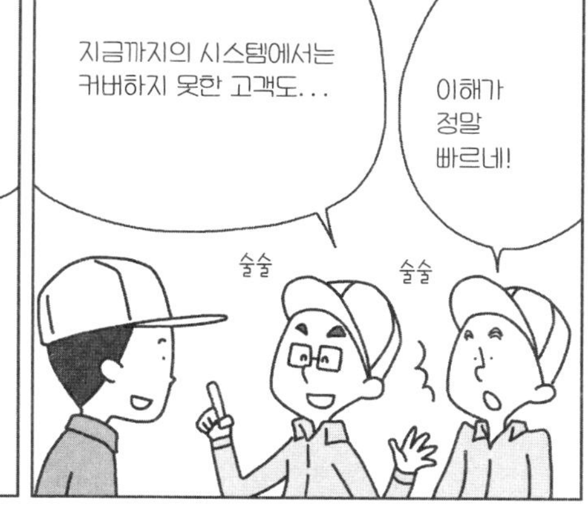

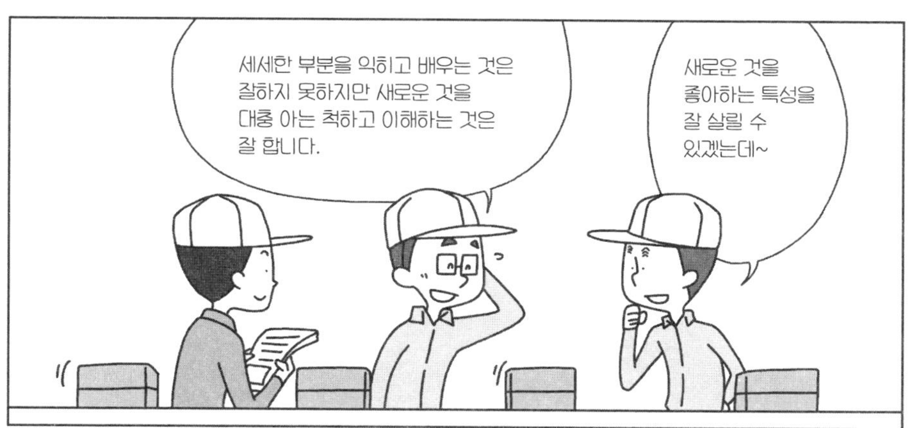

막판에 강하다

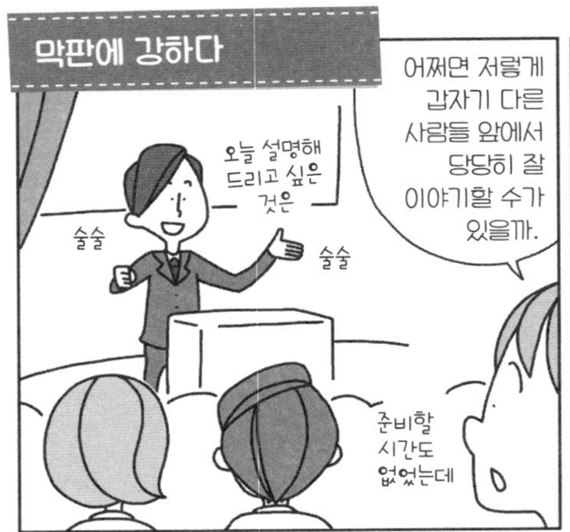
오늘 설명해 드리고 싶은 것은
술술
술술
준비할 시간도 없었는데
어쩌면 저렇게 갑자기 다른 사람들 앞에서 당당히 잘 이야기할 수가 있을까.

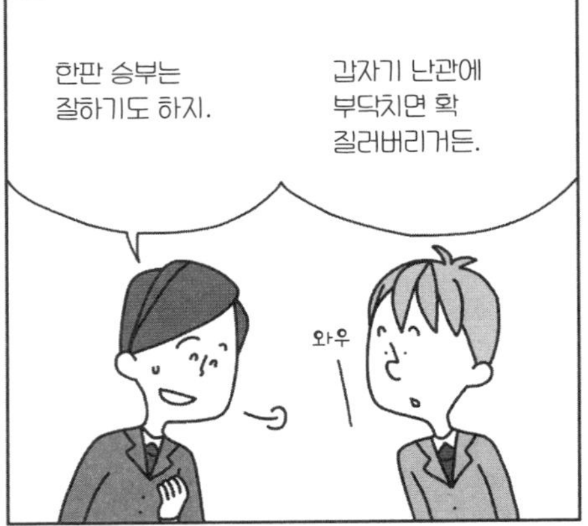
한판 승부는 잘하기도 하지.
갑자기 난관에 부닥치면 확 질러버리거든.
와우

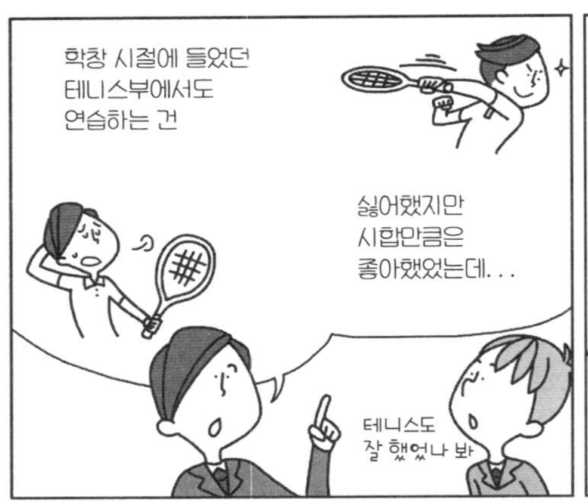
학창 시절에 들었던 테니스부에서도 연습하는 건
싫어했지만 시합만큼은 좋아했었는데...
테니스도 잘 했었나 봐

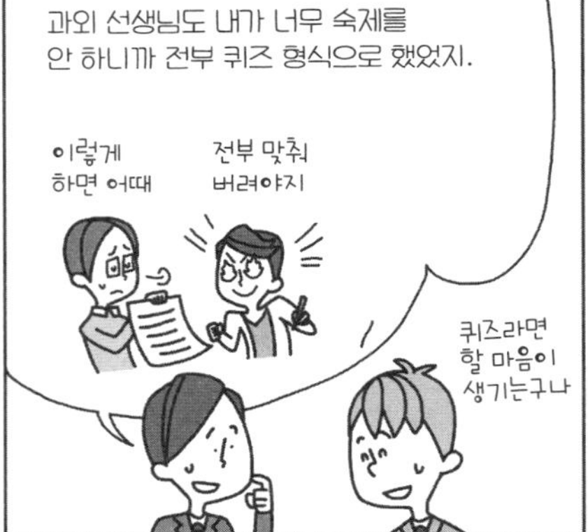
과외 선생님도 내가 너무 숙제를 안 하니까 전부 퀴즈 형식으로 했었지.
이렇게 하면 어때
전부 맞춰 버려야지
퀴즈라면 할 마음이 생기는구나

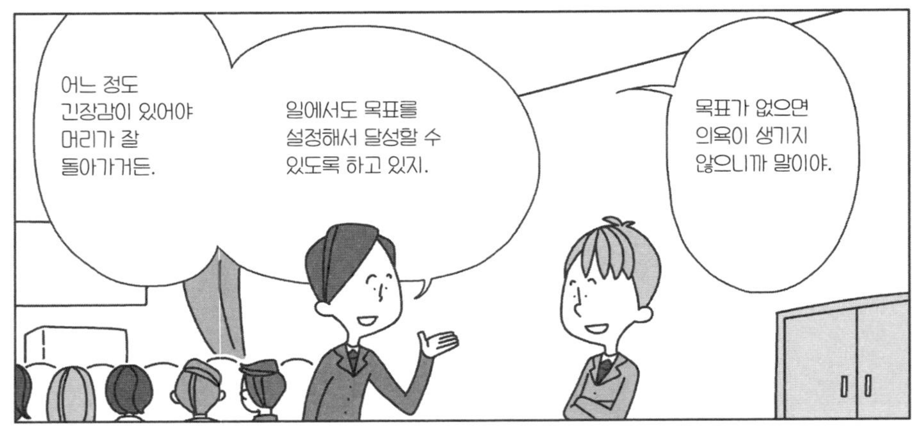
어느 정도 긴장감이 있어야 머리가 잘 돌아가거든.
일에서도 목표를 설정해서 달성할 수 있도록 하고 있지.
목표가 없으면 의욕이 생기지 않으니까 말이야.

잘하는 일에 관심을 돌린다

ADHD인 사람은 잘하지 못하는 게 있음과 동시에 잘하는 것도 많이 있습니다.
안돼
잘할 수 없어
뭐? 잘하는 거?

잘할 수 있게 되면 보통 사람들에게서는 생각할 수도 없는 능력을 발휘할 수도 있습니다.
와 대단해
어떻게 된 거야?
뭘 했지?

예술가나 발명가, 연구자, 기업의 사장 중에서는 ADHD 특성을 가지고 있는 사람을 많이 볼 수 있습니다.

한편, 영업직이나 장인, 변호사 등 언뜻 보기에 맞지 않을 것 같지만은? 그런 분야에서도 강점을 살려서 활약하고 있는 사람은 많이 있습니다.
신상품

또한, 인간관계에서 고민을 안고 있는 사람이 있지만, 정직하고 독창적인 인간성이 평가되어 인기를 끄는 사람도 있습니다.
개성파 배우
끌리는 매력에 인기가 있어
ADHD인 사람은 잘하지 못하는 것에 눈을 돌리기 쉽지만, 잘하는 것으로도 눈을 돌려, 잘 살릴 수 있도록 궁리해 보는 것도 매우 중요합니다.

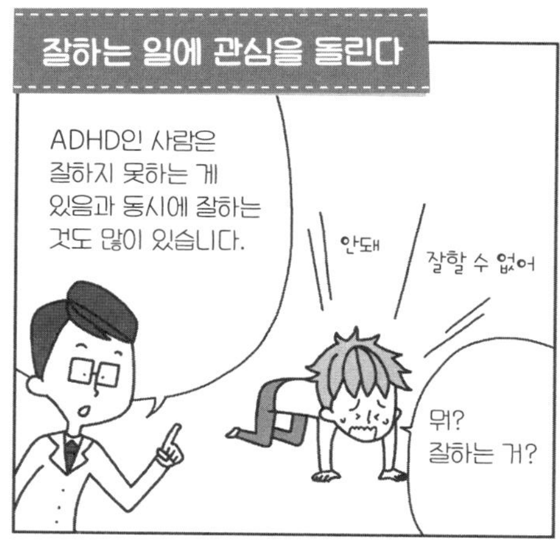

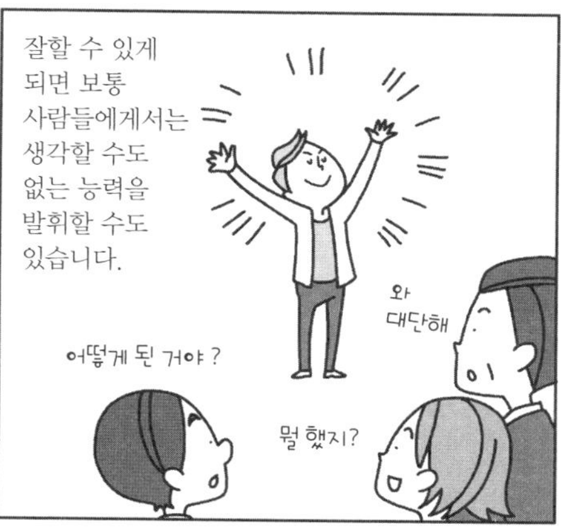

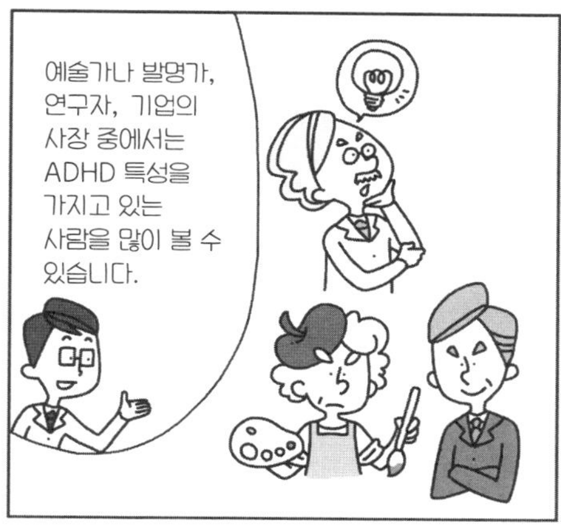

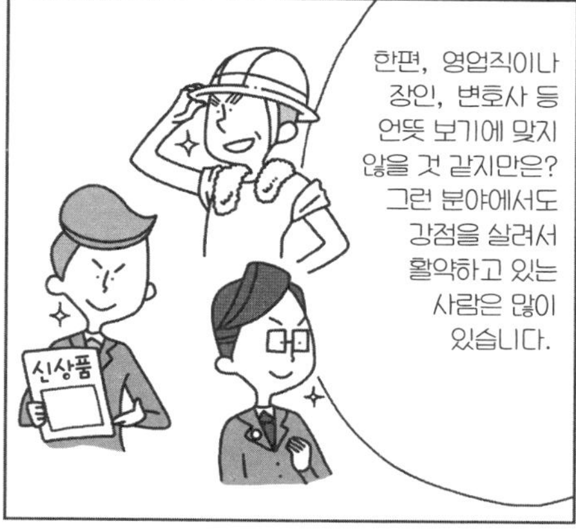

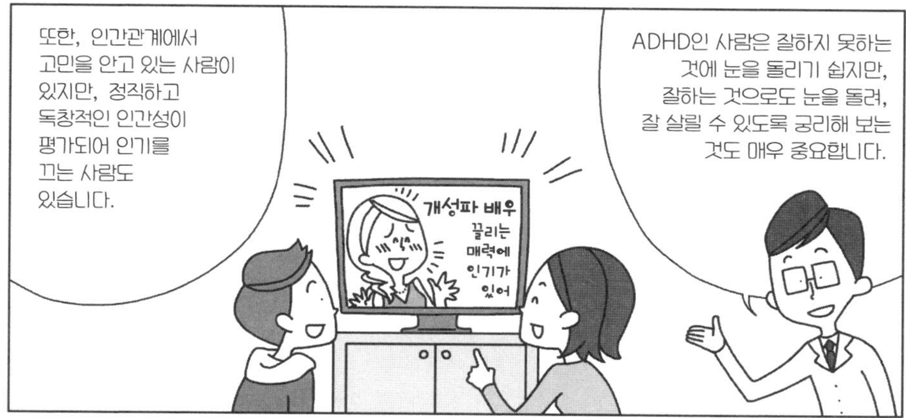

ADHD를 극복하고 나서

자기 나름대로의 방법으로 ADHD를 극복한 사람들의 체험담을 소개합니다.

자신감을 되찾을 수가 있었다
바보, 천연기념물이라고 들은 지도 어느덧, 30년
계속 불안한 채 지내 왔지만…
전부 다 왜 웃고 있는 걸까?
내가 또 이상한 말을 한 걸까?

진찰받고 치료를 시작한 지 1년이 됩니다.
요즈음 어때요
요즘에는 아침에도 일어날 수 있게 되었어요.
여러 가지 일도 해낼 수 있게 되었습니다.
다음 진료는 한 달 후에 있어요.
약물요법 등으로 ADHD가 개선되어 생활을 잘할 수 있게 됐어요.

자신감을 되찾게 되었습니다.
생활을 통제할 수 있겠어.
배우고 싶었던 것을 이제 시작해 볼까?
자신의 인생을 살고 있다고 느낍니다.

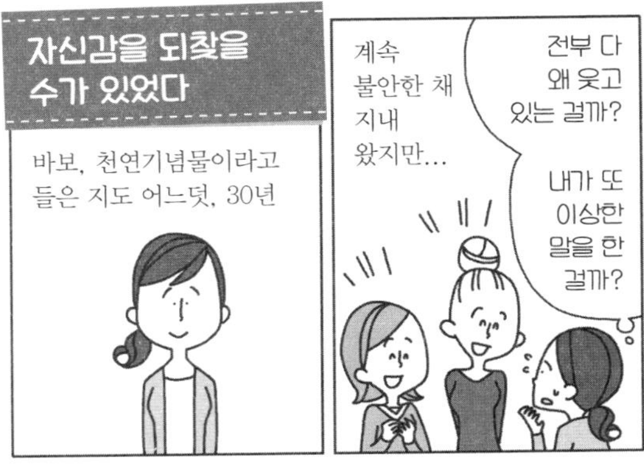

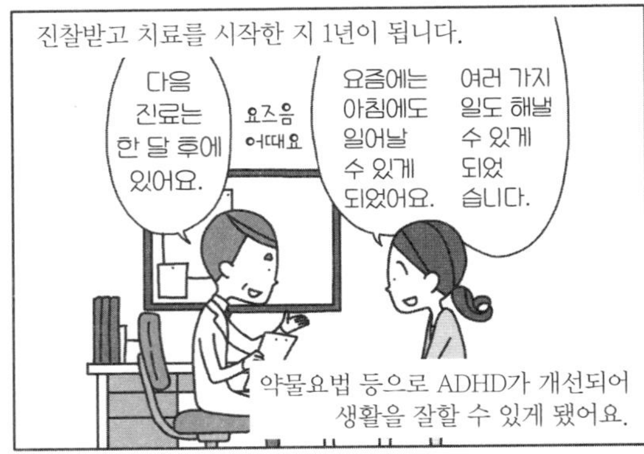

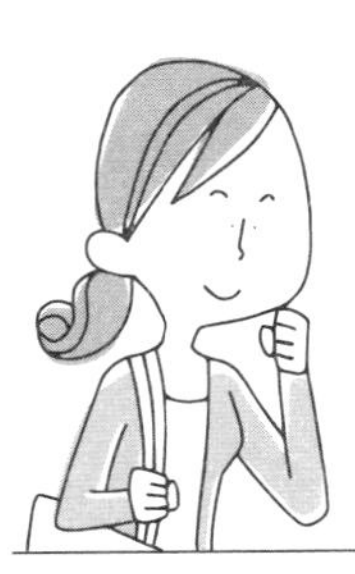

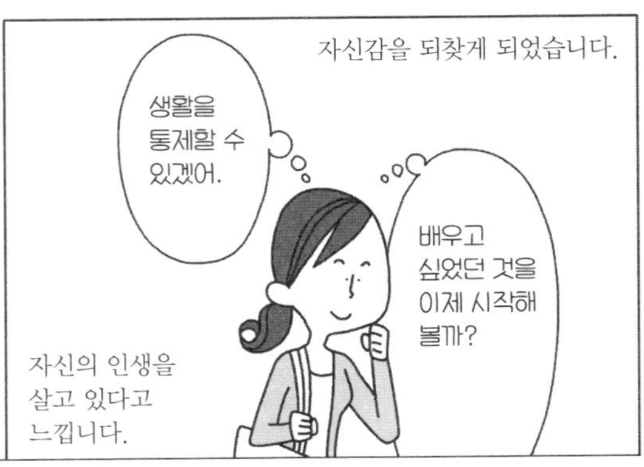

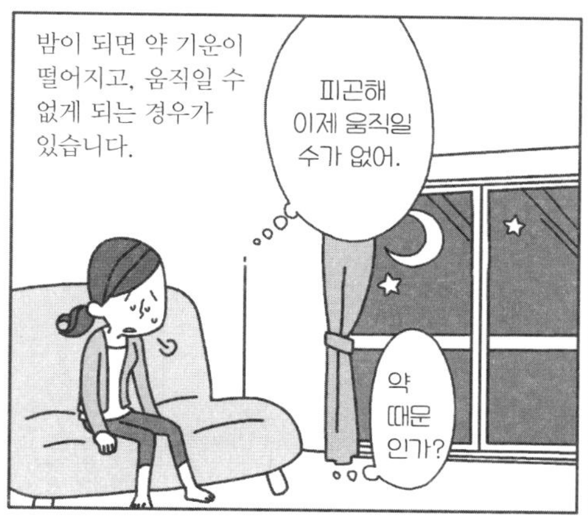
밤이 되면 약 기운이 떨어지고, 움직일 수 없게 되는 경우가 있습니다.
피곤해 이제 움직일 수가 없어.
약 때문인가?

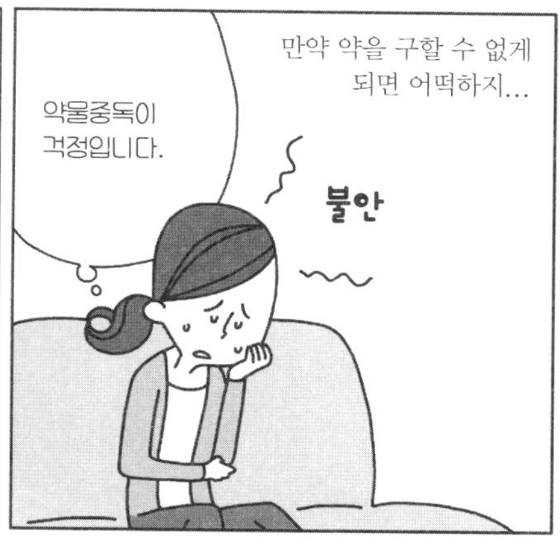
만약 약을 구할 수 없게 되면 어떡하지...
약물중독이 걱정입니다.
불안

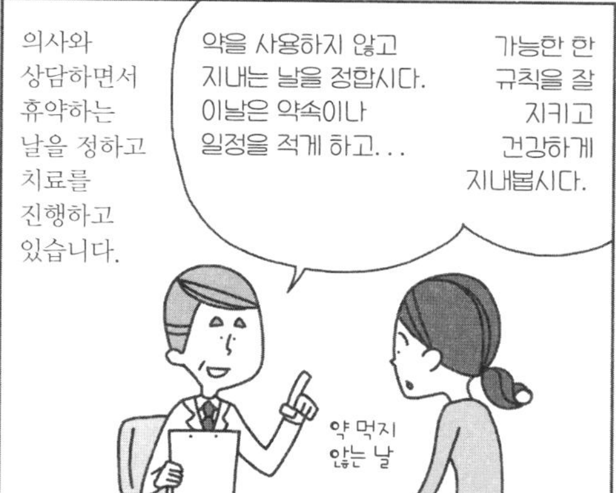
의사와 상담하면서 휴약하는 날을 정하고 치료를 진행하고 있습니다.
약을 사용하지 않고 지내는 날을 정합시다. 이날은 약속이나 일정을 적게 하고...
가능한 한 규칙을 잘 지키고 건강하게 지내봅시다.
약 먹지 않는 날

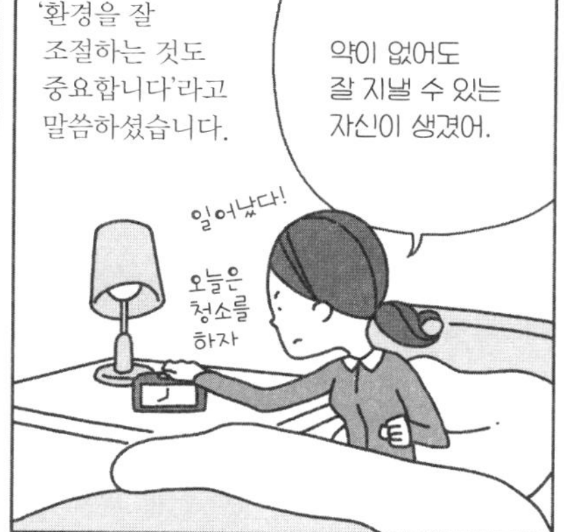
'환경을 잘 조절하는 것도 중요합니다'라고 말씀하셨습니다.
약이 없어도 잘 지낼 수 있는 자신이 생겼어.
일어났다!
오늘은 청소를 하자

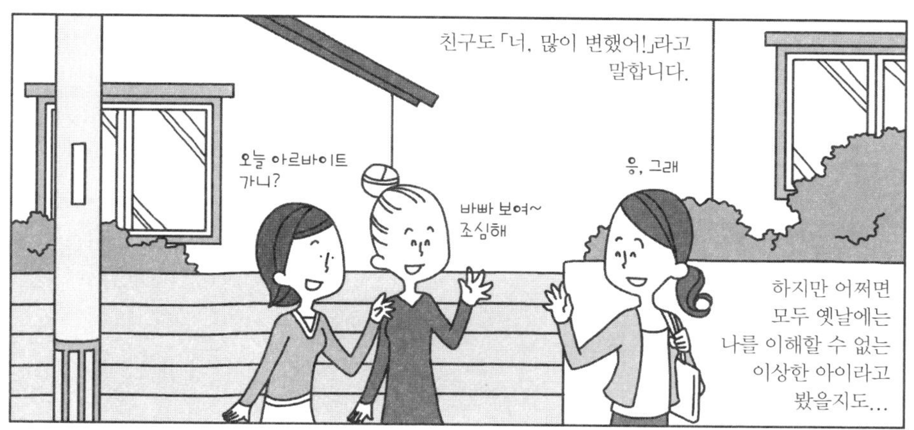
친구도 「너, 많이 변했어!」라고 말합니다.
오늘 아르바이트 가니?
바빠 보여~ 조심해
응, 그래
하지만 어쩌면 모두 옛날에는 나를 이해할 수 없는 이상한 아이라고 봤을지도...

부부관계가 개선

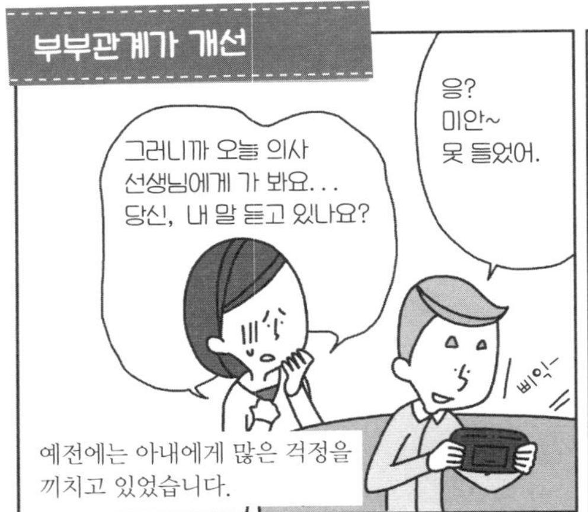

그러니까 오늘 의사 선생님에게 가 봐요... 당신, 내 말 듣고 있나요?
응? 미안~ 못 들었어.
삐익~
예전에는 아내에게 많은 걱정을 끼치고 있었습니다.

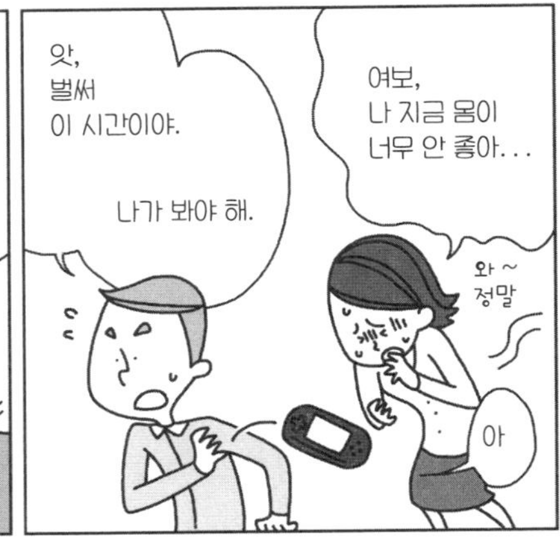

여보, 나 지금 몸이 너무 안 좋아...
앗, 벌써 이 시간이야.
나가 봐야 해.
와~ 정말
아

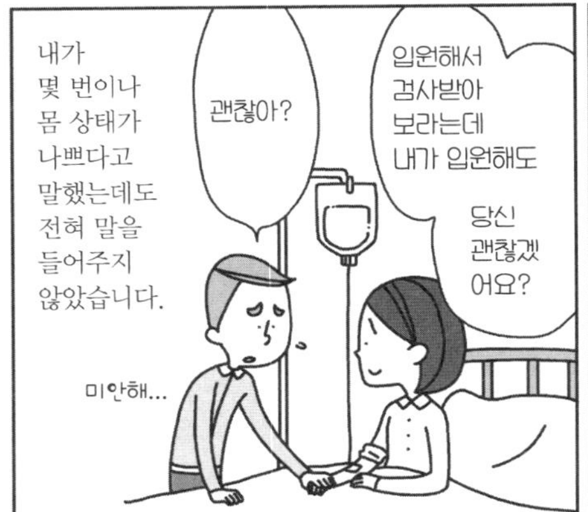

내가 몇 번이나 몸 상태가 나쁘다고 말했는데도 전혀 말을 들어주지 않았습니다.
괜찮아?
입원해서 검사받아 보라는데 내가 입원해도
당신 괜찮겠어요?
미안해...

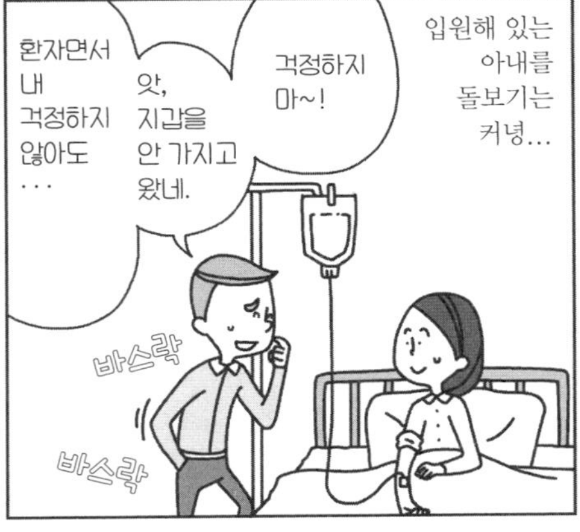

입원해 있는 아내를 돌보기는 커녕...
걱정하지 마~!
앗, 지갑을 안 가지고 왔네.
환자면서 내 걱정하지 않아도 ...
바스락
바스락

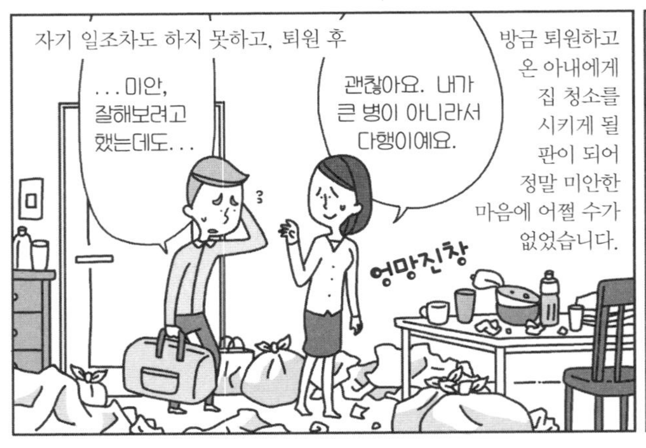

방금 퇴원하고 온 아내에게 집 청소를 시키게 될 판이 되어 정말 미안한 마음에 어쩔 수가 없었습니다.
괜찮아요. 내가 큰 병이 아니라서 다행이예요.
...미안, 잘해보려고 했는데도...
자기 일조차도 하지 못하고, 퇴원 후
엉망진창

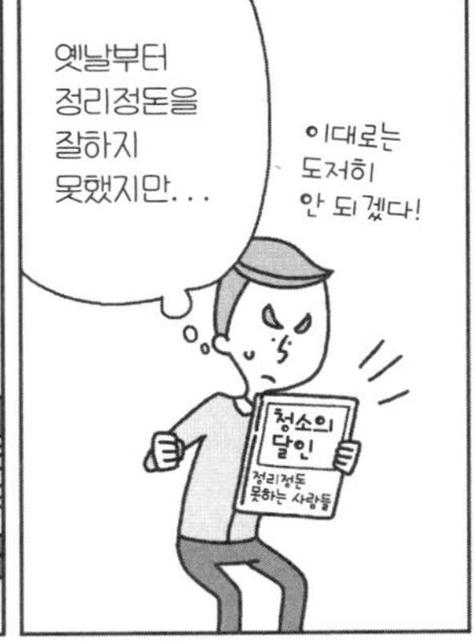

옛날부터 정리정돈을 잘하지 못했지만...
이대로는 도저히 안 되겠다!
청소의 달인
정리정돈 못하는 사람들

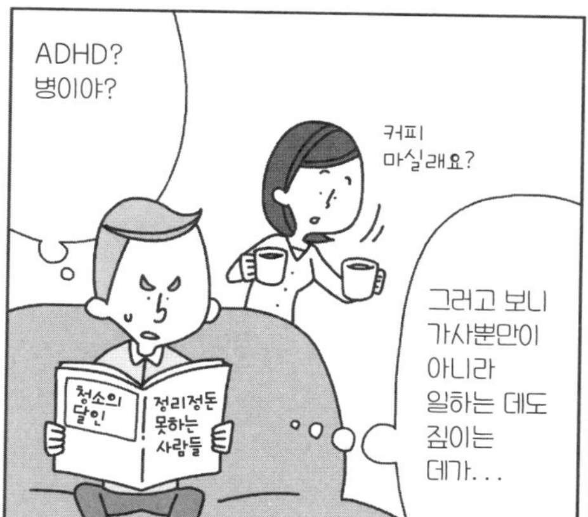
ADHD?
병이야?
커피
마실래요?
청소의 달인
정리정돈 못하는 사람들
그러고 보니
가사뿐만이
아니라
일하는 데도
짐이는
데가...

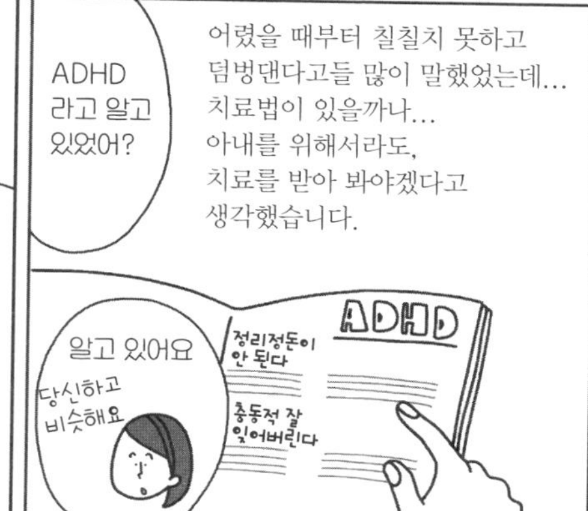
ADHD
라고 알고
있었어?
어렸을 때부터 칠칠치 못하고
덤벙댄다고들 많이 말했었는데...
치료법이 있을까나...
아내를 위해서라도,
치료를 받아 봐야겠다고
생각했습니다.
알고 있어요
당신하고
비슷해요
ADHD
정리정돈이
안 된다
충동적 잘
잊어버린다

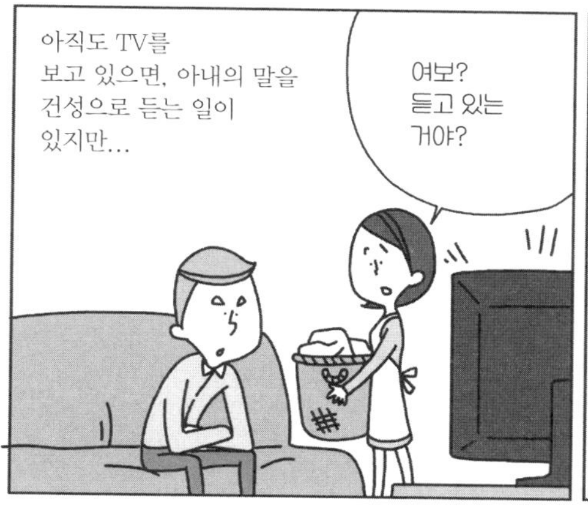
아직도 TV를
보고 있으면, 아내의 말을
건성으로 듣는 일이
있지만...
여보?
듣고 있는
거야?

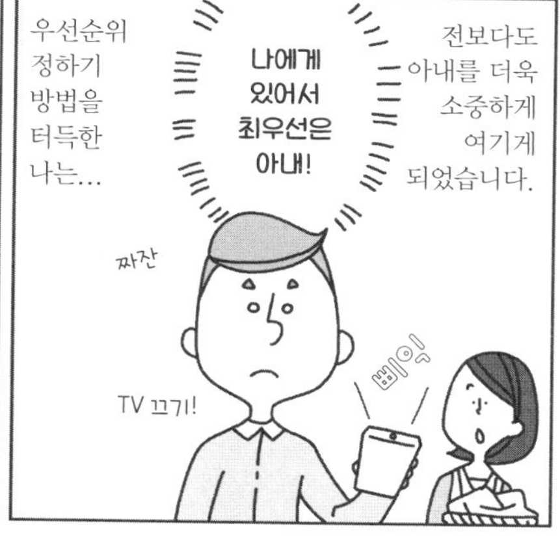
우선순위
정하기
방법을
터득한
나는...
나에게
있어서
최우선은
아내!
전보다도
아내를 더욱
소중하게
여기게
되었습니다.
짜잔
삐익
TV 끄기!

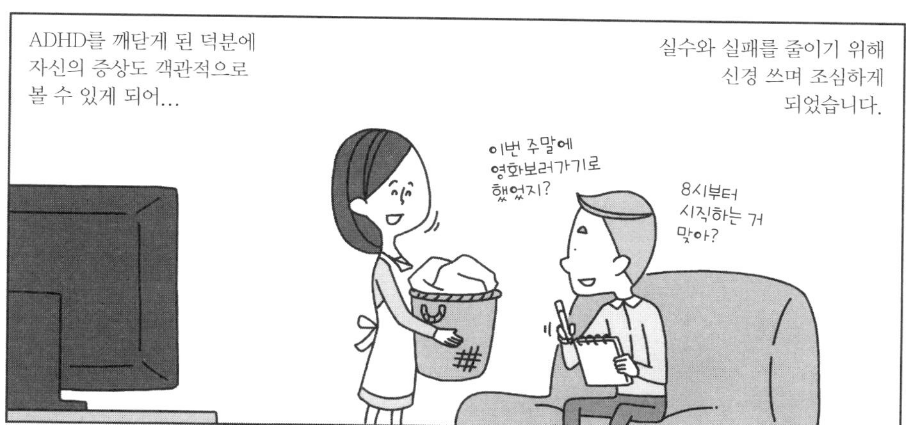
ADHD를 깨닫게 된 덕분에
자신의 증상도 객관적으로
볼 수 있게 되어...
실수와 실패를 줄이기 위해
신경 쓰며 조심하게
되었습니다.
이번 주말에
영화보러가기로
했었지?
8시부터
시작하는 거
맞아?

시간에 쫓기지 않게 되었다

항상 지각하거나, 기한에 늦어 다른 사람들에게 피해를 주기도 했었지만…
늦어서 미안.
또야!
어휴~

ADHD의 치료를 시작한 뒤부터는 지각이 줄었습니다.
안녕.
안녕, 요즘 좋아 보여.

이전에는 기한이 다 되어 가도 뭔가 다른 것에 신경 쓰게 되면 늦어지는 경우가 있었는데,
어 어 자료, 자료…
아, 이런 책이 있네...
멍

그때 하지 않으면 안 되는 일에는 집중할 수 있게 되었습니다.
집중하면 편안해져...
착착
척척

기한이 정해져 있는 일도 우선순위를 매겨 집중해서 끝낼 수 있게 되었고
이거 마무리해 놓았으니까. 확인 부탁해!
늦어지는 일이 줄었습니다.
OK
이거 끝냈으니 다음은...

항상 눈에 띄는 것에 정신이 팔렸지만,
오전 중으로 이거 파일링을 끝내지 않으면 안 되니까
아, 순서가 틀리네... 먼저 순서대로 해 놓고.
④ ③ ⑥ ② ①

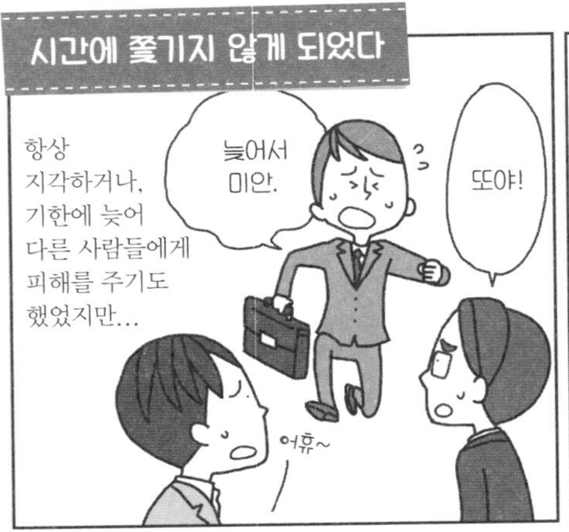

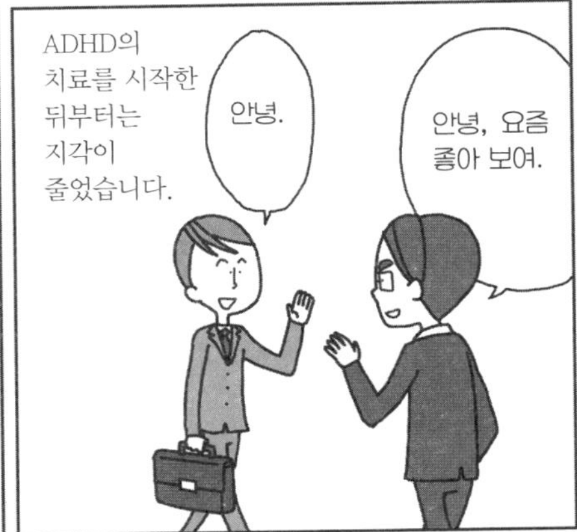

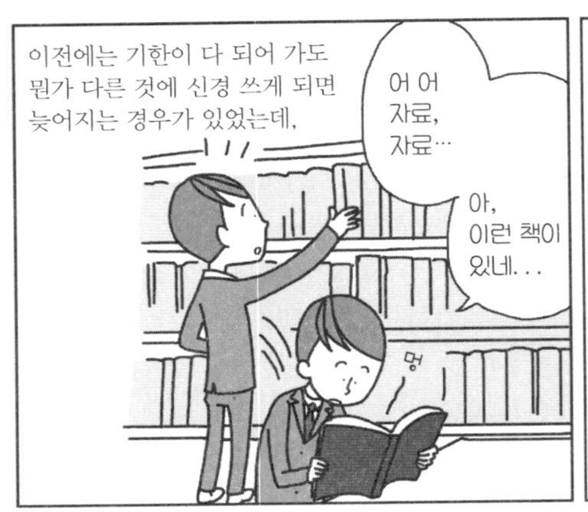

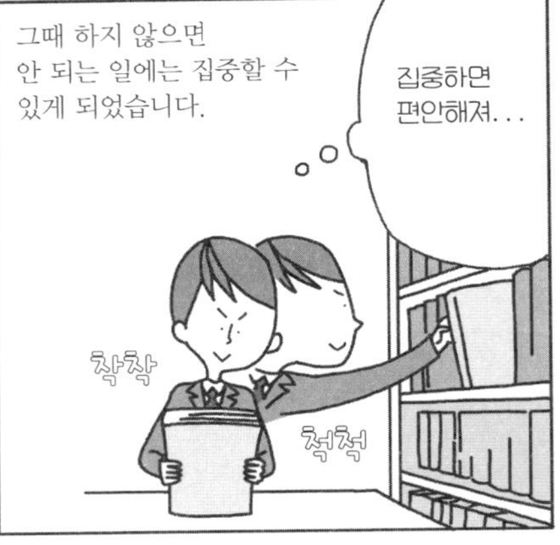

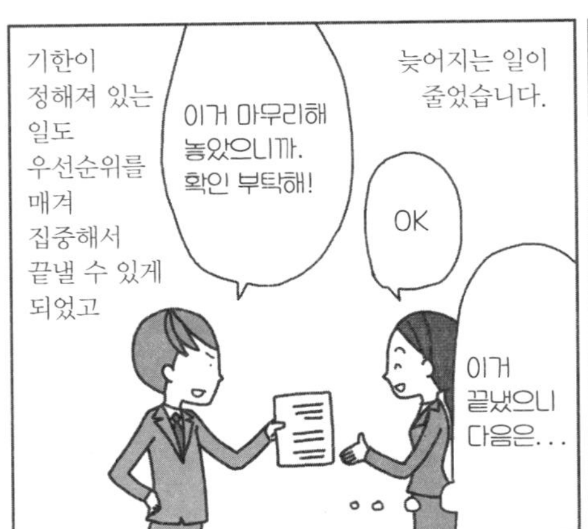

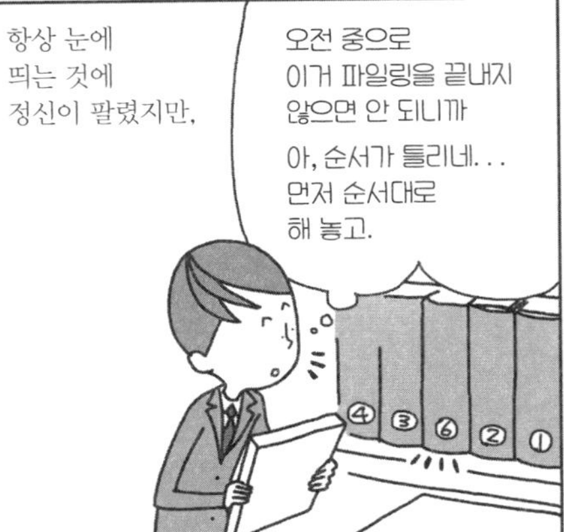

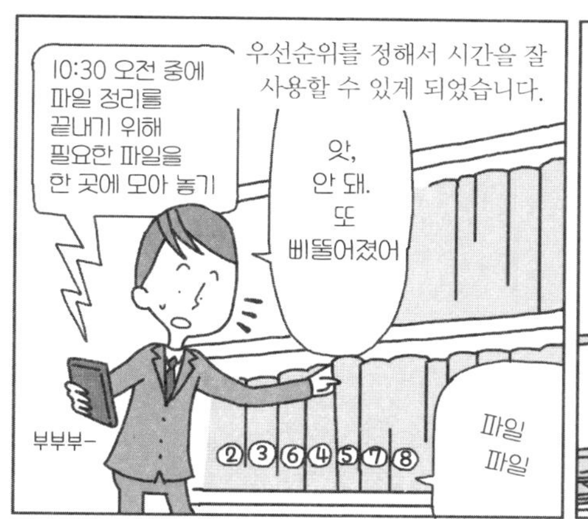
우선순위를 정해서 시간을 잘 사용할 수 있게 되었습니다.
10:30 오전 중에 파일 정리를 끝내기 위해 필요한 파일을 한 곳에 모아 놓기
앗, 안 돼. 또 삐뚤어졌어
부부부-
②③⑥④⑤⑦⑧
파일 파일

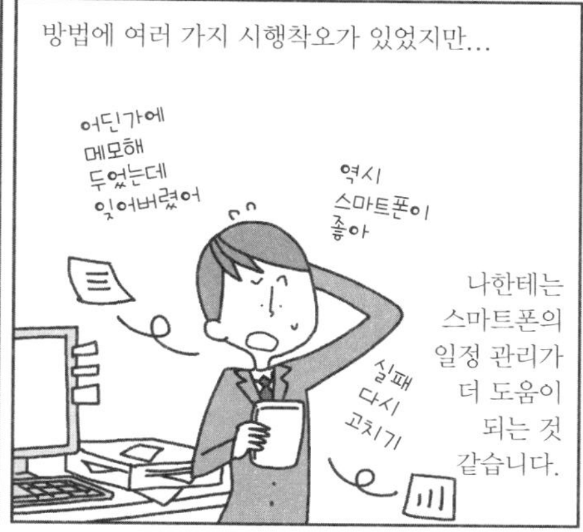
방법에 여러 가지 시행착오가 있었지만…
어딘가에 메모해 두었는데 잊어버렸어
역시 스마트폰이 좋아
실패 다시 고치기
나한테는 스마트폰의 일정 관리가 더 도움이 되는 것 같습니다.

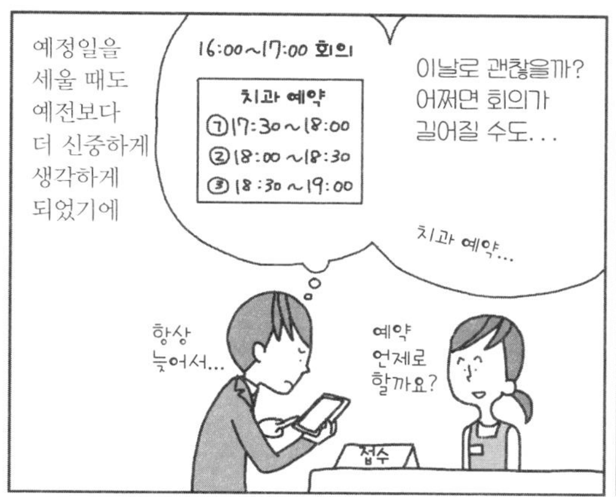
예정일을 세울 때도 예전보다 더 신중하게 생각하게 되었기에
16:00~17:00 회의
치과 예약
①17:30~18:00
②18:00~18:30
③18:30~19:00
이날로 괜찮을까? 어쩌면 회의가 길어질 수도...
치과 예약...
항상 늦어서...
예약 언제로 할까요?
접수

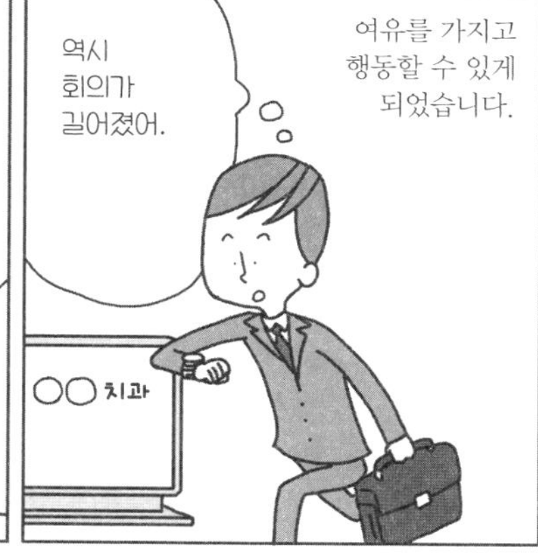
여유를 가지고 행동할 수 있게 되었습니다.
역시 회의가 길어졌어.
○○ 치과

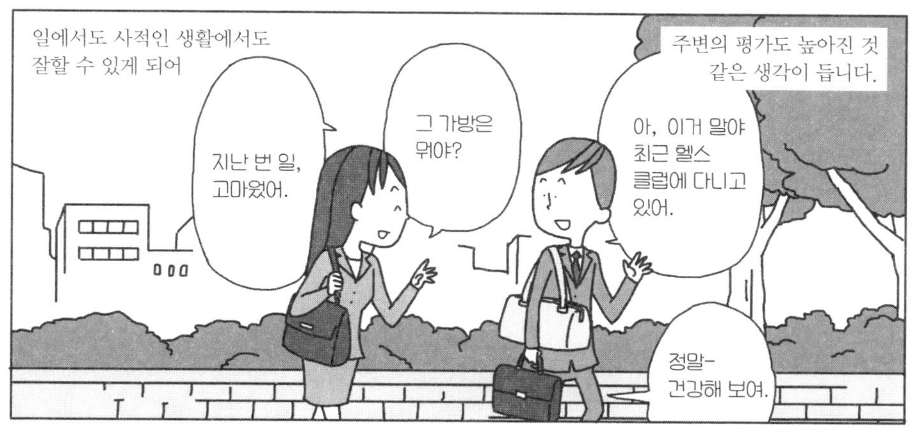
일에서도 사적인 생활에서도 잘할 수 있게 되어
주변의 평가도 높아진 것 같은 생각이 듭니다.
지난 번 일, 고마웠어.
그 가방은 뭐야?
아, 이거 말야 최근 헬스 클럽에 다니고 있어.
정말- 건강해 보여.

더러운 방에서 탈출!
저금도 하게 되었다

치우지도 못할 정도로 항상 어질러져 있는 나의 방. 치워보려고 해도 어디부터 손을 대야 좋을지 모르겠습니다.
와아 이런 방 정말 싫어..
엉망진창
너덜 너덜

그것에 대한 반발 때문이었는지, 외출해서 돈을 낭비해 버려 저축은 제로!
카페라도 가야지.

이상하게도, 그런 상황에서도 왜 그런지 생각해 보려고도 하지 않았습니다.
돈도 없고 방도 더럽고 정말 싫어...

더러운 방에서는 생활하기 불편해서 스트레스만 쌓이고...
아침에 일어나는 것도 힘들게 되었습니다.
피곤해..
몸이 무거워 혹시 병이 아닐까?

진단을 받아보니 ADHD라고 했습니다.
몸 상태가 나쁜 거 이외에 생활하는 데 어려움은 없습니까?
네? 생활에서요?

이런 증상은 없습니까?
선생님, 실은...
증상체크
의욕이 나지 않는다
잊는 물건이 많다
시간에 늦다
치우지 못한다
쇼핑을...
방이 어질러지기 쉽다는 것이나 계획 없이 돈을 써버리는 것이 질병과 관계가 있다니 놀랐습니다.

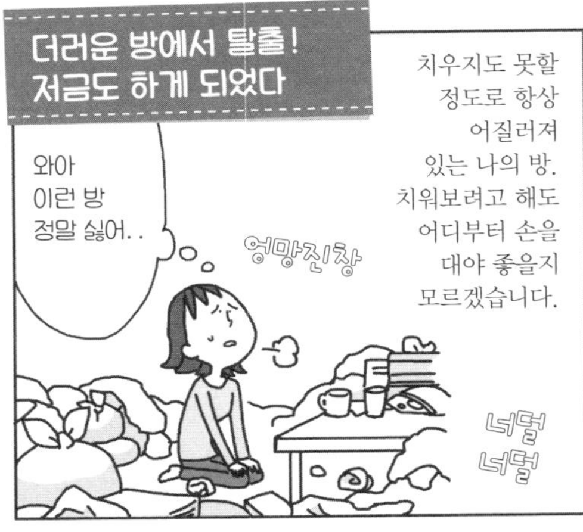

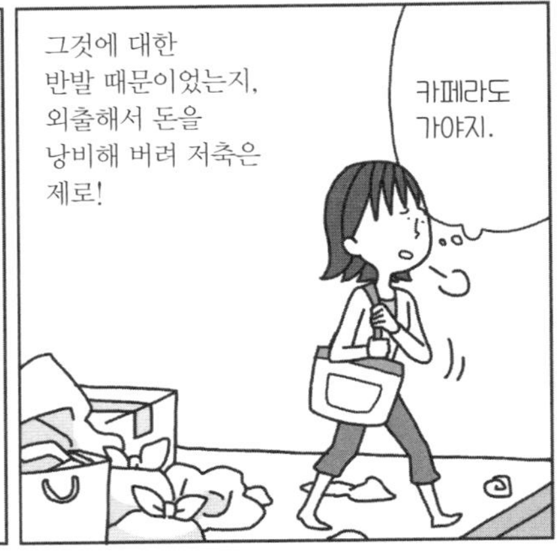

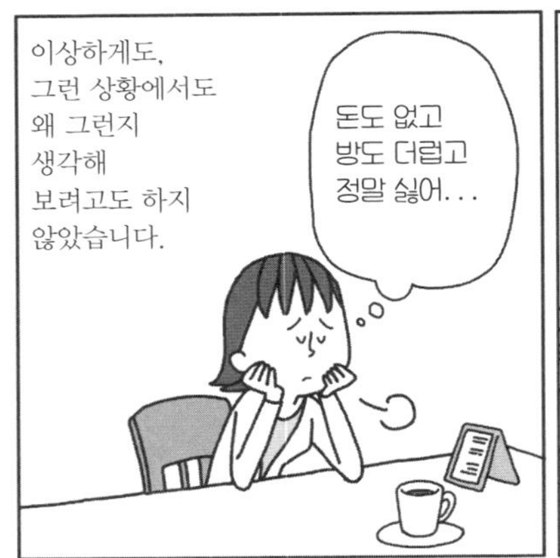

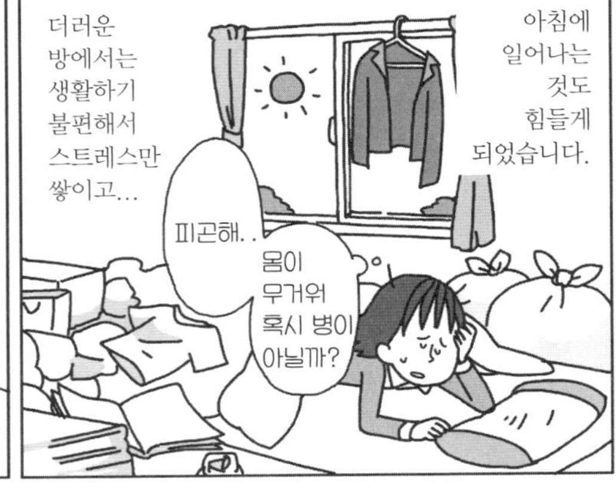

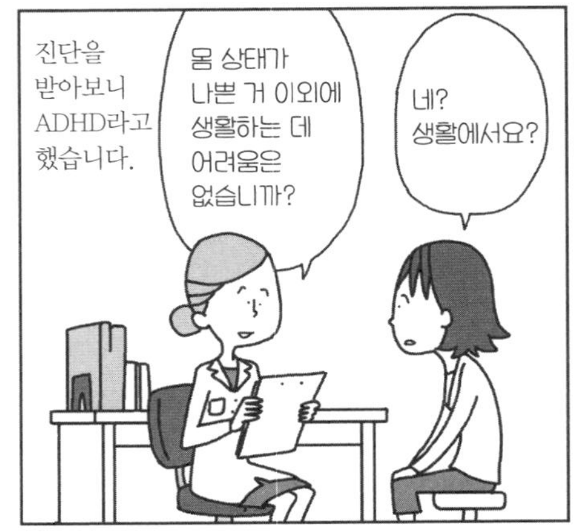

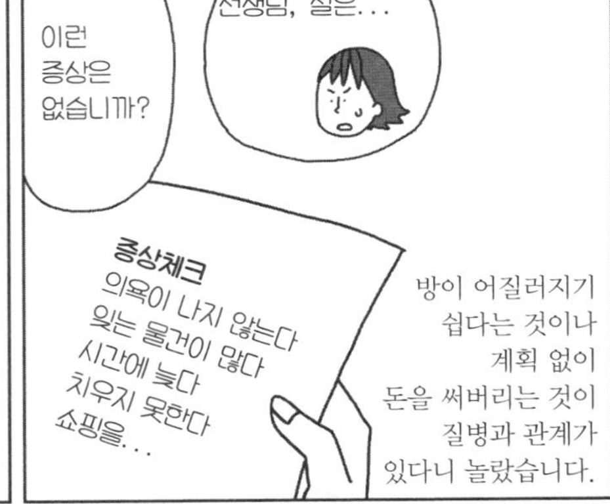

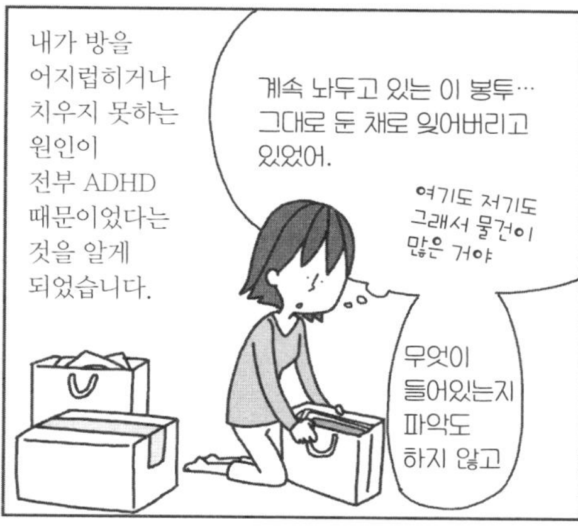
내가 방을
어지럽히거나
치우지 못하는
원인이
전부 ADHD
때문이었다는
것을 알게
되었습니다.
계속 놔두고 있는 이 봉투…
그대로 둔 채로 잊어버리고
있었어.
여기도 저기도
그래서 물건이
많은 거야
무엇이
들어있는지
파악도
하지 않고

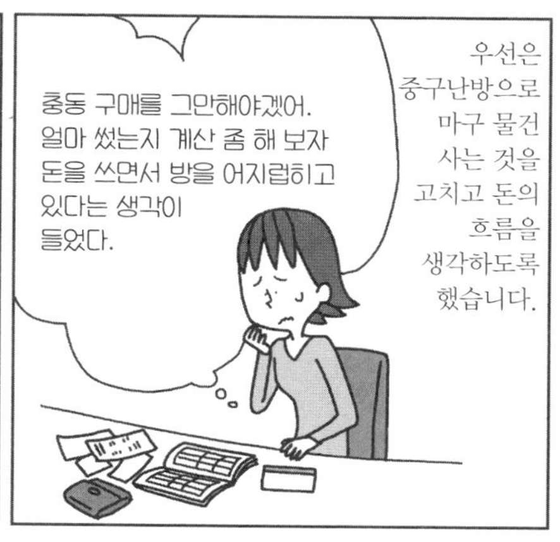
우선은
중구난방으로
마구 물건
사는 것을
고치고 돈의
흐름을
생각하도록
했습니다.
충동 구매를 그만해야겠어.
얼마 썼는지 계산 좀 해 보자
돈을 쓰면서 방을 어지럽히고
있다는 생각이
들었다.

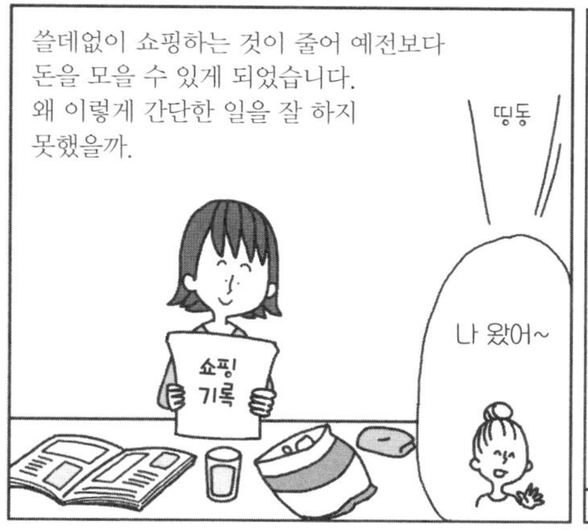
쓸데없이 쇼핑하는 것이 줄어 예전보다
돈을 모을 수 있게 되었습니다.
왜 이렇게 간단한 일을 잘 하지
못했을까.
띵동
나 왔어~
쇼핑
기록

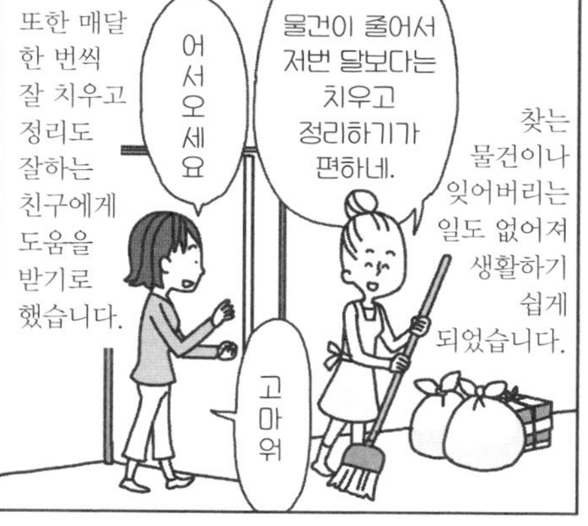
또한 매달
한 번씩
잘 치우고
정리도
잘하는
친구에게
도움을
받기로
했습니다.
어서오세요
물건이 줄어서
저번 달보다는
치우고
정리하기가
편하네.
고마워
찾는
물건이나
잊어버리는
일도 없어져
생활하기
쉽게
되었습니다.

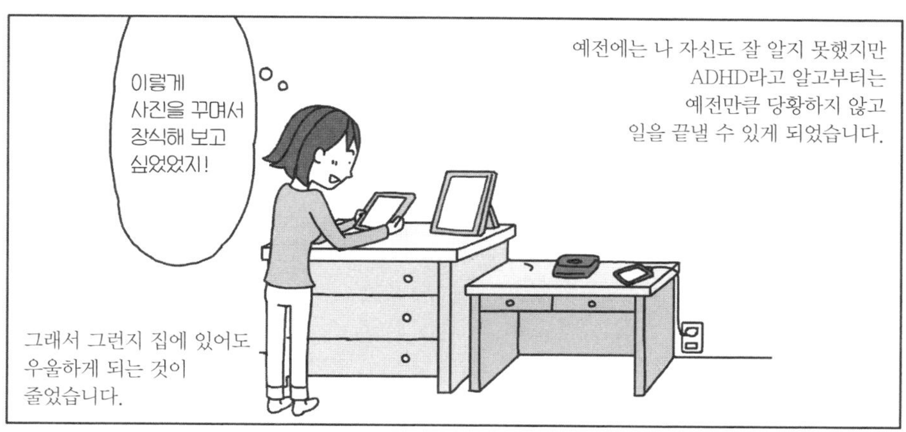
이렇게
사진을 꾸며서
장식해 보고
싶었었지!
예전에는 나 자신도 잘 알지 못했지만
ADHD라고 알고부터는
예전만큼 당황하지 않고
일을 끝낼 수 있게 되었습니다.
그래서 그런지 집에 있어도
우울하게 되는 것이
줄었습니다.

조금씩 긍정적으로 생각하게 되었다

ADHD의 치료를 하기 전까지는…
또야?
또 그런 거야?
……

또 실패했어.
왜 이럴까. 뭣 때문에.
머릿속에 안개가 끼어 있어서 주위의 것을 잘 볼 수 없는 느낌이었습니다.

왜 그런지 모르겠지만 문제의 연속
화나게 만든 내가 나빴던 건가.

나 자신이 싫고, 어디에도 설 자리가 없다고 생각하고 있었습니다.
모두들 다 잘하고 있는데 나만 비참해 무엇이든지 잘 안 돼.

없어졌으면 좋겠다고 생각하고 있어…
힘들어… 내 스스로 통제할 수가 없어.

나는 왜 이렇게 칠칠치 못한 거야.
모두가 무시하고 있어.
ADHD일지도 모르겠네요. 칠칠치 못한 것이 당신 잘못이 아니에요.

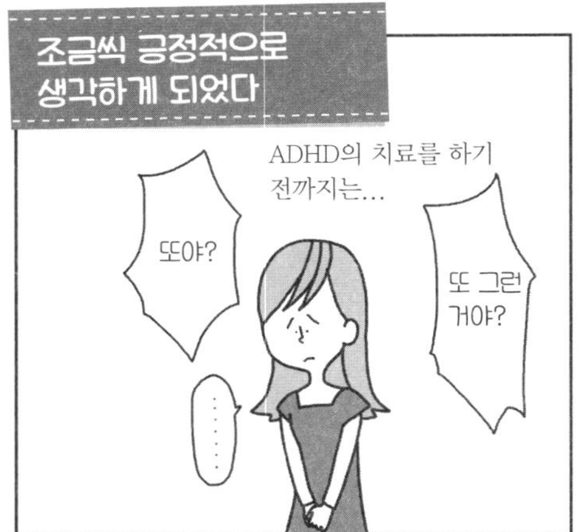

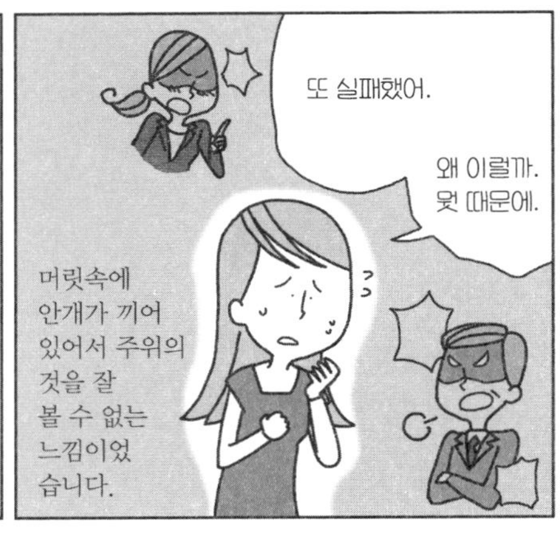

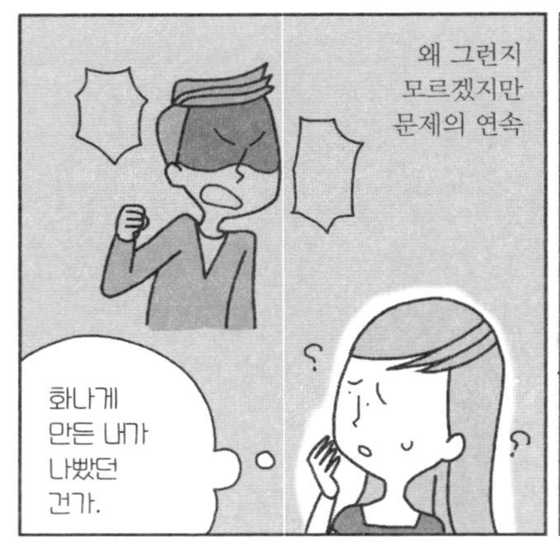

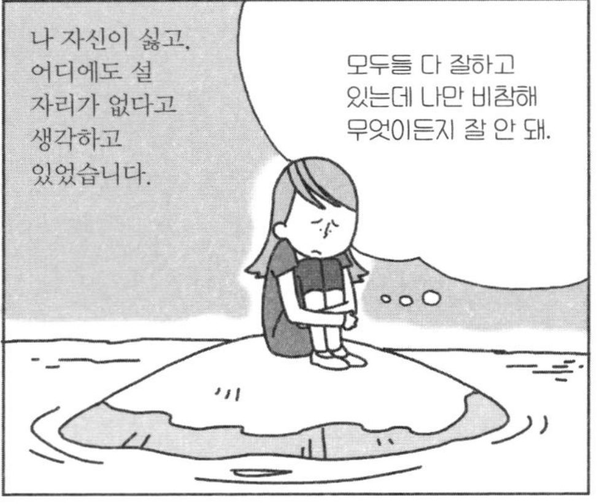

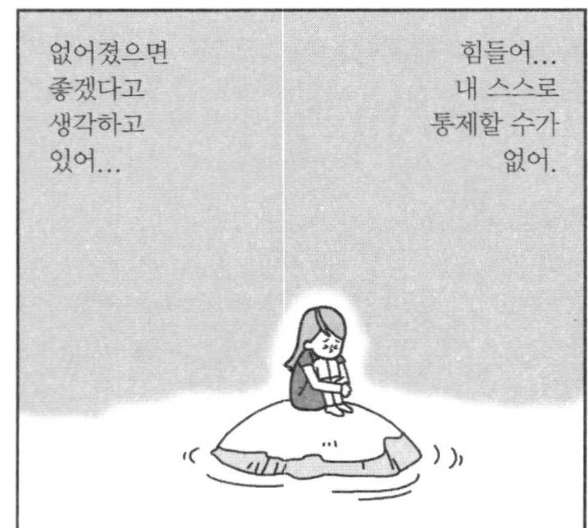

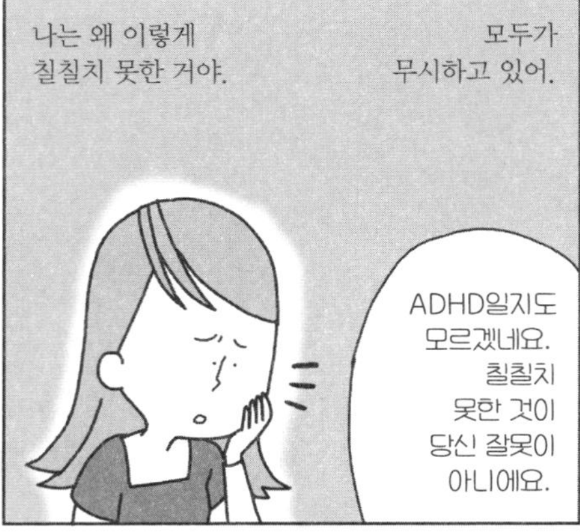

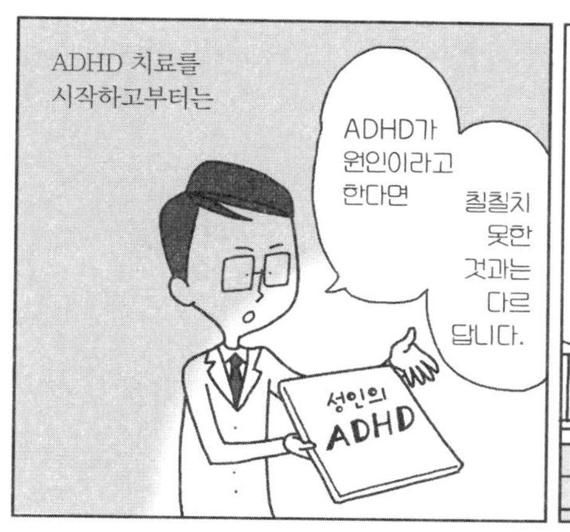
ADHD 치료를
시작하고부터는
ADHD가
원인이라고
한다면
칠칠치
못한
것과는
다르
답니다.
성인의
ADHD

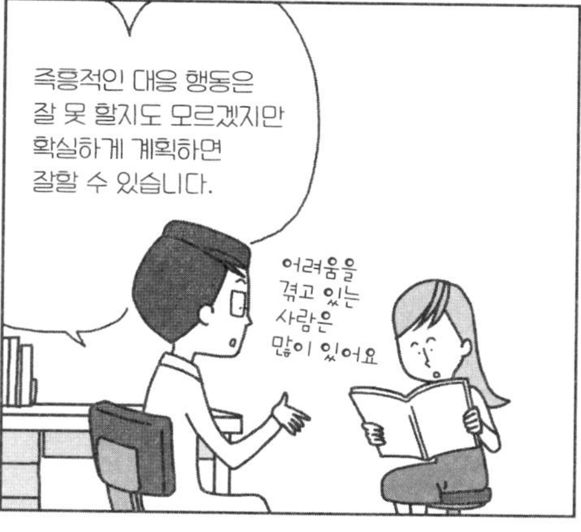
즉흥적인 대응 행동은
잘 못 할지도 모르겠지만
확실하게 계획하면
잘할 수 있습니다.
어려움을
겪고 있는
사람은
많이 있어요

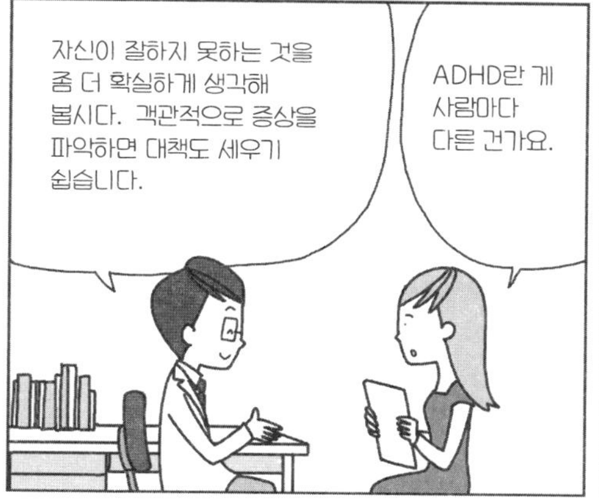
자신이 잘하지 못하는 것을
좀 더 확실하게 생각해
봅시다. 객관적으로 증상을
파악하면 대책도 세우기
쉽습니다.
ADHD란 게
사람마다
다른 건가요.

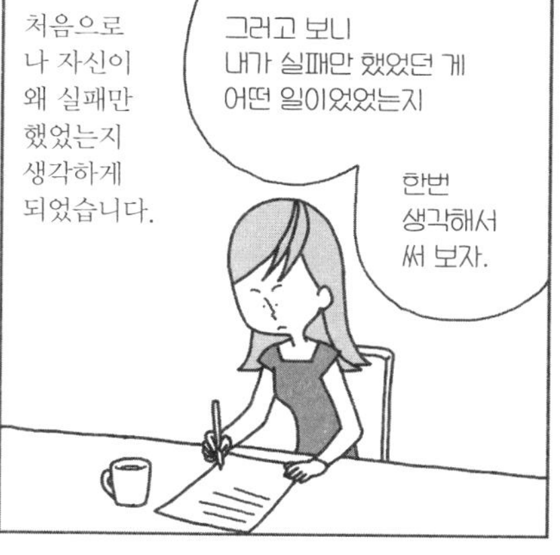
처음으로
나 자신이
왜 실패만
했었는지
생각하게
되었습니다.
그러고 보니
내가 실패만 했었던 게
어떤 일이었었는지
한번
생각해서
써 보자.

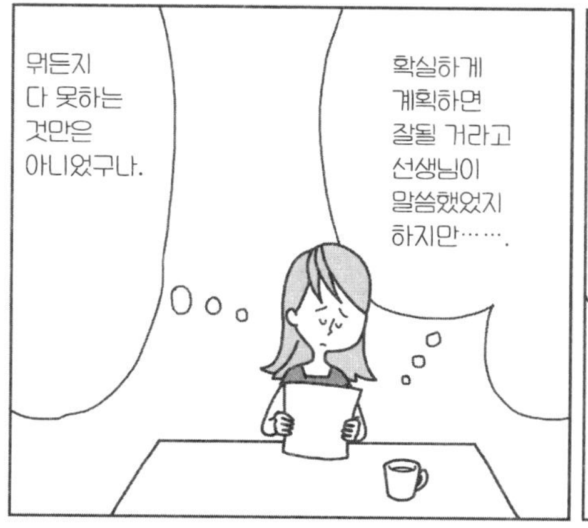
뭐든지
다 못하는
것만은
아니었구나.
확실하게
계획하면
잘될 거라고
선생님이
말씀했었지
하지만…….

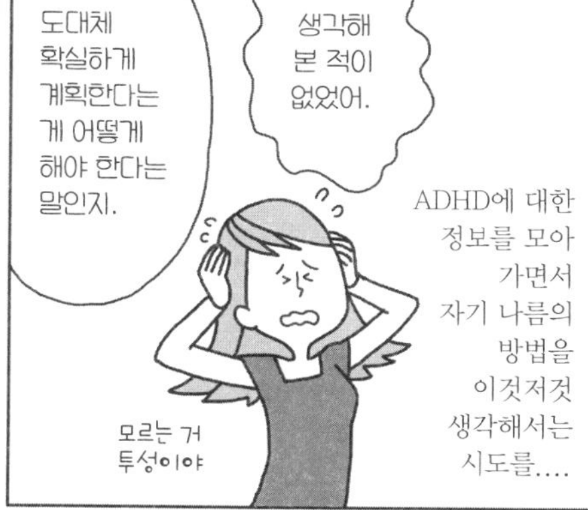
도대체
확실하게
계획한다는
게 어떻게
해야 한다는
말인지.
생각해
본 적이
없었어.
ADHD에 대한
정보를 모아
가면서
자기 나름의
방법을
이것저것
생각해서는
시도를….
모르는 거
투성이야

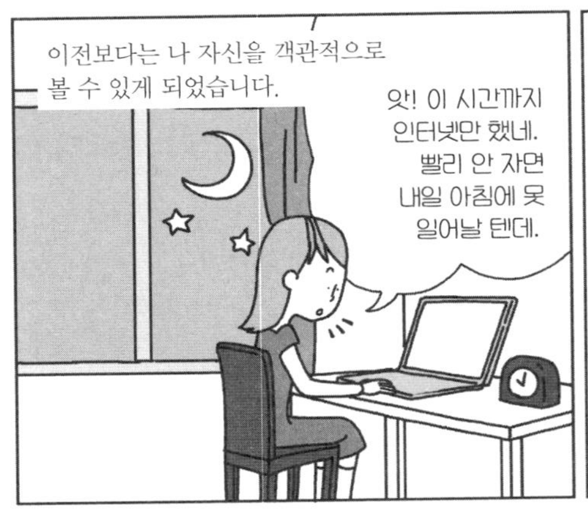
이전보다는 나 자신을 객관적으로
볼 수 있게 되었습니다.
앗! 이 시간까지 인터넷만 했네. 빨리 안 자면 내일 아침에 못 일어날 텐데.

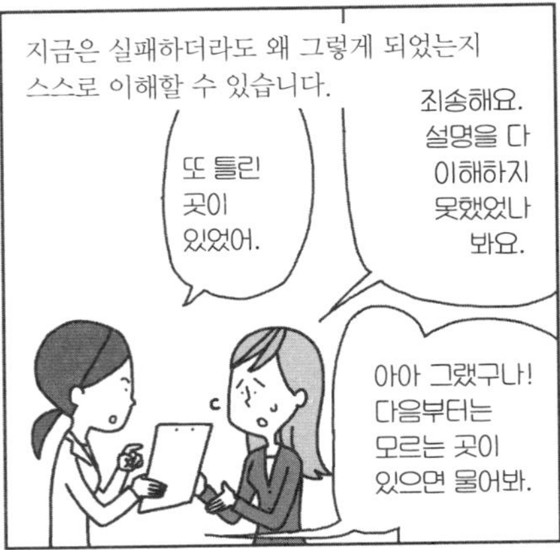
지금은 실패하더라도 왜 그렇게 되었는지
스스로 이해할 수 있습니다.
또 틀린 곳이 있었어.
죄송해요. 설명을 다 이해하지 못했었나 봐요.
아아 그랬구나! 다음부터는 모르는 곳이 있으면 물어봐.

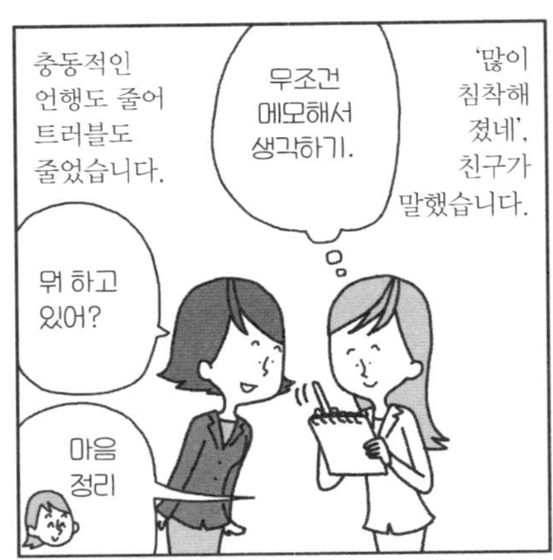
충동적인 언행도 줄어 트러블도 줄었습니다.
무조건 메모해서 생각하기.
'많이 침착해 졌네', 친구가 말했습니다.
뭐 하고 있어?
마음 정리

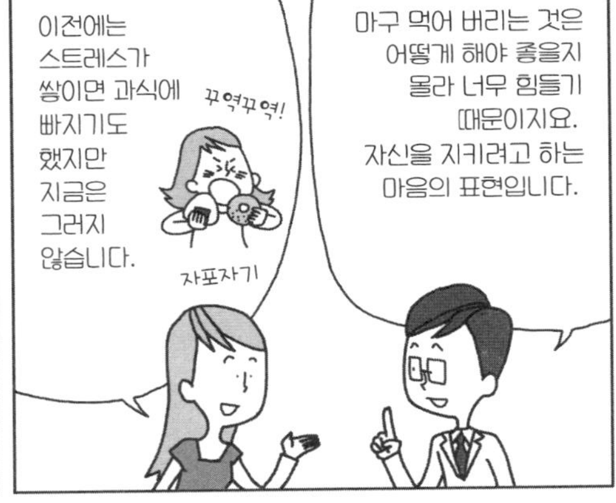
이전에는 스트레스가 쌓이면 과식에 빠지기도 했지만 지금은 그러지 않습니다.
꾸역꾸역!
자포자기
마구 먹어 버리는 것은 어떻게 해야 좋을지 몰라 너무 힘들기 때문이지요. 자신을 지키려고 하는 마음의 표현입니다.

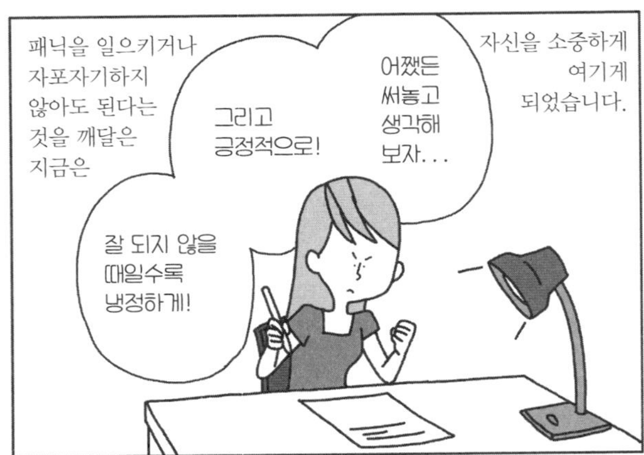
패닉을 일으키거나 자포자기하지 않아도 된다는 것을 깨달은 지금은
그리고 긍정적으로!
어쨌든 써놓고 생각해 보자...
자신을 소중하게 여기게 되었습니다.
잘 되지 않을 때일수록 냉정하게!

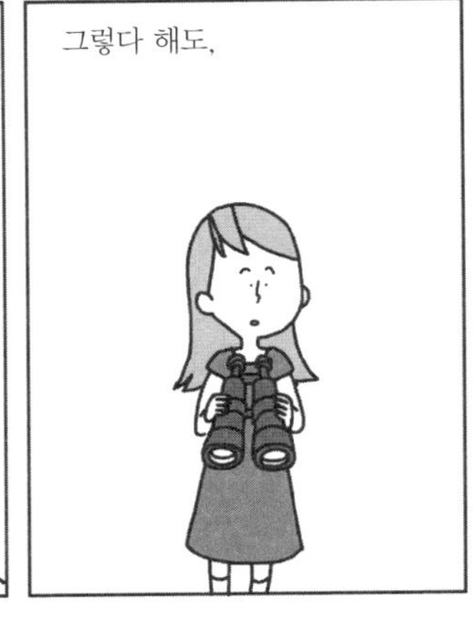
그렇다 해도,

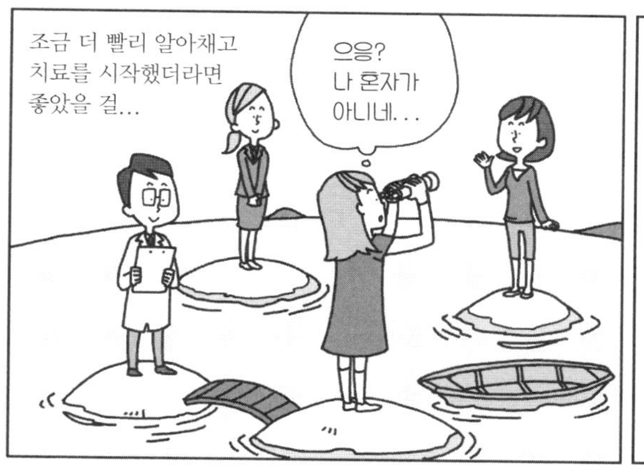
조금 더 빨리 알아채고
치료를 시작했더라면
좋았을 걸…
으응?
나 혼자가
아니네…

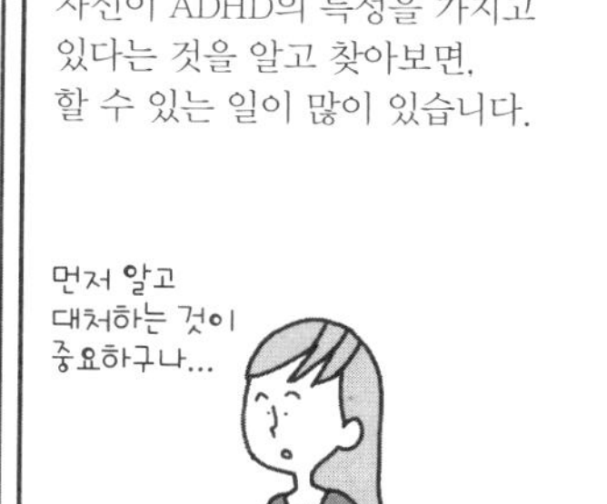
자신이 ADHD의 특성을 가지고
있다는 것을 알고 찾아보면,
할 수 있는 일이 많이 있습니다.
먼저 알고
대처하는 것이
중요하구나…
거기에다가
간단한
일만으로,

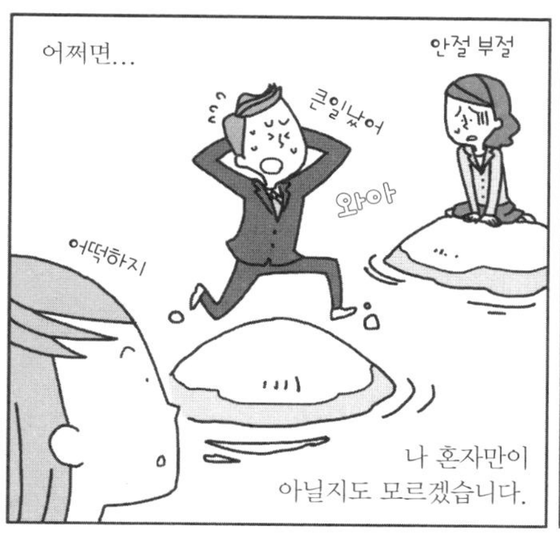
어쩌면…
안절 부절
큰일났어
와아
어떡하지
나 혼자만이
아닐지도 모르겠습니다.

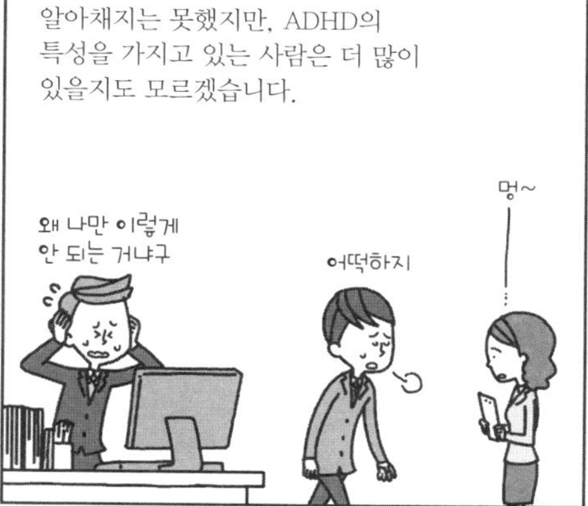
알아채지는 못했지만, ADHD의
특성을 가지고 있는 사람은 더 많이
있을지도 모르겠습니다.
멍~
왜 나만 이렇게
안 되는 거냐구
어떡하지

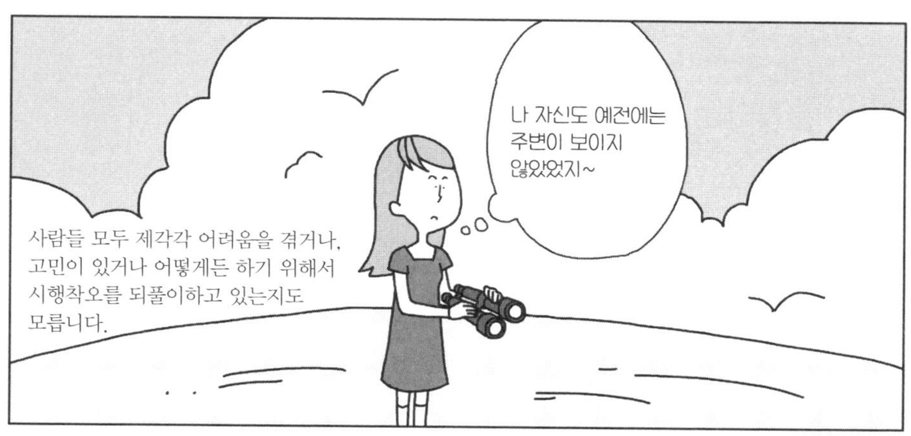
나 자신도 예전에는
주변이 보이지
않았었지~
사람들 모두 제각각 어려움을 겪거나,
고민이 있거나 어떻게든 하기 위해서
시행착오를 되풀이하고 있는지도
모릅니다.

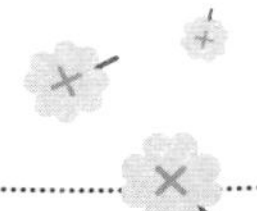

마지막으로

이 책에서는, ADHD를 극복하기 위한 여러 가지 종류의 생각하는 방식과 힌트를 소개하였습니다. 이들은 본 병원에서의 임상경험과 미국 · 일본의 연구 가운데에서 가장 효과를 본 방법을 일본인의 생활에 맞추어 기록한 것으로, ADHD인 사람뿐만 아니라 생활하는 데 어려움을 느끼고 어떻게든 해 보자고 생각하는 사람이라면 누구에게라도 도움이 되고 참고가 될 수 있을 것입니다.

그러나, ADHD로 고민하는 사람 중에는 이러한 방법조차도 실행하는 것이 어려운 경우가 있습니다. 자신의 생활을 가로막아 버리고 있는 것의 정체가 전혀 보이지 않거나, 적극적으로 행동하고자 하는 의욕이나 기력이 생기지 않거나, 애초에 문제 해결에 맞설 수 없는 상황에 있기 때문입니다. 그리고, ADHD 자체에 그 원인마저 가지고 있는 경우도 많이 있기 때문입니다.

치료가 진행되고 생활을 통제할 수 있게 된 환자로「과거의 자신은 안개에 휩싸인 듯 주변이 보이지 않았다」라고 말하는 사람이 있습니다. 치료 전에는 자신이 어떤 문제에 직면해 있는지, 왜 어려움이 있는지, 무엇을 해야 하는지, 그런 것조차도 전혀 보이지 않았다고 합니다.

ADHD는 ADHD 때문에 나타나는 증상이기에 자신의 힘만으로 어떻게든 해보려고 하는 것은 매우 어렵습니다. 반면에, 적절한 지원, 협력자, 이해해 주는 사람이 있으면 생활은 통제하기 쉽게 됩니다.

그러나, 지원을 받게 되어도 지금의 사회에서는 ADHD에 대한 이해가 충분하다고는 말하기 어려운 실정입니다.

ADHD인 사실을 다른 사람들에게 알리는 것이 편견과 차별로 이어지는 위험이 있는 것도 부정할 수 없습니다. 환자가 어려움을 겪고 있어도, 환자 자신이 지원을 요구하는 것에 신중하게 대응해도 어쩔 수 없겠지요.

많은 환자는 혼자서 어떻게든 해보려고 합니다. 그 결과 더 자신감을 상실할 수 있습니다. 정신 건강을 해친 후에서야 본 병원에 찾아왔다는 사람도 적지 않습니다. 반드시 ADHD 극복의 첫걸음, 자신의 인생을, 자신감을 되찾기 위한 첫걸음으로 의료기관의 상담도 선택 사항에 꼭 넣어 주셨으면 좋겠다고 생각합니다.

예를 들어, 본 병원에서의 성인기 ADHD 환자의 약물치료는 70~80%의 환자에게서 효과를 나타내고 있습니다. 또한, 인지 행동 요법 등 약물 이외의 치료법도 행해지고 있습니다. 약물치료와 병용으로 더욱 효과를 높이는 경우도 확인되고 있습니다.

그러한 의료인과 손과 손을 잡고 함께 대처하는 가운데에, 자신이 껴안고 있는 문제를 객관적으로 직시할 수 있게 되었고, 자신의 병이나 증상에 대한 지식이 더욱더 깊어져, 문제 극복을 위한 활로를 찾아낸 사람도 많이 있습니다.

이 책의 3장을 읽고, 실천하는 것이 어렵다고 느낀 사람은 그 상태대로 계속해서 4장을 읽어 보십시오. 자기 스스로 주체적으로 대처할 수 있는 방법 이외에, 의료기관과의 상담이라는 선택 사항도 있다는 것을 꼭 마음에 새겨 두기 바랍니다.

그리고, 이 책이 여러분의 생활을 더욱더 좋아질 수 있도록 해줄 뿐만 아니라 ADHD에 대한 올바른 지식의 보급에도 도움이 되길 바랍니다.

마지막으로 이 책의 작성에 있어서 세부사항에 이르는 점까지 진심으로 노력해 주신 호켄 편집부 이치다 하나코씨에게 감사드립니다.

미나미아오야마앤틱대로클리닉 원장

후쿠니시 이사오

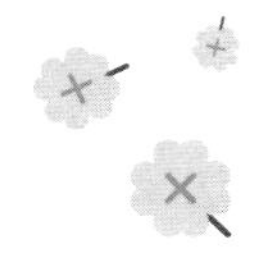

성인 ADHD 안내서

나는 왜 침착하지 못하고 충동적일까?

1판 1쇄 발행 2019년 1월 7일
1판 4쇄 발행 2023년 11월 24일

저　자 후쿠니시 이사오, 후쿠니시 아케미
역　자 이호정

발행인 김길수
발행처 (주)영진닷컴
주　소 서울특별시 금천구 가산디지털1로 128 STX-V타워 4층 401호
등　록 2007. 4. 27. 제16-4189호

ISBN 978-89-314-5962-3

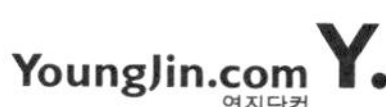

참고 문헌

- 『하버드식 성인 ADHD 퍼펙트 가이드』
  크레이그 서먼 외 지음 후쿠니시 이사오, 후쿠니시 아케미 일본어판 감수(호켄)
- 『인터넷 중독에서 아이를 구하는 책』
  히구치 스스무 감수(호켄)
- 『아이의 발달 장애 가족 응원북』
  타카가이 미노루 저(호켄)
- 『당신에게 맞는 수면제와 신경 안정제』
  후쿠니시 이사오 저(호켄)